"十四五"高职高专医药类系列教材

药学服务技术

(供药学类、中医药类、药品与医疗器械类专业用)

于志瀛　主编
汪小根　宋　卉　主审

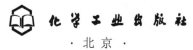

北京

内容简介

本书是"十四五"高职高专医药类系列教材。融入党的二十大报告精神，内容根据高等职业教育药学类、药品经营管理类等专业培养目标和就业方向，结合课程标准编写而成。主要介绍了药学服务基本技能、常用医学检查指标及其临床意义、常见疾病的合理用药指导及药学咨询服务、医院药学工作、医疗器械基本知识。本书采用纸质教材、教学视频数字配套资源和有机融合的"融合教材"编写模式。

本书主要适于高职高专药学专业和药品经营管理专业师生使用，也可作为药品使用环节有关药学技术岗位从业人员的培训和自学用书。

图书在版编目（CIP）数据

药学服务技术 / 于志瀛主编． -- 北京：化学工业出版社，2024. 8. -- （"十四五"高职高专医药类系列教材）． -- ISBN 978-7-122-45797-4

Ⅰ．R9

中国国家版本馆 CIP 数据核字第 2024S8U549 号

责任编辑：陈燕杰　　　　　　　　　　　　　　　文字编辑：赵爱萍
责任校对：王鹏飞　　　　　　　　　　　　　　　装帧设计：王晓宇

出版发行：化学工业出版社（北京市东城区青年湖南街13号　邮政编码100011）
印　　装：大厂聚鑫印刷有限责任公司
787mm×1092mm　1/16　印张16¼　字数362千字　2024年9月北京第1版第1次印刷

购书咨询：010-64518888　　　　　　　　　　　售后服务：010-64518899
网　　址：http://www.cip.com.cn

凡购买本书，如有缺损质量问题，本社销售中心负责调换。

定　　价：49.80元　　　　　　　　　　　　　　　　　　版权所有　违者必究

本书编审人员

主　编　于志瀛（广东食品药品职业学院）

副主编　孔俏玲（广东食品药品职业学院）

　　　　　张　茜（广东省药师协会）

参　编　陈桂滨（潮州健康卫生职业学院）

　　　　　陈碧桃（广东食品药品职业学院）

　　　　　陈歆妙（广东省食品药品职业技术学校）

　　　　　胡玉琴（广东食品药品职业学院）

　　　　　蓝永锋（北京同仁堂广州药业连锁有限公司）

　　　　　李瑞明（中山大学附属第七医院）

　　　　　巫　斌（广东食品药品职业学院）

　　　　　张杨飞（广东省药师协会）

　　　　　王　焱（广东省食品药品职业技术学校）

　　　　　王　珺（广东食品药品职业学院）

　　　　　罗晓媚［华润德信行医药（广东）有限公司］

主　审　汪小根（广东食品药品职业学院）

　　　　　宋　卉（广东食品药品职业学院）

前言 Preface

我国正在经历现代药学发展的新阶段"药学服务阶段"的快速形成期。建立以患者为中心的药学服务模式,开展以合理用药为核心的临床药学工作,提供渗透于整个医疗卫生保健过程的全程化药学服务,是现代药学的发展方向和现代医学模式的必然要求。本书内容融入了党的二十大报告精神,医药行业需进一步协同发展。药学服务与医疗保健、护理服务一起,必将成为提高公众健康和生命质量的重要手段。

根据我们对药学相关专业的岗位任务近十年的持续调研和分析表明,药品使用环节的技术岗位(零售药店、医药代表、医院药房和药师等)已经成为药学、药品经营管理专业高职毕业生的主要就业岗位。近年来,执业药师考试内容改革的方向也再次验证了药学服务技术在药学人才培养中的重要地位。传统药学教育所赋予学生的知识体系和能力不能满足当下新型医药市场需求的矛盾,已经在药学职业教育专家的前期工作中做了充分的探索并得到相当程度的解决。

本书的编写团队在化学工业出版社的大力支持下,组织相关院校的专业教师和从事药学服务工作的一线专业技术人员,以职业能力分析为依据,"实用、够用、潜力并重"为标准,制定教材的编写目标。内容包括问病荐药和医院药学服务等6章,精选典型案例,包括处方分析和综合技能测试方案,基本涵盖了药学专业不同岗位药学服务的基础知识、基本理论和基本技能。本书主要适于高职高专药学专业和药品经营管理专业使用,也可作为药品使用环节有关药学技术岗位从业人员的培训和自学用书。

《药学服务技术》以任务引领、案例教学为主,是一本面向药品使用一线岗位的实训指导和行业员工药学服务知识与技能培训用书。本教材的特色在于高校教师、行业协会、医院药师、企业药师共同参与编写,模拟真实情境,案例全部取材于真实岗位的工作文件和企业规定,数字资源中的复杂用药案例分析,也取材于医院的真实药历。情景对话内容主要来源于药患之间的真实对话,并加以提炼。力求达到知识、技能、素质三位一体；真实、有用、适用；教、学、做无缝衔接的效果，在发挥教师的主导地位和学习者的主体地位方面是一次有益的尝试。

本书在编写过程中，曾得到过广东食品药品职业学院药学院陶勇、徐哲、赖满香等多位老师参与和帮助，在此表示由衷的感谢。

本书在编写过程中，得到了广东食品药品职业学院生物技术学院宋卉教授的悉心指导和大力支持，同时也得到了各编者所在单位的支持和帮助，在此表示由衷的感谢。

由于药学服务是正在不断发展的专业领域，知识覆盖面广，涉及学科多，加之编者团队的能力水平有限，书中不足之处在所难免，希望广大读者及时提出宝贵意见，以期修订时进一步完善。

编者

目录 Contents

第一章　药师与药学服务

第一节　药学服务概述……………001　　第三节　患者用药咨询服务……………007
第二节　药学服务的内涵……………005　　第四节　药师发展的历史与未来展望……010

第二章　药学服务基本技能

第一节　实用医学检查技术……………012　　第三节　西药处方调配……………026
第二节　假冒伪劣药品识别……………022　　第四节　中药处方调配……………039

第三章　常用医学检查指标及其临床意义

第一节　血液检查……………050　　第五节　血脂检查……………062
第二节　尿液检查……………056　　第六节　肝功能检查……………065
第三节　粪便检查……………059　　第七节　乙型肝炎血清免疫学检查………069
第四节　肾功能检查……………061

第四章　常见疾病的合理用药指导及药学咨询服务

第一节　常见疾病病名和常用药患
　　　　英语会话……………………072
第二节　感冒与流感的用药指导………076
第三节　咽炎的用药指导………………087
第四节　失眠的用药指导………………094
第五节　牙周炎的用药指导……………103
第六节　高血压病的用药指导…………110
第七节　冠心病的用药指导……………122
第八节　糖尿病的用药指导……………134
第九节　慢性乙型肝炎的用药指导……143
第十节　消化性溃疡的用药指导………152
第十一节　急性胃肠炎的用药指导……161
第十二节　骨质疏松的用药指导………169
第十三节　缺铁性贫血的用药指导……176
第十四节　足癣的用药指导……………185
第十五节　痤疮的用药指导……………191
第十六节　药膳与合理进补咨询………200
第十七节　药物依赖的用药咨询………203

第五章　医院药学工作

第一节　医院药师的岗位职责…………206
第二节　药品采购及药库管理…………210
第三节　住院药房管理及药学服务……212
第四节　门、急诊药房管理及药学服务…214
第五节　临床药学服务及药物不良
　　　　反应监测……………………217
第六节　医院制剂室药品生产及
　　　　质量控制……………………222

第六章　医疗器械基本知识

第一节　医疗器械概述…………………230
第二节　家庭常用医疗器械的
　　　　基本知识……………………233

参考文献

本书数字资源

数字资源 4-2-1 儿童感冒处方分析视频
数字资源 4-2-2 成人感冒处方分析视频
数字资源 4-4-1 失眠的用药案例与讨论视频
数字资源 4-6-1 高血压的用药案例与讨论视频
数字资源 4-7-1 冠心病的用药案例与讨论视频
数字资源 4-8-1 糖尿病的用药案例与讨论视频
数字资源 4-9-1 乙肝的用药案例与讨论视频
数字资源 4-10-1 消化性溃疡的用药案例与讨论视频

教学视频

本书教学课件 PPT

PPT

第一章
药师与药学服务

现代药学的发展先后经历了三个主要阶段,即:传统的以药品供应为中心的阶段;后来的以参与临床用药实践、促进合理用药为主的临床药学阶段;当下所提倡的以患者为中心,强调改善患者生命质量的药学服务阶段。药学服务反映了现代医药学服务模式和健康的新理念,体现"以人为本"的宗旨。

药师是指导合理用药的终端责任者,是医疗保健团队中的重要成员,不仅肩负着保证用药安全的重要使命,还有责任通过实施药学服务,确保患者合理用药,减少不良反应和药源性疾病的发生。药学服务与医疗保健、护理服务一起,是提高公众健康和生命质量的重要手段。

第一节 药学服务概述

一、药学服务的含义

药学服务(pharmaceutical care)是指药师应用药学专业知识向公众(包括医护人员、患者及家属)提供直接的、负责任的、与药物使用有关的服务,以期提高药物治疗的安全性、有效性和经济性,实现改善和提高人类生命质量的理想目标。

药学服务最基本的要素是"与药物有关"的"服务",即以提供信息和知识的形式满足他人某种特殊需要。药学服务中的"服务",不仅限于行为上的功能,它还是一个群体(药师)对另一个群体(患者)的关怀和责任。这种服务涉及所有使用药物的患者,包括住院、门诊、社区和家庭患者,监护他们在用药全程中的安全、有效、经济和适宜。这充分说明药学服务具有很强的社会属性,这种社会属性还表现在不仅服务于治疗性用药,而且还要服务于预防性用药和保健性用药。

药学服务要求药师把自己的全部活动建立在以患者为中心的基础上,主动服务、关心或关怀、保障患者用药的安全、有效、经济、适宜,实现最大程度改善和提高患者身心健康的目标。

二、实施药学服务的背景

1. 实施药学服务的前提

人类疾病谱的变化以及人们对提高生命质量的期望是实施药学服务的前提。21世纪，社会老龄化和环境污染等社会问题导致各类慢性疾病的患病率逐渐上升以及人类疾病谱发生变化，如心血管病、代谢性疾病、神经性疾病等与器官衰老相关的疾病成为常见病和多发病。这些因素导致更多的人群不得不长期依赖于药物治疗，需要药师给予更多的用药方面的指导。同时，社会物质文化生活水平的提高使人们对提高生命质量的期望愈来愈高，如何更有效、安全、经济地使用药物成为被广泛关注的课题。

2. 实施药学服务的基础

医药科学的迅速发展，新药层出不穷，用药复杂性越来越高，用药引起的社会问题也越来越多。这些方面使得医师和护士在客观上需要得到药师在药物治疗方面的帮助。另外，20世纪，药源性疾病接连发生，如"反应停""二甘醇"等药害事件给人类的教训极其惨痛。出于对药品使用安全性的需要，社会公众不仅要求药师为他们提供安全有效的药品，而且要求提供安全有效的药物治疗。所有这些，说明了社会公众对药学服务的迫切需求。

3. 药学服务的理论基础

社会的发展和科技的进步以及药物作用机制和靶位的阐明，促使药学成为独立的一级学科，并进一步细化。药物治疗方面的知识越来越完善，药学信息对合理用药进行了解释和设计，药物经济学对于药物治疗方案成本-效果的比较和选择，循证医学为研究药物疗效、不良反应等提供了重要依据，这些药学学科的发展为药学服务奠定了理论基础。

4. 实施药学服务的制度保障

药品分类管理制度的建立为实施药学服务奠定了重要的制度保障。1951年，美国国会通过了由一位药师出身的参议员提出的《〈食品药品化妆品法〉修正案》（杜哈姆修正案），规定了处方药与非处方药的分类标准，在世界上首创药品分类管理体制。我国于1999年6月18日，颁布了《处方药与非处方药分类管理办法》（试行），此后相继颁布《国家非处方药目录》第1~6批名单，并相继建立了一整套管理法规。药品分类管理制度的确立和深化、非处方药的合理应用，使得药师在公众自我药疗中的作用愈加突出。

5. 实施药学服务的技术保障

药师素质的提高与队伍的壮大为实施药学服务提供了重要的技术保障，近些年，许多综合性院校都开设了药学或中药学专业，有些院校还设置了临床药学专业或临床药学培养方向，在教学中增加了医学基础、药物治疗学、药物毒理学、药物经济学等实践性和应用性较强的课程，使学生的知识结构更加符合从事药学服务的要求。

药师素质的不断提高以及队伍的不断壮大，为广泛实施药学服务、不断提高药学服务水平提供了最重要的技术保障。

三、从事药学服务应具备的素质

（一）良好的教育背景

实施药学服务对药师来说是一个新课题，药学服务要求药师用自己独有的知识和技巧来保证药物使用获得满意的结果，是高度专业化的服务过程。提供药学服务的人员必须具有药学与中药学专业背景，具备扎实的药学与中药学专业知识，临床医学基础知识以及开展药学服务工作的实践经验和能力，并具备药学服务相关的药事管理与法规知识以及高尚的职业道德。

（二）良好的沟通能力

沟通是人类社会中信息的传递、接收、交流和分享，目的是相互了解，达成共识。随着现代临床药学的发展，沟通技术已经成为当今药师开展药学服务的基本技能。

1. 沟通的意义

（1）沟通可使患者获得有关用药的指导，有利于疾病的治疗，提高用药的有效性、安全性和依从性，降低药品不良反应和不良事件的发生率。同时，沟通是了解患者的主要途径，药师可在沟通过程中获取患者的信息、存在的问题及用药规律。

（2）通过药师的专业、科学、严谨、耐心的回答，解决患者在药物治疗过程中的各种问题。

（3）伴随沟通的深入、交往频率的增加，使药师和患者的情感和联系加强，贴近患者，增加患者对治疗的满意度。

（4）沟通可确立药师的价值感，树立药师形象，提高公众的认知度。

2. 沟通的技巧

（1）认真聆听　药师要仔细听取、揣摩患者表述信息的内容和意思，不要轻易打断对方谈话，以免影响说话者的思路和内容的连贯性。

（2）注意语言的表达　要求药师在与患者沟通时注意多使用服务用语和通俗易懂的语言，尽量避免使用难懂的专业术语，以有助于患者对问题的理解和领会。谈话时尽量使用短句子，以便于患者理解和领会。使用开放式的提问方式，可以使药师从患者那里获得更多的信息、更详细的内容。

（3）注意非语言的运用　与患者交谈时，眼睛要始终注视着对方，注意观察对方的表情变化，从中判断其对问题的理解和接受程度。

（4）注意掌握时间　与患者的谈话时间不宜过长，提供的信息也不宜过多，过多的信息不利于患者的掌握，反而会成为沟通的障碍。最好事先准备好一些宣传资料，咨询时发给患者，这样既可以节省谈话时间，也方便患者认真阅读、充分了解。

（5）关注特殊人群　对特殊用药人群，如婴幼儿、老年人、少数民族和国外来宾等，需要特别详细提示服用药品的方法。老年人的视力、听力和用药依从性差，应反复交代药品的用法、禁忌证和注意事项直至患者或家人完全明白；同时老年人的记忆力减退、反应迟钝，容易忘服或误服药品，甚至因商品名的不同而致重复用药，使药物过量的现象时有发生,因此在用药时宜选择每日仅服用 1～2 次的药品,在书面写清楚用法并交代清晰,有条件的话可配备单剂量药盒,并叮嘱老年患者家属督促老年人按时、按量服用。对少数民族患者和国外的来宾可尽量注明少数民族语言或英语、法语或日语等,同时注意民族生活习惯,选择适合他们服用的药品。

(三) 药历书写

1. 药历的作用

药历是药师为参与药物治疗和实施药学服务而为患者建立的用药档案,其源于病历,但又有别于病历。药历由药师填写,作为动态、连续、客观、全程掌握用药情况的记录,内容包括患者在用药过程中的用药方案、用药经过、用药指导、药学监护计划、药效表现、不良反应、治疗药物监测、各种医学实验室数据、对药物治疗的建设性意见和对患者的健康教育忠告,以保证患者的用药安全、有效、经济,便于药师开展药学服务,提高患者用药的依从性,提高医疗质量。

2. 药历的书写及主要内容和格式

书写药历是药师进行规范化药学服务的具体体现。

国内尚未对药历具体内容和格式作统一规定,但国外有一些标准模式,比如 SOAP 药历模式、TITRS 模式可供参考。SOAP 药历模式是指患者主诉(subjective)信息、体检(objective)信息、评价(assessment)和提出治疗方案(plan)模式;TITRS 药历模式指主题(title)、诊疗的介绍(introduction)、正文部分(text)、提出建议(recommendation)和签字(signature)模式。

在 2006 年初,中国药学会医院药学专业委员会结合国外模式发布了国内药历的书写原则与推荐格式,包括:

(1) 基本情况 包括患者姓名、性别、年龄、体重或体重指数、出生年月、病案号或病区病床号、医保和费用情况、生活习惯和联系方式。

(2) 病历摘要 既往病史、体格检查、临床诊断、非药物治疗情况、既往用药史、主要实验室检查数据、出院或转归。

(3) 用药记录 记录药品名称、规格、剂量、给药途径、起始时间、停药时间、联合用药、不良反应及短缺品种。

(4) 用药评价 用药问题与指导、药学监护计划、药学干预内容、药物监测数据、药物治疗建设性意见、结果评价。

(四) 投诉应对

在药学服务过程中,正确、妥善、及时地处理患者投诉,既可改善药师的服务,又能增进患者对药师工作的信任。

1. 投诉的类型

投诉的类型主要包括:服务态度和质量,药品数量和质量,退药,用药后发生严重的不良反应,价格异议。有关调查资料表明:在患者投诉中,约 55% 是对药师的服务态度不满意，30%是反映药品质量或数量问题，包括不良反应和药品价格在内的其他问题约占15%。

2. 患者投诉的处理

（1）选择合适的地点　一般的原则是如果投诉即时发生（即刚刚接受服务后便发生投诉），则要尽快将患者带离现场，以减缓、转移患者的情绪和注意力，不使事件造成对其他服务对象的影响。接待患者地点宜在办公室、会议室等场所，以有利于谈话和沟通。

（2）选择合适的人员　一般性的投诉，可由当事人的主管或同事接待。事件比较复杂或患者反映的问题比较严重，则应由店长、经理或科主任亲自接待。特别提示：注意接待投诉的人需要有亲和力，要善于沟通，要有一定的经验。值得注意的是，无论是即时或事后患者的投诉，均不宜由当事人来接待患者。

（3）接待者要注意举止行为　接待患者投诉时，接待者的举止行为要点：第一是尊重；第二是微笑。接待者应举止大方，行为端庄，以取得患者的信任。特别提示：接待时，应该给患者让座，先请患者坐下，自己后坐下，并注意坐姿要端正。必要时可为患者倒上一杯水或沏上一杯茶，以缓解患者的情绪，拉近双方的距离。

（4）用适当的方式和语言　很多情况下的患者投诉，是患者对服务方的制度、程序或其他制约条件不够了解，以致对服务不满意。在处理这类投诉时，可采用换位思考的方式，要通过适当的语言或方式使患者尝试着站在医院、药店或药师的立场上，理解、体谅我们的服务工作，使双方在一个共同的基础上达成谅解。

（5）证据原则（强调有形证据）　对于患者投诉的问题应有确凿的证据，在工作中应当注意保存有形的证据，如处方、清单、病历或电脑存储的相关信息，以应对患者的投诉。

第二节　药学服务的内涵

一、药学服务的主要实施内容

（1）将药学与医疗、护理有机地结合，药师与医师、护士齐心协力，共同承担医疗责任；
（2）既为患者个人服务，又为整个社会国民健康教育服务；
（3）积极参与疾病的预防、治疗和保健；
（4）指导、帮助患者合理地使用药物；
（5）协助医护人员制定和实施药物治疗方案；
（6）定期对药物的使用和管理进行科学评估。

二、药学服务的具体工作

药学服务的具体工作，除传统的处方调剂工作以外，还包括参与临床药物治疗、治疗药物监测、进行药物利用研究与评价、开展药学信息服务、药品不良反应监测与报告、药品上市后再评价、提供药学信息服务、参与健康教育等。

1. 处方调剂

现代要求药学工作从以调剂为主向以临床为主转移，从保证药品供应向以药学技术服务转移。但是调剂岗位仍是药师直接面对患者的最直接工作，提供正确的处方审核、调配、复核和发药，并提供用药指导是对药物治疗的最基础的保证，也是药师所有工作中最重要的工作，是联系、沟通医、药、患的最重要的纽带。值得注意的是随着药师工作的转型，调剂工作要将"具体操作经验服务型"向"药学知识技术服务型"转变。

2. 参与临床药物治疗

药师应与临床医师和护士一起，把医疗、药学、护理有机地结合在一起，以患者为中心，运用药物治疗学的知识，结合疾病的病因和临床发展过程，研究药物治疗实践中药物合理应用的策略和技巧，制定和实施合理的个体化药物治疗方案，选好药和用好药，以获得最佳的治疗效果和承受最低的治疗风险。

3. 治疗药物监测

在药物代谢动力学原理指导下，应用现代的分析技术进行治疗药物监测（TDM）。在TDM指导下，根据患者的具体情况，监测患者用药全过程，分析药物代谢动力学参数，与临床医师一起制定和调整合理的个体化给药方案，是药物治疗发展的必然趋势，也是药师参与临床药物治疗，提供药学服务的重要方式和途径。

4. 药物利用研究和评价

药物利用研究和评价是对全社会的药品市场、供给、处方及其使用进行研究，重点研究药物引起的医药的、社会的和经济的后果以及各种药物和非药物因素对药物利用的影响。其目的就是用药的合理化。包括医疗方面评价药物的治疗效果以及从社会、经济等方面评价其合理性以获得最大的社会、经济效益。

5. 药品不良反应监测和报告

药品不良反应的监测和报告是把分散的不良反应病例资料汇集起来，并进行因果关系的分析和评价。其目的是及时发现、正确认识不良反应，并采取相应的防治措施，减少药源性疾病的发生以及保证不良反应信息渠道畅通和准确，保证科学决策，发挥药品不良反应监测工作的"预警"作用。

6. 药品上市后再评价

药品上市后再评价是指根据医药学的最新学术水平，从药理学、药剂学、临床医学、药物流行病学、药物经济学及药物政策等方面，对已正式批准上市的药品在社会人群中的疗效、不良反应、用药方案、稳定性及费用等是否符合安全、有效、经济的合理用药原则做出科学评价和估计。

7. 提供药学信息服务

药师提供药学信息服务包括各类药物的不良反应、合理用药、药物相互作用、药物疗效、药物研究和评价信息，以便针对药物治疗工作中的问题，提供药学信息服务。

8. 参与健康教育

通过开展健康知识讲座、提供科普教育材料以及药学咨询等方式，讲授相应的自我保健知识。重点宣传合理用药的基本常识，目的是普及合理用药的理念和基本知识，提高用药依从性。

药师应当不断丰富自身的专业知识和实践经验，不断提高沟通能力，开展各项具体药学服务实践，保证用药安全、有效、经济，为药品对人类发挥最理想的作用提供保障。

三、药学服务的对象

药学服务的对象包括患者及家属、医护人员和卫生工作者、药品消费者和健康人群。其中尤为重要的人群包括：

（1）用药周期长的慢性病患者，或需长期甚至终生用药者；
（2）病情和用药复杂，患有多种疾病，需同时合并应用多种药品者；
（3）特殊人群，如特殊体质者、肝肾功能不全者、过敏体质者、小儿、老年人、妊娠及哺乳期妇女、血液透析者等；
（4）用药效果不佳，需要重新选择药品或调整用药方案、剂量、方法者；
（5）用药后易出现明显的药品不良反应者；
（6）应用特殊剂型、特殊给药途径、药物治疗窗窄需做监测者。

另外，医师在为患者制定给药方案及护士在临床给药时，针对药物的配伍、注射剂溶剂的选择、溶解和稀释浓度、滴注速度、不良反应、禁忌证、药物相互作用等各种问题，需要得到药师的帮助。

四、药学服务的效果

药学服务的效果体现在提高药物治疗的安全性、有效性、依从性和经济性。具体表现在：
（1）改善疾病或症状，如疼痛、发热、哮喘、高血压、高血脂、高血糖等。
（2）减少和降低发病率、复发率、并发症、死亡率。
（3）缩短住院时间，减少急诊次数和住院次数。
（4）提高治疗依从性，指导药品的正确使用方法，帮助患者按时、按量、按疗程使用药物。
（5）预防药品不良反应的发生，减少药源性疾病的发生。
（6）节约治疗费用，提高治疗效益与费用的比值，减少医药资源的浪费。
（7）提高公众的健康意识，普及康复知识。

第三节　患者用药咨询服务

用药咨询是应用药师所掌握的药学知识和药品信息，包括药理学、药效学、药动学、毒理学、药品商品学、药品不良反应安全信息等，承接公众（包括患者、医师、护士及其他人员）对药物治疗和合理用药的咨询服务。根据本书的使用人群，本书仅介绍患者用药的咨询服务。由于绝大多数患者是不可能掌握较全面的医学或药学知识的，药师作为药学专业技术人员，应利用自己掌握的专业知识指导患者用药，最大限度地提高患者的药物治疗效果，提高用药依从性，保证用药安全、有效。

一、咨询方式

咨询方式分主动方式和被动方式。无论是医院药师还是药房药师均应主动向购药的患者讲授安全用药知识，发放一些合理用药宣传材料或通过自己的主页向大众宣传促进健康的小知识，这些都算主动服务的一部分。另外，药师日常承接的咨询内容以被动咨询居多。往往采用面对面的方式和借助其他通信工具，比如电话、网络或来信询问等。由于患者的情况各异，涉及专业角度也不同，希望了解问题的深度也各不相同。因此，药师在接受咨询时需要尽量了解全面的信息，应首先问明患者希望咨询的问题，还可通过开放式提问的方式了解患者更多的背景资料，以便从中判断患者既往用药是否正确，存在哪些问题，然后告之正确的用药信息。

二、咨询内容

药师承接咨询的内容广泛多样，患者咨询的内容一般可分为如下几种。

（1）药品名称　包括通用名、商品名、别名。

（2）适应证　药品适应证与患者病情相对应。

（3）用药禁忌　各种禁忌，包括证候禁忌、配伍禁忌、饮食禁忌等。

（4）用药方法　包括口服药品的正确服用方法、服用时间和用药前的特殊提示；栓剂、滴眼剂、气雾剂等外用剂型的正确使用方法；缓释制剂、控释制剂、肠溶制剂等特殊剂型的用法；如何避免漏服药物，以及漏服后的补救方法。

（5）用药剂量　包括首次剂量、维持剂量，每日用药次数、间隔、疗程。

（6）服药后预计疗效及起效时间、维持时间。

（7）药品的不良反应与药物相互作用。

（8）有否替代药物或其他疗法。

（9）药品的鉴定辨识、贮存和有效期。

（10）药品价格、报销，是否进入医疗保险报销目录等。

三、药师应主动提示患者的几种情况

（1）患者同时使用2种或2种以上含同一成分的药品时，或合并用药较多时。

（2）当患者用药后出现不良反应时，或既往有曾发生过不良反应史。

（3）当患者依从性不好时，或患者认为疗效不理想时或剂量不足以有效时。

（4）病情需要，处方中配药剂量超过规定剂量时（需医师双签字），处方中用法用量与说明书不一致时；或非药品说明书中所指示的用法、用量、适应证时。

（5）超越说明书范围的适应证或超过说明书范围的使用剂量（需医师双签字确认）。

（6）患者正在使用的药物中有配伍禁忌或配伍不当时（如有明显配伍禁忌时应第一时间联系该医师以避免发生纠纷）。

（7）需要进行血药浓度监测（TDM）的患者。

（8）近期药品说明书有修改（如商品名、适应证、剂量、有效期、贮存条件、药品不良反应）。

（9）患者所用的药品近期发现严重或罕见的不良反应。

（10）使用麻醉药品、精神药品的患者，或应用特殊药物（抗生素、抗真菌药、双膦酸盐、镇静催眠药、抗精神病药等）者。

（11）同一种药品有多种适应证或用药剂量范围较大时。

（12）药品被重新分装，而包装的标识物不清晰时。

（13）使用需特殊贮存条件的药品时，或使用临近有效期药品时。

四、需特别关注的问题

药师向患者提供咨询服务活动中，要注意到患者对信息的要求及解释上存在种族、文化背景、性别及年龄的差异，选择适宜的方式方法，并注意尊重患者的个人意愿。

1. 对特殊人群需注意的问题

老年人由于认知能力下降，因此向他们作解释时语速宜慢，还可以适当地多用些文字、图片形式以方便他们理解和记忆。对于女性咨询患者，还要注意问询是否已经怀孕或有否准备怀孕的打算；是否正在哺乳，这些都是需要在解答问题中特别要注意的地方。患者的疾病状况也是不能忽视的问题。比如，患者有肝、肾功能障碍，会影响药物的代谢和排泄，容易导致药品不良反应的发生和中毒。

2. 解释的技巧

对于患者的咨询要以容易理解的医学术语来解释。尽量使用描述性语言以使患者能正确理解，还可以采取语言与书面解释方式同时并用。

3. 特殊关注的方式与对象

对特殊患者应尽量提供书面的宣传材料，如第一次用药的患者；使用地高辛、茶碱等治疗窗窄药物的患者；用药依从性不好的患者。

4. 尊重患者的意愿，保护患者的隐私

在药学实践工作中，一定要尊重患者的意愿，保护患者的隐私，更不应该将咨询档案等患者的信息资料用于商业目的。

5. 及时回答不拖延

对于患者所咨询的问题，能够给予当即解答的就当即解答，不能当即答复的，或者不十分清楚的问题，不要冒失地回答，要问清对方何时需要答复；待进一步查询相关资料以后尽快给予正确的答复。

第四节 药师发展的历史与未来展望

一、药师概述

1. 药师的定义

药师（pharmacist）是医药卫生保健体系中不可或缺的重要组成部分，是保障人们用药合理、安全、有效的关键人员。药师最早是人们对专门从事调配、售卖药品的人员的一种称谓。从公元8世纪到21世纪，药师的称谓一直沿用了下来。在现代，药师成为一种关系人们身体健康和生命安全的重要职业。从事这一职业的人，需接受过高等药学教育，依据法律经过有关部门的考核合格，取得资格，遵循药师法规和职业道德规范，在药学的各个领域从事与药品的生产、经营、使用、科研、检验和管理有关的实践活动。

2. 药师的分类

我国的药师主要分为两类：一类是职称药师，归属于国家卫生行政管理部门管理的医疗机构药师体系，实行专业技术资格制度，并演化出临床药师制度；另一类归属于国家药品监督管理部门管理的执业药师体系，实行职业资格准入制度，并推行从业药师的过渡性政策。广义的药师包括职称药师和执业药师。

二、药师职业发展历史

1. 古代药师情况

药师的活动，最早可以追溯到公元前4000年，当时的苏美尔人就已经使用甘草、芥末、没药、鸦片等药物来治疗疾病。现有出土的最早的处方上记载着公元前2600年苏美尔人的医疗活动，处方上记载着患者症状、处方以及调配药物的方法。这是目前可考究的载有药师活动的最早记录。而在我国，自上古传说神农氏尝百草时起，开始进入发现药物的漫长过程。公元前100年，《神农本草经》问世，这是我国第一部全面、系统、纲领性的药学论著。唐代医学名家孙思邈，为药物学做出了重要贡献，后世尊其为"药王"。明代医学家李时珍著述的《本草纲目》，是中医药学的宝贵遗产。总的来说，古代并无现代意义上的药师概念，"医药不分"，医与药是合一的。早期医师与药师也未脱离宗教，医师与药师都是寺院的牧师。药师实际上就是医师的同义称谓。后来，由于医师在诊疗和制备药物的过程中需要一定的助手，诞生了专门负责中药加工炮制的药工。西方国家早期的药师亦类似于药工，主要负责药物的准备过程。

2. 现代药师职业的确立

公元8世纪，欧洲国家就开始出现医药分离的现象，当时对专门负责药物配售的机构形象地称为"药房"，药师的称谓也随之出现。但药师作为一项独立的职业得到法律上的承认，源于1240年意大利弗雷德里克二世（Frederick Ⅱ）颁布的医药分业法，该法要求药师职业完全从医师职业中独立出来，实行药师许可制度。该法被认为是现代药师职业产生的宪章。其后，欧美各国不断出台自己国家的相关法律法规，规范药师执业。尤其是随着现代医疗卫生事业在20世纪的黄金发展阶段，西方各国进一步完善和发展了本国的药师制度。如美国制订了《标准州药房法》及各州的州药房法，英国制订了《药师与药房技术人员法》，日本颁布了《药剂师法》，新加坡也出台了《药师注册法》。各国出台了专门的药师法律法规，对药师资格、考试、责任、权利和义务等各个方面都做了详细的规定。

3. 我国药师职业发展的历史脉络

1994年后，我国进入职称药师与执业药师的双轨制时期。职称制度是新中国成立初期从苏联吸收过来的，与岗位职责和薪酬待遇等直接挂钩，对于推进和稳定专业技术人员队伍的发展具有重要意义。卫生部自1956年起颁布了一系列关于职务职称的条例规定，经过不断调整，形成了当前卫生技术人员职称，分为四类（医、药、护、技）五级的局面，其中（中）药师职称系列为主任（中）药师、副主任（中）药师、主管（中）药师、（中）药师和（中）药士。2001年后，人事部、卫生部对各专业的初级和中级技术资格逐步实行以考代评和与执业准入制度并轨的考试制度，高级专业技术资格则采用考试和评审相结合的办法。

执业药师是指经全国统一考试合格，取得《中华人民共和国执业药师职业资格证书》并经注册，在药品生产、经营、使用和其他需要提供药学服务的单位中执业的药学技术人员。1993年，劳动部颁布《职业技能鉴定规定》，对技能人员开展社会化职业资格鉴定工作。执业药师应运而生，1994年，人事部和国家医药管理局推出执业药师职业资格考试，我国开始在药品生产流通领域实行执业药师资格制度。

三、现代药师职业的角色演化

对应现代药学的发展经历，药师职业的角色演化同样经过了以药品为中心的传统药学阶段（20世纪50年代以前）、以安全用药为中心的临床药学阶段（20世纪60年代至90年代）和以患者为中心的药学服务阶段（20世纪90年代至今）三个主要阶段，不同阶段对于药师的角色、药师知识结构、工作目标、工作地点及服务对象等要求均不相同。药物服务是一个全新的执业理念，药师需要提供一种以患者为中心的全过程照顾，对患者用药进行评估，与医护人员及患者等进行沟通，解决药物治疗问题，有效达到疾病治疗目标，没有或尽可能减少副作用。药师服务地点不限，可在医院、药房、长期照护机构开展药学服务，也可到患者家里执行药学居家照护。目前欧美包括日本等发达国家的药师已经进入到第三个阶段，药师通过参与为公众提供多元化与专业化的药学服务，专业能力逐渐得到认可和重视，在保障用药安全方面发挥了重要作用，成为社会公众最为信任的职业之一。

（于志瀛、张茜、王焱）

第二章
药学服务基本技能

第一节 实用医学检查技术

一、实训目标

能够应用便捷仪器设备，测量血压、血糖、心率、体温和视力；能够应用试剂进行 ABO 血型系统的检查。

二、实训条件

1. 实训场地：医学技术实训室。
2. 实训器材：水银血压计、听诊器、电子血糖测试仪、体温表、视力表；A、B 及 O 型试剂红细胞及抗 A、B（O 型）分型血清，培养皿。

三、考核标准

能够按照操作标准和步骤进行测量及检验，并得出准确结果。

四、实训内容

（一）体温的测量

1. 体温的概念及正常值

体温是指机体内部的温度。正常人腋下温度为 36～37℃，口腔温度比腋下温度高 0.2～0.4℃，直肠温度又比口腔温度高 0.3～0.5℃。

2. 体温变动的意义

人体的温度是相对恒定的，正常人在 24 小时内体温略有波动，一般相差不超过 1℃。生理状态下，早晨体温略低，下午略高。体温在性别、年龄上也略有不同，如女性略高于男性，新生儿略高于儿童，青年人略高于老年人，而老年人由于代谢率低而体温相对较低。此外，体温也受到肌肉活动、精神紧张、进食等因素的影响，女性还会受到生理周期的影响。

体温高于正常称为发热。37.5～38℃为低热，38～39℃为中度发热，39～40℃为高热，40℃以上为超高热。人体温度相对恒定是维持人体正常生命活动的重要条件之一，如体温高于41℃或低于25℃时将严重影响各系统（特别是神经系统）的功能活动，甚至危害生命。

发热的原因，概括为两大类。

（1）**感染性发热** 是由于病原体侵犯人体后引起的发热，是最常见的发热原因，如感冒、胆囊炎、疟疾等。

（2）**非感染性发热** 如恶性肿瘤、损伤出血等。

3. 体温测量方法

（1）**体温测量仪器——体温计** 由于机体深部血液的温度不易测量，在临床检查和实验研究中，为了方便，通常测定腋窝、口腔或直肠的温度来代表体温。测量体温时，要注明测定的部位。

测量人体温度用的温度计，通常是在很细的玻璃管里装上水银制成，人用的体温计刻度从34℃开始到42℃，也叫体温表。有口表和肛表两种，口表水银球细长，放在舌下或腋下测量；肛表水银球略粗，插进肛门内测量。

（2）测量步骤

① 洗手，检查体温计是否完好，将水银柱甩至35℃以下。

② 根据被测者病情、年龄等因素选择测量方法。

③ 测腋温时应当擦干腋下的汗液，将体温计水银端放于患者腋窝中央，紧贴皮肤，嘱被测者屈臂过胸夹紧体温计，防止掉落。测量5～10分钟后取出。

④ 测口温时应当将体温计水银端斜放于患者舌下热窝（舌系带两侧），闭口3分钟后取出。告知被测者测口温前15～30分钟勿进食过冷、过热食物，如有影响测量体温的因素时，应当推迟30分钟测量。测量时闭口用鼻呼吸，勿用牙咬体温计。

⑤ 测肛温时应当先在肛表前端涂润滑剂，嘱被测者屈膝侧卧，将体温计的水银端轻轻插入肛门3～4厘米，3分钟后取出，用消毒纱布擦拭体温计。

⑥ 读数时，应横持体温计，水平转动体温计，看到白色不透明的底色时，即可清晰地显示出暗色水银柱线。体温计用完后，应用酒精棉球擦净备用。

4. 注意事项

（1）婴幼儿、意识不清或者不合作的被测者测体温时，护理人员应当守候在患者身旁。

（2）幼儿、精神失常、高热神昏及不能用鼻呼吸者都不可测口温，而应测肛温。

（3）发现体温和病情不符时，应当复测体温。

（4）极度消瘦的患者不宜测腋温。

（5）测肛温应取侧卧位，以免体温表打碎或滑入肛门内。

（6）如被测者不慎咬破汞温度计，应当立即清除口腔内玻璃碎片，再口服蛋清或者牛奶延缓汞的吸收。若病情允许，服富含纤维的食物以促进汞的排泄。

（二）血压的测量

1. 血压的概念

血压是指血管内的血液对于单位面积血管壁的侧压力。临床测量的血压指动脉血压，包括收缩压和舒张压。单位常用 mmHg（毫米汞柱）或 kPa（千帕斯卡）表示（1kPa=7.5mmHg；1mmHg=0.133kPa）。

2. 正常血压标准

（1）正常成人血压：正常成年人安静状态下，收缩压90~130mmHg（12.0~17.3kPa），舒张压60~90mmHg（8.0~12.0kPa）。

（2）高血压：收缩压140mmHg（18.7kPa）以上，舒张压90mmHg（12kPa）以上。

（3）正常高值：（120~139）/（80~89）mmHg。

（4）低血压：收缩压90mmHg（12.0kPa）以下，舒张压40~50mmHg（5.33~6.67kPa）或更低。

3. 血压异常变动的意义

（1）高血压

① 原发性高血压：原发性高血压亦称高血压病，是指发病机制尚未完全清楚，临床上以血压增高为主要表现的一种独立疾病，占所有高血压患者的90%~95%，主要是周围小动脉阻力增高所致，血容量与心排出量增加则是次要因素。

② 继发性高血压：继发性高血压比较少见，大约占高血压的10%，它是指由于某些疾病引起的高血压，高血压仅仅是这种疾病的症状之一。如果原发病能够治好，那么高血压症状也就自然消失。在临床诊断中，必须除外各种疾病引起的继发性高血压，才能确诊为原发性高血压。多见于肾动脉狭窄、肾实质病变、嗜铬细胞瘤、原发性醛固酮增多症、皮质醇增多症、妊娠中毒症等疾病。

（2）低血压　多见于休克、急性心肌梗死、心力衰竭、心脏压塞、肺梗死、肾上腺皮质功能减退等，也可见于极度衰弱者两上肢血压不对称、多发性大动脉炎、先天性动脉畸形、血栓闭塞性脉管炎等。

（3）上下肢血压差异常　多见于主动脉缩窄、胸腹主动脉型大动脉炎、闭塞性动脉硬化、髂动脉或股动脉栓塞等。

4. 血压的测量方法

（1）血压测量的工具——血压计　目前常用的血压计有水银柱式、气压表式和电子血压表式，而以水银柱式血压计测量的结果为佳，其他两种血压计必须经常与标准的水银柱式血压计进行校准。随着现代电子技术的进步，电子血压仪因操作简便、准确性好，已被家庭和医疗机构广泛使用。

（2）测量步骤　在人体表面上用血压计测量血压的方法是间接测量法。现以水银柱式血压计为例介绍血压的测量。如图 2-1 所示。

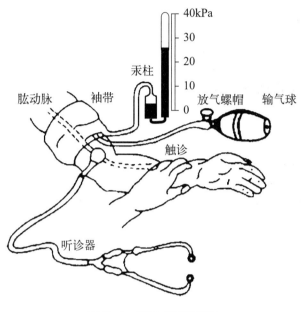

图 2-1　测量血压示意图

① 测量血压应保持环境安静、温度适当。测量前休息 20~30 分钟。测前半小时禁止吸烟，禁饮浓茶或咖啡，小便排空。避免紧张、焦虑、劳累、情绪激动或疼痛。检查血压计是否符合要求，袖带宽窄合适，玻璃管无裂缝，管道连接正确，水银充足，橡胶管和输气球不漏气。

② 被测者一般采取坐位或仰卧位，测右上臂。不应将过多或太厚的衣袖推卷上去，挤压在袖带之上。测量时伸直肘部，手掌平放向上并轻度外展，使被测者肱动脉与心脏同一水平，即坐位时被测部位平第四肋软骨。卧位时，被测肢体和腋中线相平。

③ 打开血压计球囊上端的阀门（将螺帽向逆时针方向旋转），尽量将袖带里的气体排出。将血压计袖带气囊中部对着肱动脉，并紧贴皮肤缚于上臂，袖带下缘应距肘窝 2~3 厘米，松紧适宜，以能插入一指为宜。检查者戴好听诊器，于肘窝处触及肱动脉搏动，再将听诊器胸件（以钟形胸件为佳）置于肘窝处肱动脉上，轻按使听诊器和皮肤全面接触，不能压得太重。

④ 测量时开启水银槽开关，一手扶住听筒，另一手拧紧螺帽，挤压气囊，快速充气，气囊内压力应达到使手腕桡动脉脉搏消失，并再升高 30 毫米汞柱（mmHg）然后缓慢放气，使水银柱以恒定的速度下降（2~5mmHg/s）。一边注意看刻度（视线与汞柱上端保持水平），一边注意听脉搏搏动声，以听到第 1 个响声时水银柱凸面高度的刻度数值作为收缩压；以声音消失时的读数为舒张压，二者之差为脉压。取得舒张压读数后，快速放气至零（0）水平。

⑤ 如未听清应将袖带内气体放完，使汞柱降至零点，稍停，再重复测量之。应重复测 2 次，每次相隔 2 分钟。取 2 次读数的平均值记录。如果 2 次读数的收缩压或舒张压读数相差大于 5mmHg，应再隔 2 分钟，测第 3 次，然后取 3 次读数的平均值。

⑥ 测量完毕，放松气阀，解开袖带，将其卷好，右倾 45°关闭水银槽开关（以防水银倒流及压碎玻管），整理妥善后将袖带放入血压计盒内的固定位置，关闭血压计。

⑦ 将测量结果用分数式方法记录，即：舒张压数值/收缩压数值（mmHg）。

5. 血压测量过程中的注意事项

（1）测量前应检查血压计汞柱有无裂损，水银有无漏出，是否保持零位，橡胶管及输气球是否漏气。

（2）需要长期观察血压的患者，应尽量在同一时间、相同部位、固定一侧手臂，用同一血压计测量，这样更为可靠。

（3）测血压时开放气阀不可太快，以免看不清刻度及听不清音响变化而致误差。

（4）某些高血压患者，于收缩期搏动声开始后，可有一短暂的无声期，此时应以第一次出现音响之汞柱高度为收缩压。

（5）儿童、妊娠、严重贫血或主动脉瓣关闭不全等情况下，听诊声音不消失，此时以变音为舒张压。

6. 血压水平评价方法

由于血压的特点有明显波动性，需要于非同日的多次反复测量才可判断血压升高是否为持续性。目前使用以下三种方法评价血压水平。

（1）诊所血压　是指在医疗机构或指定场所，由医护人员在标准条件下按统一的规范进行测量的血压。诊所血压是目前临床诊断高血压和分级的标准方法。

（2）自测血压　是指本人在自己的家里用自备的血压计所测量的血压。家庭自测血压对于评估血压水平及严重程度，评价降压效应，改善治疗依从性，增强治疗的主动参与，时间灵活性，降低治疗费用等方面具有独特优点。且无白大衣效应（有的人在医院测量的血压值明显高于在自己家里测量的血压值，此现象称为"白大衣效应"），可重复性较好。目前，患者家庭自测血压在评价血压水平和指导降压治疗上已经成为诊所血压的重要补充。然而，对于精神焦虑或根据血压读数常自行改变治疗方案的患者，不建议自测血压。

自测血压的具体方法与诊所偶测血压基本上相同。可以采用水银柱血压计，但必须培训柯氏音听诊法。一般推荐使用符合国际标准（BHS 和 AAMI）的上臂式全自动或半自动电子血压计。不推荐使用手腕式和指套式电子血压计。目前尚无统一的自测血压正常值，推荐 135/85mmHg 为正常上限参考值。

（3）动态血压　是由医院的医务人员采用"动态血压检测仪"为受试者进行 24 小时动、静态的血压测量。大都受试者佩带"动态血压检测仪"在医院外进行测量，测压间隔时间 15～30 分钟。动态血压监测应使用符合国际标准（BHS 和 AAMI）的监测仪。动态血压监测提供 24 小时、白昼与夜间各时间段血压的平均值和离散度，能较敏感、客观地反映实际的血压水平、血压变异性和血压昼夜节律，与靶器官损害以及预后比诊所偶测血压有更密切的关系。其在临床上可用于诊断白大衣性高血压、隐蔽性高血压、顽固难治性高血压、发作性高血压或低血压和评估血压升高严重程度。但是，目前主要仍用于临床研究，例如评估心血管调节机制、预后意义、新药或治疗方案疗效考核等，不能取代诊所血压测量。

高血压诊断依据诊室血压测定值而定，自测和动态血压作为补充。

（三）血糖的测量

1. 血糖的概念及正常值

血液中所含葡萄糖的浓度称为血糖。正常人血糖浓度相对稳定，饭后血糖可以暂时升高，空腹血液浓度比较恒定。成人空腹血糖正常为 3.9～6.1mmol/L，餐后 2 小时血糖＜ 7.8mmol/L。

2. 血糖异常变动的意义

（1）血糖升高　多见于以下几类情况：胰岛素分泌不足导致的糖尿病；某些疾病导致血糖升高的激素分泌增多，如嗜铬细胞瘤、肾上腺皮质功能亢进症、甲状腺功能亢进症、胰高血糖素瘤等；其他疾病，如颅内高压、颅外伤、颅内出血、大面积烧伤等；应用引起血糖升高的药物，如糖皮质激素、甲状腺激素等。

（2）血糖降低　多见于内分泌腺病变，如胰岛素瘤、肾上腺皮质功能减退症、甲状腺功能减退症、腺垂体功能减退症等；其他病症，如肝癌、重症肝炎、肝硬化、严重营养不良等；应用磺酰脲类胰岛素促泌剂过量等。

3. 血糖的测量方法

（1）测量仪器——血糖仪

① 按照测糖技术血糖仪可以分为电化学法测试（电极型）和反射技术测试（光电型）两大类。

光电血糖仪类似 CD 机，有一个光电头，它通过酶与葡萄糖的反应产生的中间物（带颜色物质），运用检测器检测试纸反射面的反射光的强度，将这些反射光的强度转化成葡萄糖浓度。它的优点是价格比较便宜，缺点是探测头暴露在空气里，很容易受到污染，影响测试结果，误差范围在 ±0.8，使用寿命比较短，一般在两年之内是比较准确的，两年后应到维修站做一次校准。

电极型的测试原理更科学，它是运用电流计数装置读取酶与葡萄糖反应产生的电子数量，再转化成葡萄糖浓度读数。该型血糖仪电极口内藏，可以避免污染，误差范围在 ±0.2。精度高，正常使用的情况下，不需要校准，寿命长。

② 从采血方式上，血糖仪也可以分为两种：一是抹血式；另一是吸血式。

抹血的机器一般采血量比较大，患者比较痛苦，如果采血偏多，还会影响测试结果，血量不足，操作就会失败，浪费试纸，这种血糖仪多为光电式的。吸血式的血糖仪，试纸自己控制血样计量，不会因为血量的问题出现结果偏差，操作方便，用试纸点一下血滴就可以了。

③ 新型无痛血糖检测仪　患者只需将这种新型血糖检测仪放在前臂、上臂或手掌大拇指根部的表皮上按一下按钮，仪器就会自动完成取血、涂抹血糖试纸条和测定血糖水

平等步骤。检测仪每次仅取 2μL 血，患者在取血部位只略微有点感觉。新血糖检测仪可以储存 450 次带有日期和时间的测试结果，并且显示患者一星期、两星期和四星期里的平均血糖水平。但这种血糖仪价格比较昂贵。

④ 手表式无创血糖仪介绍　手表式无创血糖仪（GlucoWatch）是近年来出现的一种无创、无痛，能连续测定血糖的设备。它通过电化学传感器和电渗透原理来检测皮下组织液中的葡萄糖浓度，无需针刺采血。

目前用得较多的是可以自己操作、随时检测血糖的便携式血糖仪。

（2）测量步骤

① 检查血糖仪功能是否正常，试纸是否过期，试纸代码是否与血糖仪相符。每盒试纸都有编码，需在测量前根据试纸的编号调整仪器。

② 采血针安装在采血笔内，根据皮肤厚薄程度调好采血针的深度。

③ 用温水或中性肥皂洗净双手，反复揉搓准备采血的手指，直至血运丰富。

④ 用 75% 乙醇消毒指腹，待干。打开血糖仪开关，用吸血的血糖仪，就取一条试纸插入机内；用滴血的血糖仪，就取一条试纸拿在手上；手指不可触及试纸测试区，取出试纸后随手将盖筒盖紧。

⑤ 采血笔紧挨指腹，按动弹簧开关，针刺指腹。手指两侧取血最好，因其血管丰富而神经末梢分布较少，不仅不痛而且出血充分，不会因为出血量不足而影响结果。不要过分挤压，以免组织液挤出与血标本相混而导致血糖测试值偏低。

⑥ 用吸血的血糖仪，就将血吸到试纸专用区域后等待结果。用滴血的血糖仪，就将一滴饱满的血滴或抹到试纸测试区域后将试纸插入机内等待结果。不要追加滴血，否则会导致测试结果不准确。

⑦ 用棉棒按压手指 10 秒钟至不出血为止。

⑧ 监测值出现后记录，关机。检测完毕将采血针戴上帽后妥善处理。

（四）心率的测量

1. 心率的概念及正常值

心率是指单位时间内心脏搏动的次数，一般指每分钟的心跳次数。正常成年人在安静、清醒时的心率有显著的个体差异，平均在 75 次 / 分左右（范围为 60~100 次 / 分）。心率可因年龄、性别及其他生理情况而不同。女性稍快，老年人偏慢，儿童较快，< 3 岁的儿童多在 100 次 / 分以上。同一个人，在安静或睡眠时心率减慢，运动时或情绪激动时心动过速。经常进行体力劳动和体育锻炼的人，平时心率较慢。

2. 心率异常的意义

（1）心动过速　成人心率超过 100 次 / 分，婴幼儿心率超过 150 次 / 分。

心动过速可由生理性、病理性或药物性因素引起。跑步、饮酒、重体力劳动及情绪激动时心动过速为生理性心动过速；若高热、贫血、甲亢、出血、疼痛、缺氧、心衰和心肌病等疾病引起心动过速，称病理性心动过速。

病理性心动过速又可分为窦性心动过速和阵发性室上性心动过速两种。窦性心动过速的特点是心率加快和转慢都是逐渐进行的，通常每分钟心率不会超过 140 次，多数无心脏器质性病变，通常无明显不适，有时有心慌、气短等症状。阵发性室上性心动过速每分钟心率可达 160~200 次，以突然发作和突然停止为特征，可发生于心脏有器质性病变或无心脏器质性病变者。发作时患者突然感到心慌和心动过速，持续数分钟、数小时至数天，突然恢复正常心率。发作时患者自觉心悸、胸闷、心前区不适及头颈部发胀、跳动感。无心脏病者一般无重大影响，但发作时间长，每分钟心率在 200 次以上时，因血压下降，患者发生眼前发黑、头晕、乏力和恶心呕吐，甚至突然昏厥、休克。冠心病患者出现心动过速，往往会诱发心绞痛。

（2）心动过缓（心率低于 60 次 / 分） 引起心动过缓最常见的原因是病理性窦性心动过缓、窦性停搏、窦房传导阻滞、房室传导阻滞。

病理性窦性心动过缓的表现为有不适症状的心跳慢。病因多为病态窦房结综合征、急性心肌梗死、甲状腺功能低下、颅内压增高或使用了有减慢心率作用的药物（如倍他乐克、异搏定、洋地黄类药物、利血平等）。

窦性停搏、窦房传导阻滞、房室传导阻滞的表现为心跳有较长时间的停搏。引起这种情况的病因有病态窦房结综合征、传导系统退行性改变、先天性房室传导阻滞、心肌炎、心肌梗死等。停搏时间超过 3 秒是非常危险的，可引起恶性室性心律失常，导致猝死。

3. 心率的测量方法

（1）协助被测者采取舒适的姿势，手臂轻松置于床上或者桌面。

（2）以示指、中指、无名指的指端按压桡动脉，力度适中，以能感觉到脉搏搏动为宜。

（3）盯住表的秒针开始数脉搏的跳动次数，一般患者可以测量 30 秒，将所得的次数乘以 2 就得到心率值（次 / 分钟）。脉搏异常的患者，测量 1 分钟。

4. 注意事项

如被测者有紧张、剧烈运动、哭闹等情况，需稳定后测量。

（五）视力的检查

1. 视力的概念

视力是指分辨细小的或遥远的物体及细微部分的能力，常以视角分辨率来表示。表达视力的标准是人眼能辨认的最小字符对人眼的张角，正常人的眼睛视力为 1。

2. 视力异常变动的意义

（1）突然视力下降，眼部外观正常：病因主要为视网膜中央动脉阻塞、急性球后视神经炎（包括脱髓鞘病）、视神经脊髓炎、多发性硬化、视网膜中央静脉阻塞，视网膜静脉周围炎和糖尿病、白血病，眼底有大量出血时、闪辉性暗点（短时间可自行恢复）、视网膜脱离、缺血性视乳头病变、急件甲醇中毒、奎宁类中毒、伪盲等。

（2）视力很快下降，伴有眼部充血或感染：病因为急性闭角性青光眼、急性虹膜睫状体炎、重症机械性眼外伤、热烧伤、化学烧伤、角膜炎、角膜溃疡、眼内炎、全眼球炎等。

(3) 视力逐渐下降，无充血症状：病因为白内障、角膜变性、单纯性青光眼、玻璃体混浊、视网膜脉络膜炎、视神经病、视神经萎缩、视网膜色素变性、早期视网膜母细胞瘤、早期脉络膜黑色素瘤、早期 Coats 病、近视眼、老视（老花眼）、弱视、伪盲等。

(4) 慢性视力下降，眼充血：病因为角膜炎、角膜溃疡、慢性闭角性青光眼、眼外伤、慢性虹膜炎、真菌性角膜炎、眼内炎、结膜和角膜碱烧伤后期等。

3. 视力测量方法

(1) 视力表　视力表是根据视角的原理设计的。所谓视角就是由外界两点发出的光线，经眼内结点所形成的夹角。正常情况下，人眼能分辨出两点间的最小距离所形成的视角为最小视角，即一分视角。视力表就是以一分视角为单位进行设计的。

目前所用视力表主要检查的是中心视力，即检查视网膜黄斑区中心凹视敏度，从而可简单迅速地了解到视功能的初步情况，对眼病的临床诊断治疗都有重要的意义。检查视力一般分为远视力和近视力两类，远视力多采用国际标准视力表，此表由 12 行大小不同、开口方向各异的"E"字所组成；测量从 0.1～1.5（或从 4.0～5.2）；每行有标号，被检者的视线要与 1.0 的一行平行，距离视力表 5 米。如室内距离不够 5 米长时，则应在 2.5 米处放置平面镜来反射视力表。

图 2-2 所示为常用的视力测试表，其余仍有多种不同的测试表，如图 2-3 所示为兰氏环形视力表，又称作 C 型视力表，主要用来检测飞行员等对视力有高度要求职业的人员。

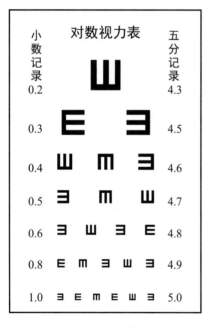

图 2-2　对数视力表

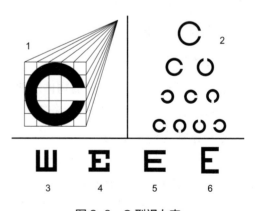

图 2-3　C 型视力表

(2) 检查方法　被测试者进行检测时先遮盖一眼，单眼自上而下辨认"E"字缺口方向，直到不能辨认为止，记录下来即为受试者的视力，辨认正确的视标数应超过该行总数的一半。正常视力应在 1.0 以上。

若被测试者看不到 0.1 时，要向前移动，直到能看到 0.1 为止，其视力则是"0.1×距离 /5= 视力"；若在半米内仍看不到 0.1，可令被测试者辨认指数，测手动、光感等。按检查情况记录视力。近视力多用"J"近视力表，同样方法辨认"E"字缺口方向，直到不能辨认为止，近距离可自行调整，正常近视力在 30 厘米处看清 1.0 一行即可，近视力检查有助于屈光不正的诊断。

4. 注意事项

视力表应放置在光线充足或照明良好的地方；第 10 行即 1.0 这一行应与受检查眼在同一水平上；按先右眼后左眼的顺序分别进行检查；如果戴眼镜者，还要检查戴镜视力，也称矫正视力。检查时遮眼板要严密遮盖非检查眼，否则双眼所测视力会高于单眼视力，影响检查结果的准确性，甚至造成漏诊、延误病情的情况出现。此外，检查时眯眼、歪头或挪动身体都是不正确的姿势，也会使得检查结果不客观，检查时必须加以注意。

（六）ABO 血型的检测

1. 血型的定义及检测原理

血型是人体血液的一种遗传性状，一般指红细胞膜上存在着的特异性抗原的差异。

血液中红细胞膜外表面存在特异性抗原（凝集原）。血清中的抗体（凝集素）可与红细胞膜上不同的相应抗原结合，产生凝集反应。

ABO 血型系统是以人体红细胞上的抗原与血清中抗体而定型的。凡红细胞上含有 A 抗原，而血清中含有抗 B 抗体的称为 A 型；红细胞上含有 B 抗原，而血清中含有抗 A 抗体的称为 B 型；红细胞上含有 A 和 B 抗原，而血清中无抗 -A、抗 -B 抗体的称为 AB 型；红细胞上不含有 A、B 抗原，而血清中含有抗 -A 和抗 -B 抗体称为 O 型。

可利用红细胞凝集试验，通过正（血清试验）反（细胞试验）定型准确鉴定 ABO 血型。所谓正定型是用已知抗 -A 和抗 -B 分型血清来测定红细胞上有无相应的 A 抗原或 / 和 B 抗原，所谓反定型是用已知 A 细胞和 B 细胞来测定血清中有无相应的抗 A 或抗 B。

2. 血型的检测方法

（1）检测 ABO 血型所用试剂和材料

① 抗 A（B 型）、抗 B（A 型）及抗 A、B（O 型）分型血清，效价 1∶128。

② 3%～5%A、B 及 O 型试剂红细胞及抗 A、B（O 型）分型血清，效价 1∶128。

③ 受检者血清。

④ 受检者 3%～5% 红细胞盐水悬液。

（2）血型的测定方法

① 取洁净玻片一张。标明抗 -A、抗 -B 和抗 -A、B 血清，分别用滴管滴加抗 -A、抗 -B 和抗 -A、B 分型血清 1 滴，再加受检者 3%～5% 红细胞悬液 1 滴，混合。

② 另取洁净玻片一张。标明 A 型红细胞、B 型红细胞和 O 型红细胞，分别加红细胞悬液 1 滴。

③ 将玻片不断轻轻转动（在室温 18～22℃），使血清与细胞充分混匀连续约 15 分

钟，以肉眼观察有无凝集（溶血）反应。也可用低倍镜观察结果。结果见表2-1。

表2-1　ABO血型正反定型结果

分型血清+受检者红细胞			受检者血型	受检者血清+试剂红细胞		
抗-A、抗-B血清	抗-A血清	抗-B血清		O型红细胞	A型红细胞	B型红细胞
+	+	−	A	−	−	+
+	−	+	B	−	+	−
−	−	−	O	−	+	+
+	+	+	AB	−	−	−

3. 注意事项

（1）防止在进行操作时相互污染。操作中应严格分离各种检测用品，注意吸取标准血清的滴管和搅拌用的竹签等用品绝不能混用。

（2）判断红细胞凝集，要注意时间和温度。

（3）血型定型试剂是做好定型的基础，在实验前进行试剂外观、效价等项目质量控制。

（4）不同抗凝剂的血液制备的标准红细胞质量也不同，应依据要求正确配制红细胞浓度。

五、实训小结

在自动化检测技术日益完善并飞速发展的今天，检测项目不断增多，临床检验结果越来越成为临床医生对患者进行诊断治疗、监测和预后评估的重要依据。检测结果的准确与否，直接影响患者的生命安全。因此，熟练掌握常规检验技术，保证检验质量，已成为医学检验的核心问题。

（于志瀛、陈碧桃、王焱）

第二节　假冒伪劣药品识别

一、实训目标

掌握假劣药的定义，能够通过简单方法，初步识别假冒伪劣药品。

二、实训条件

1. 模拟药店。
2. 真伪药品各数种。

三、考核标准

用相应方法正确辨识假劣药品。

四、实训内容

(一)假劣药定义

(1) 我国《药品管理法》规定,有下列情形之一的,为假药:① 药品所含成分与国家药品标准规定的成分不符的;② 以非药品冒充药品或者以他种药品冒充此种药品的;③ 变质的药品;④ 药品所标明的适应证或者功能主治超出规定范围。

(2)《药品管理法》规定,有下列情形之一的,为劣药:① 药品成分的含量不符合国家药品标准;② 被污染的药品;③ 未标明有效期或者更改有效期的药品;④ 未注明或者更改生产批号的药品;⑤ 超过有效期的药品;⑥ 擅自添加防腐剂、辅料的药品;⑦ 其他不符合药品标准规定的。

近年来,虽然《药品管理法》的实施在很大程度上有效地控制了各种假劣药品生产、销售,但仍不乏见利忘义之徒制造、兜售假劣药品。为避免上当受骗,以免出现贻误病情甚至危及生命,应向群众宣传购药的如下基本原则。

(1) 购药渠道 在经济不发达地区、偏远山区,无证诊所、无证药店比比皆是。这些诊所和药店正是假劣药藏身之地。因此,要特别注意在合法的正规医院和有经营证的药店购药。

(2) 不贪便宜 假劣药的实际成本只有真药的 1/10 左右,假药贩子常常以比正品略低的价格销售假药。因此,在购药时切莫将眼光投向价格,以免上当受骗。

(3) 加强自我保护意识 当对所购药品或所用药品质量存在质疑时,可将相关的物证,如病历、处方、购药发票、收据、药品内外包装、药品、他人见证等,一并送当地药品监督管理局或消费者协会,供鉴定之用,以维护自身的合法权益。

(二)假劣药鉴别方法

识别假冒伪劣药品最有效的方法是通过严格的药品检验来鉴别真伪。我们在没有药检条件的情况下该注意药品的哪些特征呢?作为药师和药店店员,应掌握一些简单易行的假冒伪劣药品的识别方法,包括:

1. 外观检查

(1) 检查药品包装的标签和说明书

根据国家《药品说明书和标签管理规定》,药品外标签应当注明药品通用名称、成分、性状、适应证或者功能主治、规格、用法用量、不良反应、禁忌、注意事项、贮藏、生产日期、产品批号、有效期、批准文号、生产企业等内容。适应证或者功能主治、用法用量、不良反应、禁忌、注意事项不能全部注明的,应当标出主要内容并注明"详见说明书"字样。

① 看药品名称 合格药品包装的标签上的药品通用名称,应符合以下要求:对于横

版标签，必须在上三分之一范围内显著位置标出；对于竖版标签，必须在右三分之一范围内显著位置标出；不得选用草书、篆书等不易识别的字体，不得使用斜体、中空、阴影等形式对字体进行修饰；字体颜色应当使用黑色或者白色，与相应的浅色或者深色背景形成强烈反差；除因包装尺寸的限制而无法同行书写的，不得分行书写。

标签上有商品名的，应符合以下要求：药品商品名称不得与通用名称同行书写，其字体和颜色不得比通用名称更突出和显著，其字体以单字面积计不得大于通用名称所用字体的二分之一。

不符合以上要求的应进一步核查该产品的真伪。

② 看批准文号　标签上的药品批准文号可在国家药品监督管理局官网上的"药品"项下的"药品查询"中核查该药品的基本信息是否真实。

③ 看药品生产厂家　根据国家药监局规定，规范药品包装标签和说明书上必须注明上市许可持有人及其地址、生产企业名称、地址、邮政编码、电话号码、传真号码、网址等，便于患者联系以辨真假。假劣药中此类项目的内容往往不全。

④ 看药品包装　合格药品的外包装质地好、字体和图案清晰、印刷套色精致、色彩均匀、表面光洁、防伪标志亮丽。假药的外包装质地差、字体和图案印刷粗糙、色彩生硬、防伪标志模糊。

⑤ 看药品说明书　合格药品说明书的纸张好，印刷排版均匀、连最小的字体也十分清晰，内容准确齐全，适应证限定严格。而假劣药说明书的纸张质量差、字迹模糊、内容不全、排列有误、随意夸大疗效和适应范围。

⑥ 看药品批号和生产日期　合格药品的包装上应标明［产品批号］、［生产日期］、［有效期至］，三项缺一不可，字迹多为激光打印。假劣药品常三项中缺一至两项，而且打印的字迹多为油印。

⑦ 依据批号压印的特点进行识别　如吗丁啉片铝塑板上的批号有橙黄色彩油漆，不易掉色，假药没有或易掉色。斯达舒正品批号手摸有凹凸感，假药感觉平整光滑。西安杨森制药厂生产的药品包装盒上批号背面手感光滑，假药则不然。

（2）观察药品外观

片剂：假劣药的药片颜色不均匀、变色，出现斑点、粘连、松片、潮解等；糖衣片表面褪色露底、裂开、发霉。胶囊剂：假劣药有发霉、变软、碎裂现象。注射剂：假劣药可出现变色、混浊、沉淀、结晶、絮状物等。水剂：假劣药可出现沉淀、结晶、发霉、絮状物。颗粒剂：假劣药可出现发黏、结块、溶化、颗粒不均匀。膏剂：假劣药可出现失水、干涸、水油分离、有油败气味等现象。

通过观察药粉颜色，可以分辨中成药的真伪，如"日本坐骨腰痛丸"的使用说明上标明含有"人参、田七、杜仲等植物药"，这些植物碾磨成粉后应该呈黄色和灰棕色，如胶囊中倒出的药粉是纯白色的细末，则是假药。头孢氨苄片为糖衣片，去衣后呈白色，有部分假冒头孢氨苄片去衣后呈黑色。

除以上情况外，同一品种不同批次的产品如出现颜色差异情况，则观察产品实物颜色与该药品说明书上的【性状】项下的内容描述是否相符，情况不符的则可能为假劣药。

（3）检查剂型　药物自身的性质和作用决定了某些药物应有的剂型，比如青霉素类只能制成粉针剂，不能制成口服液或水针剂（因为青霉素类极易水解，尤其在酸、碱条件下或水溶液中）。

2. 气味鉴别

（1）药品特殊成分气味　牙痛安胶囊含有甲硝唑成分，甲硝唑味苦，而标示为某药厂生产的牙痛安胶囊，如其内容物无味，则我们应怀疑其质量。皮炎平软膏：因其成分中含有樟脑，而樟脑有特异芳香，若无此气味则可疑。胃苏颗粒：正品内容物有较浓的芳香气味（橘子皮），假药则没有。

（2）产生特异气味　有些药物分解变质后，引起药品气味改变。如阿司匹林及其制剂受潮后产生醋酸味，维生素C变质后产生异臭等。

3. 荧光鉴别

现在基层药店、诊所普遍备有验钞器，利用有些药品包装上的荧光防伪可对药品进行识别。

（1）妇科千金片　将其包装盒置于荧光灯下进行观察，少女图案中的花篮部分呈橘红色，伪品花篮不变色或不呈橘红色。

（2）息斯敏片的包装盒在紫外光下，"息斯敏片"四字有白色荧光，伪品则没有。

4. 尝味鉴别

由于每一种药品的化学成分各异，味道也各不相同，因此尝药也可作为药品简易鉴别的一种好方法。如地奥心血康正品味苦，伪品微香；阿莫灵（羧苄青霉素）、利君沙、严迪正品味苦，伪品无味；泼尼松味先微甜后味苦，伪品味甜中带咸，没有苦味。另外，正品的新诺明味先苦后回甜；安乃近味咸；氯霉素味极苦，伪品味与正品之差别较大。

5. 独特的性质鉴别

如复方新诺明，燃烧后遗留油迹，犹如烧油毛毡。利君沙易燃，烧后也存留油迹等。达克宁、息斯敏等药品说明书有明显的特征：打开一盒未开封的外包装，正品说明书折叠方法为多次对折而成，且纸质较薄。假冒产品说明书大多折叠凌乱，少数虽折叠整齐，但说明书纸质较厚等。

【讨论题目】

鉴别假冒伪劣药品的方法有哪些？

【训练题目】

将假劣药品数种与相应真品混放，请学员辨识。

五、实训小结

药师或药店店员在实际工作中应对假冒伪劣药品提高警惕，并有义务向群众宣传一些购药常识和原则，并需要熟悉一些简单易行的假冒伪劣药品的识别方法，如外观检查、气味鉴别、荧光鉴别、尝味鉴别、独特的性质鉴别等，以避免人民群众的健康受到假劣药品的伤害。

（于志瀛、陈歆妙）

第三节 西药处方调配

一、实训目标

能够对处方进行审核,注意监测用药的安全性、合理性、适宜性,并严谨、规范地调配处方,防范差错,保证患者的用药安全。

二、实训条件

实训场地为药房或模拟药店。

三、考核标准

教师在成绩评定时,应用评分表进行实时评价,评分表中的评分项目包括处方调配的程序是否正确、处方的形式审核和用药适宜性的审核、核查与发药等内容。

四、实训内容

(一)处方概述

1. 什么是处方

处方是指由注册的执业医师或执业助理医师在诊疗活动中为患者开具的,由执业药师或取得药学专业技术职务任职资格的药学专业技术人员审核、调配、核对,并作为患者用药凭证的医疗文书,是药学技术人员调配药品的依据。处方具有法律性、技术性和经济性。

2. 处方的组成

处方由各医疗机构按规定的格式统一印制,按麻醉药品处方、精神药品处方、急诊处方、儿科处方、普通处方等进行分类。印刷用纸应根据实际需要用颜色区分,并在处方右上角以文字注明。

处方由前记、正文和后记三部分组成。

(1)处方前记 包括医院全称、科别、患者姓名、性别、年龄、处方日期和临床诊断等。

(2)处方正文 是处方的核心部分,内容包括药品的名称、剂型、规格、数量、用法和用量等。正文以"Rp"或"R"标示。

(3)处方后记 包括医师签名或加盖专用签章、药品金额以及审核、调配、核对、发药药师的签名或加盖专用签章。

处方不得涂改;如需修改,处方人必须在修改处签字并注明修改日期。

3. 处方的管理制度

从 2007 年 5 月 1 日起，卫生部和国家中医药管理局公布的最新制定的《处方管理办法（试行）》正式实施，医院医生在使用处方时将要按此办法执行；新的《处方管理办法（试行）》规定，处方由各医疗机构按规定的格式统一印制，其中必须包括机构名称、处方编号、患者资料、药品金额等 10 多个项目。

（1）以处方纸张颜色来区分处方的药物种类　麻醉药品和第一类精神药品处方、急诊处方、儿科处方、普通处方和第二类精神药品的印刷用纸应分别为淡红色、淡黄色、淡绿色和白色，并在处方右上角以文字注明。

（2）开处方禁止写"天书"　医生在开具处方时，必须用规范的中文或英文名称书写，书写药品名称、剂量、规格、用法、用量要准确规范，药品剂量与数量一律用阿拉伯数字书写，而且西药、中成药、中药饮片处方要分别开具，其中西药和中成药处方每张不得超过 5 种药品。

（3）处方药量不超 7 天　对于处方的药量，规定医生一般不得开出超过 7 日的用量；急诊处方一般不得超过 3 日用量；特殊情况，处方用量可适当延长，但医师必须注明理由。而且处方仅在开具当日有效，需延长有效期的由开具处方的医师注明有效期限，但最长不得超过 3 天。

（4）不得限制购药地点　为降低患者的就医成本，规定除医疗用毒性药品、精神药品、麻醉药品及戒毒药品外，医院不得限制患者持处方到其他医院或者药店购药。为此，办法也规定，医生在书写药品名称时，须以国家承认并公示的药品名为准。药品简写或缩写须为国内通用写法。而医院或医师不得自行编制药品缩写名或用代号。

4. 处方书写规范

（1）认真填写处方前记，包括患者姓名、年龄、性别、诊疗科室、诊断、病历号等。

（2）处方正文，为处方的主要部分，以 R 或 Rp 起头，包括药品的名称及剂型规格的数量。每一药占一行，药品用药单位：凡固体或半固体药物以克（g）、毫克（mg）为单位，液体药物一般均以毫升（ml）为单位，丸剂、胶囊以粒为单位（片、丸、胶囊剂并注明含量），注射剂安瓿包装者以支为单位、瓶装者以瓶为单位（但必须注明规格）。抗生素类以克或国际单位计算，血清抗毒素类按规定单位计算。

同一处方中所有各种药，在治疗和构成剂型上所起作用是不同的，一般应按其作用性质按照以下顺序依次排列。

① 主药　系起主要作用的药物。
② 佐药　系辅助或加强主要作用的药物。
③ 矫味药　系指改善主药或佐药气味的药物。
④ 赋形剂（或稀释剂）　系赋予药物以适当形态和体积的介质，以便于取用。

用药方法是指患者的服用方法。处方上通常以拉丁文缩写"Sig"作标志。药剂人员应将服用方法用中文写在标签上，并贴在盛装药剂的容器上、药品包装上，以便患者遵照服用。

（3）处方后记　医师签名或盖章，这是表明医师对处方负有责任。药剂人员审核、配方及复核、发药后，亦应签名，以示负责。

（4）处方中常见药品服用方法写法见表2-2。

表2-2 常见药品服用方法写法

缩写词	意义	缩写词	意义
qd.	每日1次	prn.	必要时（长期备用）
bid.	每日2次	sos.	必要时（临时备用）
tid.	每日3次	St.	立即
qid.	每日4次	i.d.	皮内注射
qod.	每2日1次	i.h.	皮下注射
qh	每小时1次	im.	肌内注射
q4h	每4小时1次	iv.	静脉注射
qm.	每晨	iv gtt	静脉滴注
qn.	每晚	g	克
hs.	睡前	kg	千克
ac.	饭前	mg	毫克
pc.	饭后	μg	微克
am	上午（午前）	L	升
pm	下午（午后）	ml	毫升
A	动脉	Nar.	滴鼻剂
V	静脉	Aq.Dest.	蒸馏水
po.	口服	q.s.	适量
p.r.	灌肠	us int.	内服
aa（ana）	各	us ext.	外用
ad.	加至	IU	国际单位
Co. 或 Comp.	复方的	U	单位
Inj.	注射剂	pr.ocul.	眼用
Amp.	安瓿	pr.aur.	耳用
Sol. 或 liq.	溶液剂	pr.nar.	鼻用
Syr.	糖浆剂	Sig.	用法
Mist. 或 M.	合剂	Rp	取、请取
Tinct. 或 Tr.	酊剂	GS.	葡萄糖
Tab.	片剂	NS.	生理盐水
Cap.	胶囊（剂）	G^+	革兰氏阳性
Ung 或 Oint	软膏剂	G^-	革兰氏阴性
Ocul.	眼膏剂	N	神经
Gtt.	滴眼剂	h 或 hr	小时
Aur.	滴耳剂	min	分钟

5. 医师标准处方正文格式（图2-4）

Rp：药品名（剂型）　　单位剂量 × 总量
　　Sig. 每次剂量　　每日次数　　用法及注意事项

例：Rp：Inj.Penicillini　　80万U×6支
　　Sig.80万U　　bid.（皮试）im.

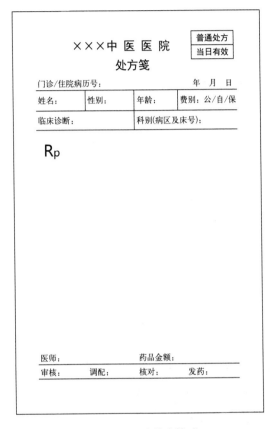

图2-4　医院处方格式

6. 医师处方示例

（1）主药、佐药顺序

Rp：

1. 阿莫仙胶囊　0.25g×24粒
　　Sig.0.5g　四次/日　口服
2. 去痛片 0.5g×9片
　　Sig.0.5g　三次/日　口服
3. 维生素C片　0.1g×18片
　　Sig.0.2g　三次/日　口服
　　医师签名：×××

（2）管包装示例

Rp：

　　六神丸　　　30 粒

　　Sig.5 粒　二次 / 日　口服

　　医师签名：×××

（3）指明用药部位

Rp：

　1. 氯霉素眼药水　　10ml×1 支

　　Sig.2 滴　四次 / 日　点右眼

　2. 酚甘油滴耳剂　　10ml×1 瓶

　　Sig.2 滴　四次 / 日　点右耳

　　医师签名：×××

（4）规格、数量

Rp：

　1. 庆大霉素注射液　4 万 U×2ml×6 支

　　Sig.4 万 U　二次 / 日　肌注

　2. 青霉素 G 钾注射液　80 万 U×6 支

　　Sig.80 万 U　二次 / 日　肌注

　　医师签名：×××

（二）处方审核

1. 处方的形式审查

（1）审核资质　药学专业技术人员须凭医师处方调剂处方药品，非经医师处方不得调剂。取得药学专业技术资格者方可从事处方调剂工作。

（2）审核内容　药学专业技术人员应当认真逐项检查处方前记、正文和后记书写是否清晰、完整，并确认处方的合法性。其中包括处方类型、处方开具时间、处方的报销方式、有效性、医师签字的规范性等。

2. 用药适宜性的审核

《处方管理办法》中明确要求药学技术人员不仅对处方的前记、正文、后记要逐项检查，同时要对处方用药的适宜性进行审查。具体包括以下内容。

（1）处方用药与临床诊断的相符性　处方用药与临床诊断不相符的典型情况如下：

① 非适应证用药　例如流感的病原体主要是流感病毒 A、B、C 型及变异型等（也称甲、乙、丙型及变异型），并非细菌。咳嗽的原因，可能由于寒冷刺激、花粉过敏、空气污染和气道阻塞所致，也属非细菌感染，但在临床上常被给予抗菌药物。

② 超适应证用药　用药超越药品说明书的适应证范围，既有盲目性，又易招致不良反应，同时也无法律保护。如口服黄连素用于降低血糖；罗非昔布用于预防结肠、直肠癌；二甲双胍用于非糖尿病患者的减肥等。如必须超适应证用药，一定要患者知情同意。

③ 撒网式用药　表现在两个方面：一是轻度感染，就立即使用抗菌谱广或最新的抗菌药物；另一是无依据的选用，或不作抗菌药物敏感试验便应用广谱抗菌药物，单凭经验用药，2～3个抗菌药物一起用，或超剂量、超抗菌范围应用。

④ 非规范用药　在不了解抗菌药物的药动学参数、血浆半衰期、作用维持时间、不良反应、特殊人群提示的情况下用药，或在用药后不认真观察患者的反应，如血常规、便常规、尿常规、肝肾功能、精神活动和神经系统等的改变。

⑤ 盲目联合用药　联合应用药物而无明确的指征，表现在：a.病因未明；b.单一抗菌药已能控制的感染；c.大处方，盲目而无效果应用肿瘤辅助治疗药；d.一药多名，即一种通用名的药物活性成分有多种不同的商品名而导致重复用药；e.联合应用毒性较大药物，药量未经酌减，增加了不良反应的发生概率。

⑥ 过度治疗用药　表现在：a.滥用抗菌药物、糖皮质激素、白蛋白及肿瘤辅助药；b.无治疗指征盲目补钙，过多的钙剂可引起胃肠道不适、便秘、泌尿道结石等反应。

（2）药物剂量、用法　一般所用药品的常用量是适用于18～60岁成年人的平均剂量。

① 婴幼儿　婴幼儿处于发育阶段，婴幼儿用药是个复杂问题，绝不是单纯的将成人剂量缩减。儿童用药剂量可根据体表面积、体重计算以及根据成人的剂量换算。按体表面积计算比较合理，不仅适用于小儿，也适用于成人。对于体重30kg以上的儿童，其体表面积按下法计算，即体重每增加5kg，体表面积增加0.1m^2。如体重35kg的儿童体表面积为1.1+0.1=1.2m^2，40kg为1.3m^{2}等。上式中1.1为体重30kg儿童的体表面积，可按下式计算：体表面积=30×0.035+0.1≈1.1。所以小儿剂量=成人剂量×某体重小儿体表面积/1.7，其中1.7为成人70kg的体表面积。注意，无论是按体表面积还是按体重计算儿童用药剂量都是一般方法，某些药物应按说明书或其他指导具体对待。

② 老年人　胃肠活动减弱，药物吸收能力降低。肝肾功能降低，药物半衰期延长。一般给予老年人为成人常用量的50%～25%。

③ 正常情况下性别不同用药剂量差别不大。

④ 月经期　少用泻药；不规律使用雌激素会使月经失调。

⑤ 妊娠期　头三个月禁用抗肿瘤药、抗癫痫药、性激素、四环素类抗生素等。4～9个月避免使用氨基糖苷类抗生素和其他具有耳毒性的药品。磺胺类及其增效剂甲氧苄啶也不宜使用。晚期应避免使用糖皮质激素类、抗甲状腺药、利尿药等。

⑥ 哺乳期　应禁用磺胺类药物、抗甲状腺药、四环素类抗生素等。

对肝肾功能不良患者采用减少药物剂量或延长给药间隔时间。

处方中药品用法根据半衰期来决定。药品服用时间，如治疗消化性溃疡的药物。

餐前服：胃动力药多潘立酮、西沙必利、甲氧氯普胺等。

餐后服：某些碱性药物，如氧化镁等。

餐间服：米索前列醇、硫酸铝等，以保护胃黏膜。

睡前服：H$_2$受体拮抗药（抗酸药）如西咪替丁等，待疾病稳定后每晚服用。

（3）剂型与给药途径　适宜的剂型能完全改变某些药物的作用，能调节药物作用的快慢、强度和持续时间，能降低药物的副作用和毒性。正确的给药途径是保证药品发挥治疗作用的关键之一，也是药师审核处方的重点，在审核处方时一定要读懂看清，以免发生差错。同一种药品，给药途径不同，可直接影响药物作用的快慢和强弱，药物作用也会发生变化，如硫酸镁溶液，不同给药方式可产生不同作用：外敷可消肿，口服可导泻（50%）。因此，药师应熟悉各种药品的给药途径，以便根据病情和药物性质做出适当的选择。临床最常见的给药途径为口服、舌下含服、直肠给药、吸入给药、静注及肌内、皮下、皮内、椎管内、关节腔、胸膜、腹腔内注射，还有灌肠、植入、离子透入、阴道给药等给药途径。

（4）是否有重复给药现象　重复给药系指一种化学单体的药物，同时或序贯应用，导致作用和剂量的重复。重复用药易发生药品不良反应和用药过量。其原因有以下几点。① 一药多名，我国药品一药多名的现象比较严重，同一通用名药品常有多种不同的商品名，少则几个，多则几十个甚至上百，在临床上存在较大的安全隐患，易致重复用药、用药过敏或中毒。② 中成药中含有化学药成分，伴随中药、化学药联合应用和复方制剂的出现，合并使用 2 种或多种药物的现象很多（表 2-3）。但若两者配合不当，亦可引起不良反应；此外，在不明确中成药中所含化学药成分时，尚可造成累加用药，出现用药重叠、过量。如含甘草的某些制剂与阿司匹林同用，可能导致和加重胃、十二指肠溃疡。

表 2-3　常用含有化学药成分的中成药品种类

中成药	内含主要的化学药成分	重复用药可能发生的不良反应
消渴丸	格列本脲	低血糖反应（严重者死亡）、恶心、呕吐、腹泻、食欲缺乏、皮疹
消糖灵胶囊	格列本脲	同消渴丸
胃泰康胶囊	氢氧化铝、三硅酸镁、罗痛定	便秘
扑感片	对乙酰氨基酚、氯苯那敏	出血、急性肾衰、嗜睡、疲劳、口干、少尿、贫血、肾绞痛、胃痛、多汗、膀胱颈梗阻
贯防感冒片	对乙酰氨基酚、氯苯那敏	同扑感片
速感康胶囊	对乙酰氨基酚、氯苯那敏、维生素 C	同扑感片
速感宁胶囊	对乙酰氨基酚、氯苯那敏、维生素 C	同扑感片
维 C 银翘片	对乙酰氨基酚、氯苯那敏、维生素 C	同扑感片
银菊清热片	对乙酰氨基酚、氯苯那敏	同扑感片
强力感冒片	对乙酰氨基酚	出血、急性肾衰、贫血
速克感冒片	阿司匹林、氯苯那敏	虚脱、出血、血小板减少、嗜睡、胃溃疡
菊兰抗流感片	阿司匹林	虚脱、出血、胃溃疡、血小板减少

续表

中成药	内含主要的化学药成分	重复用药可能发生的不良反应
感冒灵胶囊	对乙酰氨基酚、氯苯那敏、咖啡因	出血、急性肾衰、嗜睡、疲劳、口干、少尿、贫血、肾绞痛、胃痛、多汗、膀胱颈梗阻、紧张激动、焦虑、兴奋、失眠、头痛
感特灵胶囊	对乙酰氨基酚、氯苯那敏、咖啡因	同感冒灵胶囊
感冒安片	对乙酰氨基酚、氯苯那敏、咖啡因	同感冒灵胶囊
复方感冒灵片	对乙酰氨基酚、氯苯那敏、咖啡因	同感冒灵胶囊
重感冒片	氯苯那敏、安乃近	膀胱颈梗阻、昏迷、嗜睡、骨髓抑制
金羚感冒片	阿司匹林、氯苯那敏	虚脱、出血、胃溃疡、嗜睡、血小板减少
新复方大青叶片	对乙酰氨基酚、咖啡因、异戊巴比妥	呼吸抑制、血压下降、肝功能障碍
抗感灵片	对乙酰氨基酚	出血、急性肾衰、贫血、多汗、胃溃疡
降压避风片	氢氯噻嗪	多尿、低血钾、血糖升高、血压过低
脉君安片	氢氯噻嗪	同降压避风片
珍菊降压片	可乐定、氢氯噻嗪	多尿、血压过低、失眠、头痛、低血钾
溃疡宁片	阿托品、氢氯噻嗪、普鲁卡因	口干、血压过低
谷海生	呋喃唑酮	恶心、呕吐、过敏、头痛、体位性低血压、低血糖反应
痢特敏片	甲氧苄啶	皮疹、瘙痒、贫血、白细胞减少
安嗽糖浆	麻黄碱、氯化铵	排尿困难、焦虑、头痛、心悸、恶心、失眠不安、震颤、发热、血压升高
苏菲咳糖浆	麻黄碱、氯化铵	同安嗽糖浆
舒肺糖浆	麻黄碱、氯化铵	同安嗽糖浆
散痰宁糖浆	麻黄碱、氯化铵	同安嗽糖浆
咳痰清片	麻黄碱、氯化铵	同安嗽糖浆
天一止咳糖浆	麻黄碱、氯化铵	同安嗽糖浆
清可宁片	麻黄碱、碳酸钙	同安嗽糖浆
清喘膏	异丙嗪	嗜睡、眩晕、低血压、视物模糊、口鼻咽喉干燥、反应迟钝、白细胞减少
海珠喘息定片	氯苯那敏、去氯羟嗪	嗜睡、疲劳、口干、少尿、贫血、肾绞痛、胃痛、多汗、膀胱颈梗阻、失眠、激动、嗜睡、视物模糊、便秘

续表

中成药	内含主要的化学药成分	重复用药可能发生的不良反应
喘息灵胶囊	氯苯那敏、克伦特罗	嗜睡、疲劳、口干、少尿、贫血、肾绞痛、胃痛、多汗、膀胱颈梗阻、心悸、手颤
安喘片	氯苯那敏、克伦特罗	同喘息灵胶囊
咳特灵片	氯苯那敏	嗜睡、疲劳、口干、少尿、贫血、肾绞痛、胃痛、多汗、膀胱颈梗阻
鼻舒适片	氯苯那敏	同咳特灵片
鼻炎康片	氯苯那敏	同咳特灵片
康乐鼻炎片	氯苯那敏	同咳特灵片
苍鹅鼻炎片	氯苯那敏	同咳特灵片
芒果止咳片	氯苯那敏	同咳特灵片
脉君安片	氢氯噻嗪	多尿、血压过低、血糖升高、高尿酸血症、皮疹白细胞减少、口干烦渴
复方小儿退热栓	对乙酰氨基酚	虚脱、出血、恶心、多汗、胃痉挛

（5）对规定必须做皮试的药物，处方医师是否注明过敏试验及结果的判定　有些药物如抗生素中 β- 内酰胺类的青霉素等，氨基糖苷类的链霉素，以及碘造影剂、局麻药、生物制品（酶、抗毒素、类毒素、血清、菌苗、疫苗）等药品在给药后极易引起变态反应，甚至出现过敏性休克。为安全起见，需根据情况在注射给药前进行皮肤敏感试验，皮试后观察 15~20 分钟，以确定阳性或阴性反应。

（6）药物相互作用和配伍禁忌　药物相互作用是指两种或两种以上的药物合并或先后序贯使用时，所引起的药物作用和效应的变化。药物相互作用是双相的，既可能产生对患者有益的结果，使疗效协同或毒性降低；也可能产生对患者有害的结果，使疗效降低和毒性增强，有时会带来严重后果，甚至危及生命。药物配伍禁忌主要表现在静注、静滴及肠外营养液等溶液的配伍，包括药液的混浊、沉淀、变色和活性降低等变化。

药师在审查处方时应严格审查药品的相互作用和配伍禁忌，对有益的相互作用宜给予支持；对有害的药物相互作用，应对处方医师提出建议或拒绝调配；对目前尚有争议的相互作用，宜提示医师注意，或在监护的条件下用药。

（三）处方调配、核查与发药

1. 处方调配

处方调配程序分为收方、审方、计价（收费）、调配、核查、药品标示和发药。

（1）四查十对　《处方管理办法》中明确提出，在调剂处方过程中必须做到"四查十对"，四查十对是：查处方，对科别、姓名、年龄；查药品，对药品名称、剂型、规格、数量；查配伍禁忌，对药品性状、用法用量；查用药合理性，对临床诊断。

药师在审查过程中发现处方中有不利于患者用药处或其他疑问时，应拒绝调配，并联系处方医师进行干预，经医师改正并签字确认后，方可调配。对发生严重药品滥用和用药失误的处方应当按有关规定报告。

（2）处方调配的注意事项

① 仔细阅读处方，按照药品顺序逐一调配。

② 对贵重药品及麻醉药品等分别登记账卡。

③ 调配药品时应检查药品的批准文号，并注意药品的有效期，以确保使用安全。

④ 药品配齐后，与处方逐条核对药名、剂型、规格、数量和用法，准确规范地书写标签。

⑤ 调配好一张处方的所有药品后再调配下一张处方，以免发生差错。

⑥ 特殊调剂 根据患者个体化用药的需要，药师应在药房中进行特殊剂型或剂量的临时调配，如稀释液体、磨碎片剂并分包、分装胶囊、制备临时合剂、调制软膏等。应在清洁环境中操作，并作记录。

⑦ 核对后签名或盖名章。

2. 核对和发药

（1）核查 处方药品调配完成后由另一名药师进行核查。内容包括再次全面认真地审核一遍处方内容，逐个核对处方与调配的药品、规格、剂量、用法、用量是否一致，逐个检查药品的外观质量是否合格（包括性状、色、嗅、味和澄明度），有效期等均应确认无误，检查人员签字。

（2）发药

① 核对患者姓名，最好询问患者所就诊的科室以帮助确认患者身份。

② 逐一核对药品与处方相符性，检查规格、剂量、数量，并签字。

③ 发现配方错误时，应将药品退回配方人，并及时更正。

④ 向患者交代每种药品的服用方法和特殊注意事项，同一药品有两盒以上时要特别交代。

⑤ 发药时应注意尊重患者隐私。

⑥ 对需要特殊保存的药品加贴醒目的标签提示患者注意，如"置2~8℃保存"。

⑦ 尽量在每种药品外包装上分别贴上用法、用量、贮存条件等标签。

（四）处方实例分析

例1

姓名：张××   性别：男   年龄：24岁

诊断：上呼吸道感染

Rp:

1. 抗病毒口服液 2 盒

　　Sig.1 支　tid.　po.

2. 日夜百服宁 1 盒

  Sig.1 片 tid. po.

  医师：×××

  处方分析：感冒一般由病毒感染引起，主要包括鼻部症状和全身症状，其中鼻部症状明显，如鼻塞、流鼻涕、打喷嚏、流眼泪，而全身症状相对较轻，如发热、头痛、咽喉痛、肌肉关节痛。抗病毒口服液可以起到抗病毒作用，而日夜百服宁则起到改善感冒出现的局部和全身症状的作用，因此两种药物联合用药属于合理用药。

例 2

  姓名：石×× 性别：男 年龄：45 岁

  诊断：十二指肠球部溃疡

  Rp：

  1. 奥美拉唑胶囊 20mg×14 片

    Sig.20mg qd. po.

  2. 硫糖铝片 0.5g×60 片

    Sig.1.0g tid. po.

  医师：×××

  处方分析：十二指肠球部溃疡的主要病因是胃酸和胃蛋白酶分泌增多、侵蚀能力增强，而胃黏膜屏障（即保护层）被破坏从而造成胃、十二指肠黏膜屏障的破坏，引发溃疡。治疗上应该结合减缓疼痛并针对病因进行用药。本处方中奥美拉唑胶囊（洛赛克）通过抑制胃壁细胞的质子泵而发挥强大的抑制胃酸分泌的作用，同时硫糖铝能吸附胃蛋白酶及中和胃酸而缓解胃痛，并通过与酸的作用形成胃黏膜的保护层。可按此方调配药品。

例 3

  姓名：刘×× 性别：男 年龄：75 岁

  诊断：慢性支气管炎发作合并肺部感染

  Rp：

  四环素片 0.25g×12 片 用法：2 片，1 日 3 次，口服。

  TMP 片 0.1g×12 片 用法：2 片，1 日 3 次，口服。

  阿莫西林胶囊 0.25g×12 片 用法：2 片，1 日 3 次，口服。

  医师：×××

  处方分析：该处方用于慢性支气管炎发作合并肺部感染患者。四环素为广谱速效抑菌剂，TMP 为慢效抑菌剂，阿莫西林为繁殖期杀菌剂。阿莫西林与四环素片合用，四环素片迅速抑制蛋白质合成，使细胞处于静止状态，不利于繁殖期杀菌的阿莫西林胶囊充分发挥干扰细胞壁合成的作用，因而使抗菌效能降低。因此，四环素片不与阿莫西林胶囊配伍，不能按此处方调配药品。

例 4

  姓名：孙×× 性别：女 年龄：17 岁

  诊断：急性肠炎

Rp:
1. 氟哌酸胶囊 0.1g×10粒 用法：2粒，1日3次，口服。
2. 思密达 3.0g×9包 用法：1包，1日3次，冲服。
3. 乳酸菌素片 0.3g×50片 用法：3片，1日3次，口服。
  医师：×××

处方分析：该处方用于急性肠炎患者。思密达主要成分为双八面体蒙脱石，是消化道黏膜保护剂，对消化道的病毒、致病菌及其产生的毒素有极强的吸附抑制作用，对消化道黏膜有很强的覆盖能力。乳酸菌素片是含乳酸杆菌、双歧杆菌的微生态制剂。思密达阻断了氟哌酸对肠道细菌的作用，同时氟哌酸破坏了乳酸菌素的活性，二者均被思密达吸附，药效降低。因此，三者不宜配伍，不能按此方调配药品。

例5
姓名：李××   性别：女   年龄：66岁
诊断：高血压病
Rp:
  卡托普利片 12.5mg×12片 用法：1片，1日3次，口服。
  氨苯蝶啶片 50mg×12片 用法：2片，1日次，口服。

处方分析：该处方用于高血压病的维持治疗。卡托普利长期应用引起高血钾，氨苯蝶啶为留钾利尿药。二者合用有引起高钾血症的可能。因此不能按此方调配药品。

（五）处方分析训练

现有如下几张处方，几名患者分别携方要求药师调配，请对此进行分析。

处方1

××省×医院
门诊处方笺

科别：呼吸内科   处方编号：10020930
姓名：张× 男 40岁 诊号：110 医保号：007
费用类别：公费 基本医疗保险 商业医疗保险 自费 其他
通讯地址：台湾娱乐公司   电话：546263**
临床诊断：普通感冒
Rp:
  对乙酰氨基酚片 0.5g×6
  Sig.0.5g po. bid.
  复方磺胺甲基异噁唑片 0.48g×6
  Sig.0.48g po. bid. 首次加倍
  头孢曲松注射剂 1.0g×10
  Sig.1g iv gtt. qd.
  头孢他啶注射剂 1.0g×20

Sig.2g　iv gtt.　qd.

医师：李×

配药　　　发药　　　药费　　　注射费　　　合计

处方 2

××省×医院
门诊处方笺

科别：心内科　　　　　　　　　　　　处方编号：10020932

姓名：张镐×　　男　50岁

费用类别：公费　　基本医疗保险　　商业医疗保险　　自费　　其他

通讯地址：新加坡娱乐公司　　　　　　电话：846263**

临床诊断：高血压并发糖尿病

Rp：

　　依那普利控释片　10mg×30

　　Sig.10mg　晨顿服

　　二甲双胍片 0.25g×60

　　Sig.25g　po.　tid.

医师：

配药　　　发药　　　药费　　　注射费　　　合计

处方 3

××省×医院
门诊处方笺

科别：内分泌内科　　　　　　　　　　处方编号：10020936

姓名：李×　　女　49岁

费用类别：公费　　基本医疗保险　　商业医疗保险　　自费　　其他

通讯地址：广州大厦　　　　　　　　　电话：846267**

临床诊断：非胰岛素依赖型糖尿病

Rp：

　　二甲双胍片　0.25g×40

　　Sig.0.5g　po.　tid.

　　苯乙双胍片　25mg×100

　　Sig.25mg　po.　tid.

医师：龚×

配药　　　发药　　　药费　　　注射费　　　合计

五、实训小结

处方是医师开具的具有法律责任、经济责任和技术责任，用以指导患者或护士用药的书面文件。

处方调配程序分为收方、审方、计价（收费）、调配、核查、药品标示和发药。

调配过程需注意以下事项。

（1）需按照处方调配程序，在调配药品前应对处方书写规范和用药安全两方面进行严格审查。

医疗机构的药剂人员调配处方，必须经过审方、核对，对处方所列药品不得擅自更改或代用。对有配伍禁忌或超剂量的处方，应当拒绝调配；必要时，经处方医师更正或重新签字，方可调配。

（2）应全面了解患者的用药史。

（3）应当询问病史，阅读病历。

（于志瀛、陈歆妙）

第四节　中药处方调配

一、实训目标

1. 掌握对戥的基本要求和各类戥子正确的使用方法及校正方法。
2. 掌握中药有关的调配技术（减重称量法和看懂脚注）。
3. 明确临时加工配制药品在调配技术中的重要作用。

二、实训条件

1. 实训地点：模拟药房、药店中药柜台，或医院中药房。
2. 实训器材：需具备调剂台、药橱、中草药、戥称、包药纸（袋）或装药盘、捣筒、压方板、研钵、铁研船、拌缸、药筛、钢锉、镊子等。

三、考核标准

教师应按照以下方面进行考核：

1. 对戥

校对戥称熟练准确；5分钟内应完成。

2. 单剂量调配

急症中药处方先行调配；按中药处方的先后顺序调配取药，取药操作规范，计数准确，脚注领会正确，戥称使用符合要求；包药纸包装牢固，整齐美观；不调配发霉变质中药；包装上患者姓名、用法用量、另包及注意事项填写简单明了。

3. 多剂量调配

急症中药处方先行调配;能正确利用减重法调配多剂量处方;技术熟练。

4. 体积大疏松类中药处方的调配

急症中药处方先行调配;此类处方调配可按先中心后包围的方式调配,也可以先称取质重的中药核对无误后,再称取体积大的药物,将其放于其他药物的上面。

5. 贵重剧毒麻药的中药处方

应正确按照此类要求调配。

6. 临时制剂的调配

临时拌制的药品分清主次、拌制均匀、程序正确、分寸掌握合适。如药拌要均匀、酒拌要掌握酒量和时间等。

四、实训内容

(一)对戥

戥称是调剂工作中常用的称量工具。一般中药饮片的称量常用的戥称规格有 1~125g、1~250g、1~500g;贵重和毒麻中药饮片常用的戥称的规格有 0.1~50g。每次使用前要对戥,正确的对戥方法是把秤杆放在左手中指端和虎口上,砣绳挂小指端。空盘、用右手提起秤钮,左手将砣绳置于秤标的零的位置上进行校正,检查无误后方可开始调配。

(二)一方单剂量调配

任选 10 张处方进行单剂量调配,严格按照正确的调剂规程进行正确的调配。如临床常用的桑菊饮、银翘散、麻杏石甘汤。

Rp:
　　冬桑叶 9g　　菊花 6g　　杏仁 6g　　桔梗 6g
　　甘草 3g　　薄荷 3g(后下)　　连翘 6g
　　一剂　　水煎服　　每日一剂

Rp:
　　薄荷 18g　　淡豆豉 15g　　荆芥穗 12g　　金银花 30g
　　连翘 30g　　竹叶 12g　　桔梗 18g　　牛蒡子 18g
　　一剂　　水煎服　　每日一剂

Rp:
　　麻黄 6g　　杏仁 9g　　炙甘草 4.5g　　石膏(先煎)30g
　　一剂　　水煎服　　每日一剂

(三)一方多剂量调配

任选 10 张有代表性的处方严格按照减重称量法和有关正确调配规程进行调配。如临床常用的处方龙肝泻肝汤、大柴胡汤和防风通圣散。

Rp:

　　龙胆（酒炒）9g　　黄芩（炒）6g　　栀子（酒炒）6g

　　泽泻 6g　　木通 6g　　车前子 3g　　当归（酒洗）1.5g

　　柴胡 6g　　甘草 1.5g　　生地黄（酒炒）6g

　　五剂　　水煎服　　每日一剂

Rp:

　　柴胡 15g　　黄芩 9g　　大黄 6g　　枳实（炙）9g

　　芍药 9g　　半夏（洗）9g　　生姜 9g　　大枣 5 枚

　　三剂　　水煎服　　每日一剂

Rp:

　　防风 15g　　荆芥 15g　　麻黄 15g　　薄荷 15g

　　大黄（酒蒸）15g　　芒硝 15g　　栀子（炒黑）15g

　　滑石 90g　　连翘 15g　　黄芩 30g　　石膏 30g

　　桔梗 30g　　川芎 15g　　当归 15g　　白芍（炒）15g

　　白术 15g　　甘草 60g

　　十剂　　水煎服　　每日一剂

（四）体积大疏松类中药处方的调配

任选 5 张此类的合格处方，要按照先中心，再包围的调剂方法，如临床常见的处方半夏厚朴汤、橘核丸、五味消毒饮。

Rp:

　　制半夏 12g　　厚朴 9g　　茯苓 12g　　紫苏叶 6g

　　生姜 9g

　　三剂　　水煎温服　　每日一剂

Rp:

　　橘核（炒）30g　　川楝子（炒）30g　　桃仁（麸炒）30g

　　木香 15g　　延胡索（炒）15g　　桂心 15g

　　木通 15g　　厚朴（姜汁炒）15g　　枳实（炒）15g

　　海藻 30g　　昆布 30g　　海带 30g

　　三剂　　水煎温服　　每日一剂

Rp:

　　金银花 20g　　紫花地丁 15g　　紫背天葵子 15g

　　蒲公英 15g　　野菊花 15g

　　三剂　　水煎温服　　每日一剂

（五）贵重、剧毒、麻药的调配

任选 5 张合格处方要严格按照有关管理规定进行调配，不得疏忽大意。如小金丹。

Rp:
  白胶香 150g 草乌（制）150g 五灵脂 150g
  地龙 150g 木鳖 150g 乳香 75g 没药 75g
  当归身 75g 麝香 30g 墨炭 12g
  三剂 水煎服 每日一剂

（六）临时制剂的调配

任选 5 张含拌制药品的合格处方，严格按照拌制要求进行调配。如二陈汤加减处方、天麻钩藤饮。

Rp:
  朱茯苓 30g 半夏 12g 陈皮 12g 竹茹 12g
  生枣仁 30g 柏子仁 12g 生龙牡（另）各 30g
  茵陈 10g 珍珠母（另）30g 赤白芍各 30g 黑山楂 30g
  炒薏苡仁 30g 炒扁豆 30g
  小米 10g 大枣 3 枚
  三剂 水煎温服 每日一剂

Rp:
  天麻 9g 钩藤 12g 石决明 18g 栀子 9g
  黄芩 9g 川牛膝 12g 杜仲 9g 益母草 9g
  桑寄生 9g 首乌藤 9g 茯苓 9g
  三剂 水煎温服 每日一剂

（七）中药处方调配注意事项

1. 注意处方药名与实际应付品种的正确性

（1）处方书写药名，调配时应付给相应的炮制品，如"南星"应付"制南星"等（表 2-4）。

表 2-4　中药处方应付常规

处方	应付	例如
单写药名或注有"炒"	清炒品	谷芽　麦芽　稻芽　莱菔子　苍耳子　牛蒡子　苏子（紫苏子）　黑丑（牵牛子）　白丑（牵牛子）　山楂　槐花　决明子　白芥子（芥子）　酸枣仁　草果　王不留行
单写药名或注有"炒""麸炒"	麸炒品	枳壳　白术　僵蚕　薏苡仁　冬瓜子　椿根皮　芡实　三棱　半夏曲　六神曲
单写药名或注有"炒""烫"	烫制品	龟甲　鳖甲　鱼鳔　刺猬皮　象皮
单写药名或注明"炙""炒"	蜜炙品	紫菀　款冬花　枇杷叶　马兜铃　桑白皮　槐角

续表

处方	应付	例如
单写药名或注明"炙"	酒炙品	何首乌 女贞子 肉苁蓉 山茱萸 熟军（大黄） 黄精 乌梢蛇 蕲蛇
单写药名或注明"炒""炙"	醋炙品	乳香 没药 延胡索（元胡） 香附 莪术 青皮 大戟 甘遂 芫花 商陆 五味子
	盐炙品	小茴香 蒺藜 车前子 橘核 胡芦巴 益智 补骨脂
单写药名	炙品	吴茱萸 川乌 天南星 白附子 远志 藤黄 厚朴 淫羊藿 半夏 巴戟天 马钱子 巴豆
	煅制品	龙骨 龙齿 瓦楞子 自然铜 钟乳石 花蕊石 牡蛎 磁石 寒水石 白石英 紫石英 禹余粮 蛤壳 青礞石 海浮石

（2）处方书写药名，调配时应付生品，如党参、麦冬、三七、栀子（虽有炒制要求，现代科学证明没有必要）等，以及大多数全草、叶、花类中药，均应付生品。

（3）处方书写药名，调配时应付给相应生品或炮制品，某些中药在临床使用中既有生用又有多种炮制品，必须在处方药名前注明"×制"方法，如大黄有生用、炒制、蒸制、酒制、醋制、制炭等，制法不同其功能主治各异。

2. 注意药物的别名与并开（表2-5，表2-6）

医生沿用成习，喜用别名，或将2～3种疗效基本相似或具有协同作用的饮片缩写在一起，调配人员应熟记处方全名或别名，以免在调配时出错（表2-5，表2-6）。

表2-5 常用中药的处方全名和别名

正名	处方全名	别名
三七	田三七 参三七 旱三七	
大黄		川军 生军 锦纹
山豆根	广豆根 南豆根	
山药	怀山药 淮山药	
天冬	天门冬	
天花粉		栝楼根
丹参	紫丹参	
升麻	绿升麻	
牛膝	怀牛膝 淮牛膝	
乌药	台乌药	

续表

正名	处方全名	别名
北沙参	辽沙参 东沙参	
甘草	粉甘草 皮草	国老
白芍	杭白芍 白芍药 芍药	
白芷	杭白芷 香白芷	
延胡索	元胡 玄胡索	
当归	全当归 秦当归	
百部	百部草	
苍术	茅苍术	
广防己	木防己	
防己	粉防己 汉防己	
羌活	川羌活 西羌活	
麦冬	麦门冬 杭寸冬 杭麦冬	
附子	川附片 淡附片 炮附子	
郁金	黄郁金 黑郁金	
泽泻	建泽泻 福泽泻	
前胡	信前胡	
南沙参	泡沙参 空沙参	
干姜炭	炮姜炭 姜炭	
独活	川独活 香独活	
茜草	红茜草 茜草根	
党参	潞党参 台党参	
香附	香附子	莎草根
重楼		七叶一枝花 蚤休 草河车
柴胡	北柴胡 南柴胡 软柴胡	
桔梗	苦桔梗 甜桔梗	
浙贝母	象贝母	
秦艽	左秦艽	
黄芩	条黄芩 枯黄芩 子黄芩	
黄连	川黄连 雅连 云连	

续表

正名	处方全名	别名
续断	川续断	
葛根	粉葛根　甘葛根	
藜芦		山葱
大血藤	红藤	
牡丹皮	粉丹皮	
西河柳	柽柳　山川柳	
肉桂	紫油肉桂	
竹茹	淡竹茹　细竹茹　青竹茹	
杜仲	川杜仲	
忍冬藤	金银藤　银花藤	
松节	油松节	
厚朴	川厚朴　紫油厚朴	
香加皮	北五加	
首乌藤		夜交藤
桂枝	桂枝尖　嫩桂枝	
通草	通脱木	
桑白皮	桑皮　桑根白皮	
椿皮	椿根皮　臭椿皮	
丁香	公丁香	
功劳叶	十大功劳	
艾叶	祁艾　蕲艾	
西红花	藏红花　番红花	
红花	草红花　红兰花	
辛夷	木笔花	
金银花		忍冬花　双花　二花
桑叶	霜桑叶　冬桑叶	
淫羊藿		灵仙脾
橘叶	南橘叶　青橘叶	
肉苁蓉		淡大芸

续表

正名	处方全名	别名
佩兰	佩兰叶	醒头草
细辛	北细辛　辽细辛	
青蒿	嫩青蒿	
茵陈	棉茵陈	
浮萍	紫背浮萍　浮萍草	
益母草		坤草
墨旱莲	墨莲草	
山茱萸	山萸肉　杭山萸	
千金子		续随子
马钱子		番木鳖
五味子	辽五味子　北五味子	
木瓜	宣木瓜	
木蝴蝶	玉蝴蝶	千张纸
王不留行		王不留
牛蒡子	鼠粘子	大力子　牛子
龙眼肉		桂圆肉
瓜蒌		栝楼
白果		银杏
赤小豆	红小豆	
佛手	川佛手　广佛手　佛手柑	
诃子	诃子肉	诃黎勒
补骨脂		破故纸
沙苑子	沙苑蒺藜　潼蒺藜	
青果	干青果	
枸杞子	甘枸杞	
栀子	山栀子	
牵牛子		黑丑　白丑　二丑
砂仁	缩砂仁	
草决明	决明子　马蹄决明	

续表

正名	处方全名	别名
茺蔚子		益母草子　坤草子
莱菔子		萝卜子
娑罗子		梭罗子
蒺藜	白蒺藜　刺蒺藜	
槟榔	花槟榔	大腹子　海南子
罂粟壳		米壳　御米壳
土鳖虫	地鳖虫	
牡蛎	左牡蛎	
珍珠		真珠
海螵蛸		乌贼骨
蛇蜕		龙衣
蝉蜕		蝉衣
僵蚕	白僵蚕	
蛤壳	海蛤壳	
芒硝		皮硝　朴硝
朱砂		丹砂　辰砂
磁石	灵磁石　活磁石	
赭石		代赭石
儿茶		孩儿茶
血余炭	血余发炭	
血竭	麒麟竭	
红粉	红升丹　升药	

表2-6　处方常用并开药名

并开药名	处方应付	并开药名	处方应付
二冬	天冬 麦冬	红白豆蔻	红豆蔻 白豆蔻
二门冬	天冬 麦冬	生熟麦芽	生麦芽 炒麦芽
二术	白术 苍术	生熟谷芽	生谷芽 炒谷芽
苍白术	苍术 白术	生熟稻芽	生稻芽 炒稻芽

续表

并开药名	处方应付	并开药名	处方应付
二母	知母 浙贝母	谷麦芽	炒谷芽 炒麦芽
知贝母	知母 浙贝母	生熟谷麦芽	生炒谷芽 生炒麦芽
二蒺藜	白蒺藜 沙苑子	生熟谷稻芽	生炒谷芽 生炒稻芽
潼白蒺藜	白蒺藜 沙苑子	炒稻麦	炒稻芽 炒麦芽
知柏	知母 黄柏	炒曲麦	炒神曲 炒麦芽
盐知柏	盐知母 盐黄柏	焦曲麦	焦神曲 焦麦芽
炒知柏	盐炒知母 盐炒黄柏	生熟枣仁	生枣仁 炒枣仁
酒知柏	酒知母 酒黄柏	干良姜	干姜 高良姜
砂蔻仁	砂仁 豆蔻	腹皮子	大腹皮 生槟榔
砂蔻皮	砂仁壳 紫蔻壳	二乌	制川乌 制草乌
二地	生地黄 熟地黄	川草乌	川乌 草乌
生熟地	生地黄 熟地黄	桃杏仁	桃仁 杏仁
二活	羌活 独活	二甲	龟甲 鳖甲
羌独活	羌活 独活	全荆芥	荆芥 荆芥穗
二风藤	青风藤 海风藤	桑枝叶	桑枝 桑叶
青海风藤	青风藤 海风藤	冬瓜皮子	冬瓜皮 冬瓜子
二芍	赤芍 白芍	生熟薏米	生薏苡仁 炒薏苡仁
杭赤芍	赤芍 白芍	生熟大黄	生大黄 熟大黄
二丑	黑丑 白丑	生龙牡	生龙骨 生牡蛎
二公丁	蒲公英 紫花地丁	龙牡	煅龙骨 煅牡蛎
二决明	石决明 草决明	猪茯苓	猪苓 茯苓
忍冬花藤	金银花 忍冬藤（金银藤）	赤猪苓	赤苓 猪苓
二花藤	金银花 忍冬藤（金银藤）	青陈皮	青皮 陈皮
南北沙参	南沙参 北沙参	棱术	三棱 莪术
荆防	荆芥 防风	全藿香	藿香 藿香叶 藿香梗
全紫苏	紫苏叶 紫苏梗 紫苏子	乳没	炙乳香 炙没药
苏子梗	紫苏子 紫苏梗	炒三仙	炒神曲 炒麦芽 炒山楂
苏子叶	紫苏子 紫苏叶	焦三仙	焦神曲 焦麦芽 焦山楂
龙齿骨	龙齿 龙骨	焦四仙	焦神曲 焦麦芽 焦山楂 焦槟榔
芦茅根	芦根 白茅根		

3. 注意称量准确无误

要求每一种药品都要称取，分匀。可以用减重法，即一次称取总重量，然后分次减重。对体积大的也要称，不能估计。按规定，一般药称量误差不能超过 ±5%；剧毒、细料误差不超过 ±1%。

4. 注意称量顺序和摆放要求

称取药物要求按处方所列药味顺序进行，并且要求间隔平放，以利于复核人员复核。对于体积大的药物，应先称取倒在包装纸中心，如淫羊藿、茵陈、蒲公英等，防止盖住其他药，否则不利于复核；如果遇到黏度大的饮片，在称量后，应放在其他饮片之上，如瓜蒌、熟地黄等，以免沾染包装纸；如果是易抛散滚动的颗粒性药物，应最后称取，倒在其他药中间，以免撒散损耗，如菟丝子、莲子等。

5. 注意特殊处理要求

在调配过程中遇到特殊处理的药物要特别对待，如遇见需捣碎的药物，应称取后放入专用的铜缸内捣碎后分剂量；遇到有需要临时加工的饮片应称取后交专人依法炮制，如朱茯苓；遇到需特殊处理的饮片，如先煎、后下、包煎、另煎、冲服和烊化等应分剂量后单包并注明用法再放入群药包内。最后还要注意配方时应看懂脚注，照注进行。处方调配完毕后经检查无误后，调配人员签字，再交他人复核。

6. 临时拌制

临时拌制的中药要注意均一性。

五、实训小结

中药处方调配是药物用于治疗的重要环节，它涉及的专业知识面较广，操作要求也较严格。调剂工作的好坏直接影响疗效，甚至关系到患者的生命安全。因此作为中药调剂者，必须树立全心全意为人民服务的思想和高度的责任感，在调剂时认真负责严格按照操作规程正确调配。

（于志瀛、陈歆妙、王焱）

第三章
常用医学检查指标及其临床意义

药师在参与临床药物治疗方案的设计时,要善于学习和掌握临床实验室的基础数据。医学实验室检查数据为诊断疾病的重要依据,也是疾病治疗中需要监控的指标。只有了解这些指标的主要临床意义,才便于与医师沟通,观察疾病的病理状态和进程,提供药学前瞻性理论和药品信息,对药物治疗方案和慢性病的监测指标作出判断,提高疗效和减少药品不良反应发生率。

第一节 血液检查

血液在血管内流动而形成血流,具有输送营养、氧气、抗体、激素和排泄废物及调节水分、体温、渗透压、酸碱度等功能。一般成人的血液占体重的8%~9%,总量为5000~6000ml,血液的pH为7.35~7.45,比重为1.050~1.060。血液中的成分可分为血浆和血细胞两大部分。血浆为去细胞后的液体部分,占血液总量的55%~60%,除去91%~92%的水分外,包括有蛋白质、葡萄糖、无机盐、酶、激素等;在正常情况下血细胞主要包括有红细胞、白细胞、粒细胞、淋巴细胞、血小板等。血常规的检查内容包括红细胞、白细胞、血红蛋白及血小板等参数的检查。

一、白细胞计数

(一)简述

白细胞计数是单位体积血液中所含白细胞数目。白细胞是血液中有形成分的重要组成部分,为无色有核细胞,正常的外周血液中常见的白细胞分类有嗜酸性粒细胞、中性粒细胞、嗜碱性粒细胞、淋巴细胞和单核细胞。白细胞计数正常值:成人为(4~10)×10^9/L,新生儿为(15~20)×10^9/L,6个月至2岁的幼儿为(11~12)×10^9/L。

影响白细胞计数的因素较多,其总数高于或低于正常值均为异常现象,必要时结合白细胞分类计数和白细胞形态等指标综合判断。

（二）临床意义

1. 白细胞增多的常见原因

（1）病理性　主要见于各种细菌感染、慢性白血病、恶性肿瘤、尿毒症、糖尿病酮症酸中毒以及有机磷农药、催眠药等化学药物的急性中毒。

（2）生理性　主要见于月经前、妊娠期、分娩期、哺乳期妇女、剧烈运动、兴奋激动、饮酒、餐后，以及新生儿和婴儿。

2. 白细胞减少的常见原因

（1）药物　应用解热镇痛药、部分抗生素、磺胺药、抗甲状腺制剂、抗肿瘤药等。

（2）疾病　主要见于流行性感冒、白血病、再生障碍性贫血等。

（3）特殊感染　如病毒感染（风疹、肝炎）、革兰阴性菌感染（伤寒、副伤寒、结核分枝杆菌感染）、寄生虫感染（疟疾）。

（4）其他　放射线、化学品（苯及其衍生物）等的影响。

二、白细胞分类计数

（一）简述

白细胞是一个"大家族"，白细胞分类计数是指对不同类型的白细胞分别计数并计算其百分比。正常血液中白细胞以细胞质内有无颗粒而分为有粒和无粒两大类，前者粒细胞分为中性、嗜酸性、嗜碱性三种；后者包括单核细胞、淋巴细胞。每类细胞的形态、功能、性质各异。分类计数的正常值如下：

中性粒细胞占白细胞总数的50%～70%，中性粒细胞又分为中性分叶核粒细胞和中性杆状核粒细胞，中性分叶核粒细胞正常值为（2.0～7.0）$\times 10^9$/L，中性杆状核粒细胞正常值为（0.04～0.05）$\times 10^9$/L。

嗜酸性粒细胞正常值为（0.05～0.5）$\times 10^9$/L，嗜酸性粒细胞占白细胞总数的0.5%～5%；嗜碱性粒细胞正常值为（0～0.1）$\times 10^9$/L，嗜碱性粒细胞占白细胞总数的0～1%；淋巴细胞正常值为（0.8～4.0）$\times 10^9$/L，淋巴细胞占白细胞总数的20%～40%；单核细胞正常值为（0.12～0.8）$\times 10^9$/L，单核细胞占白细胞总数的3%～8%。

（二）临床意义

1. 嗜酸性粒细胞

嗜酸性粒细胞具有变形运动和吞噬功能，可吞噬抗原抗体复合物或细菌。嗜酸性粒细胞可释放组胺酶，抑制嗜酸性粒细胞及肥大细胞中活性物质的合成与释放，或灭活上述物质。

（1）嗜酸性粒细胞增多的常见原因

① 过敏性疾病　支气管炎、支气管哮喘、荨麻疹等。

② 皮肤病与寄生虫病　银屑病（牛皮癣）、湿疹、天疱疮、疱疹样皮炎、真菌性皮肤病、肺吸虫病、钩虫病等。

③ 血液病　慢性粒细胞白血病、嗜酸性粒细胞白血病等。
（2）嗜酸性粒细胞减少的常见原因
① 用药　长期应用肾上腺皮质激素或促肾上腺皮质激素等。
② 疾病或创伤　见于伤寒、副伤寒、大手术后、严重烧伤等。

2. 中性粒细胞

中性粒细胞为血液中的主要吞噬细胞，在白细胞中总数的比例最高，在急性感染中起重要作用，具有吞噬和杀灭病毒、疟原虫、隐球菌、结核分枝杆菌等作用。

（1）中性粒细胞增多的常见原因
① 急性感染或化脓性感染　包括局部和全身感染。轻度感染白细胞和中性粒细胞百分率可增多；中度感染可 $> 10.0 \times 10^9$/L；重度感染可 $> 20.0 \times 10^9$/L，并伴明显的核左移。
② 中毒　糖尿病酮症酸中毒，代谢性酸中毒（如尿毒症）、早期汞中毒、铅中毒，或催眠药、有机磷中毒。
③ 其他疾病　急性出血、急性溶血、手术后、恶性肿瘤、粒细胞白血病、严重组织损伤、心肌梗死和血管栓塞等。

（2）中性粒细胞减少的常见原因
① 用药　抗肿瘤药、苯二氮䓬类镇静药、磺酰脲类胰岛素促泌剂、抗癫痫药、抗真菌药、抗病毒药、抗精神病药、部分非甾体抗炎药等。
② 疾病　伤寒、副伤寒、疟疾、布鲁氏菌病、某些病毒感染（如乙肝、麻疹、流感）、血液病、过敏性休克、再生障碍性贫血、高度恶病质、粒细胞减少症或缺乏症、脾功能亢进、自身免疫性疾病等。
③ 中毒　重金属或有机物中毒、放射线损伤等。

3. 嗜碱性粒细胞

嗜碱性粒细胞无吞噬功能，颗粒中有许多生物活性物质，其中主要为肝素、组胺、慢反应物质、血小板激活因子等，这些物质可引起毛细血管扩张、通透性增加、平滑肌收缩，腺体分泌增加等变态反应。

（1）嗜碱性粒细胞增多的常见原因
① 疾病　慢性粒细胞白血病，常伴嗜碱性粒细胞增多，可达 10% 以上；或淋巴网细胞瘤、红细胞增多症、罕见嗜酸性粒细胞白血病、骨髓纤维化或转移癌等。
② 创伤及中毒　脾切除术后；铅中毒、铋中毒，以及注射疫苗等。

（2）嗜碱性粒细胞减少的常见原因
① 用药　见于促肾上腺皮质激素、肾上腺皮质激素应用过量及应激反应等。
② 疾病　速发型过敏反应如荨麻疹、过敏性休克等。

4. 淋巴细胞

淋巴细胞在免疫过程中具有重要作用，B 淋巴细胞在抗原刺激下转化为浆细胞，分泌特异性抗体，参与体液免疫。

（1）淋巴细胞绝对增多的常见原因
① 传染病　百日咳、传染性单核细胞增多症、传染性淋巴细胞增多症、结核病、水

痘、麻疹、风疹、流行性腮腺炎、传染性肝炎、结核及其他传染病的恢复期等。

② 血液病 急、慢性淋巴细胞白血病等，可引起淋巴细胞计数绝对性增多；再生障碍性贫血、粒细胞缺乏症也可引起淋巴细胞百分率相对性增多。

③ 也可见于肾移植术后发生排斥反应期。

（2）淋巴细胞减少的常见原因 传染病的急性期、放射病、细胞免疫缺陷病、长期应用肾上腺皮质激素后或接触放射线等。此外，各种中性粒细胞增多症时，淋巴细胞也相对减少。

5. 单核细胞

单核细胞具有活跃的变形运动和强大的吞噬功能，其进入组织后转化为巨噬细胞，能吞噬一般细菌、组织碎片、衰老的红细胞、细胞内细菌（结核分枝杆菌）。此外，尚可通过吞噬抗原，传递免疫信息，活化T、B淋巴细胞，在特异性免疫中起重要的作用。导致单核细胞增多的原因如下。

（1）传染病或寄生虫病 结核、伤寒、亚急性细菌性心内膜炎、急性传染病的恢复期、疟疾、黑热病。

（2）血液病 单核细胞白血病、粒细胞缺乏症恢复期。

三、红细胞计数

（一）简述

红细胞是血液中数量最多的有形成分，其作为呼吸载体，能在携带和释放氧气至全身各个组织同时，运输二氧化碳，协同调节维持酸碱平衡和免疫黏附作用。红细胞的正常参考范围如下：成人男性（4.0～5.5）$\times 10^{12}$/L；成人女性（3.5～5.0）$\times 10^{12}$/L。

（二）临床意义

1. 导致红细胞增多的常见原因

（1）相对性增多 见于连续性呕吐、反复腹泻、排尿过多、休克、多汗、大面积烧伤，由于大量失水，血浆量减少，血液浓缩，使血液中的各种成分浓度相应增多，仅为一种暂时的现象。

（2）绝对性增多 见于：① 生理性增多，如机体缺氧和高原生活、新生儿、剧烈运动或体力劳动、骨髓释放红细胞速度加快等；② 病理代偿性和继发性增多，常继发于慢性肺心病、肺气肿、高山病和肿瘤（肾癌、肾上腺肿瘤）患者；③ 真性红细胞增多，为原因不明的慢性骨髓功能亢进，红细胞计数可达（7.0～12.0）$\times 10^{12}$/L。

2. 导致红细胞减少的常见原因

（1）造血物质缺乏 由营养不良或吸收不良而引起，如慢性胃肠道疾病、酗酒、偏食等，引起铁、叶酸、维生素等造血物质不足，或蛋白质、铜、维生素C不足均可致贫血。

（2）骨髓造血功能低下 原发性或由药物、放射线等多种理化因素所致的再生障性贫血。白血病、癌症骨转移等，可抑制正常造血功能。

（3）红细胞破坏或丢失过多　如先天失血或后天获得性溶血性贫血、急慢性失血性贫血、出血等。

（4）继发性贫血　如各种炎症、结缔组织病、内分泌病等。

四、血红蛋白

（一）简述

血红蛋白常被称为"血色素"，是组成红细胞的主要成分，承担着机体向器官组织运输氧气和运出二氧化碳的功能。其增减的临床意义基本上与红细胞增减的意义相同，但血红蛋白功能更好地反映贫血的程度。如缺铁性贫血时，血红蛋白量减少程度较之红细胞减少程度明显。巨幼红细胞贫血时，则红细胞计数减少程度较之血红蛋白量减少明显。血红蛋白正常值是：成年男性 120~160g/L，成年女性 110~150g/L。

（二）临床意义

测定血红蛋白量减少是诊断贫血的重要指标，但不能确定贫血的类型，需结合其他检测指标综合分析。

1. 导致血红蛋白增多的常见原因

（1）疾病　慢性肺源性心脏病、紫绀型先天性心脏病、真性红细胞增多症、高原病和大细胞高色素性贫血等。

（2）创伤　大量失水、严重烧伤等。

2. 导致血红蛋白减少的常见原因

（1）出血　血红蛋白量减少的程度与红细胞相同，见于大出血、再生障碍性贫血、类风湿关节炎及急、慢性肾炎所致的出血等。

（2）其他疾病　血红蛋白量减少的程度比红细胞严重，见于缺铁性贫血，是由慢性反复出血所引起，如胃溃疡病、胃肠肿瘤、妇女月经过多、痔出血等；红细胞减少的程度比血红蛋白严重，见于大细胞高色素性贫血，如缺乏维生素 B_{12}、叶酸的营养不良性贫血及慢性肝病所致的贫血等。

五、血小板计数

血小板计数（PLT）是指单位体积血液中所含的血小板数目。血小板由骨髓巨核细胞产生，每个巨核细胞可以产生 2000~3000 个血小板，生存期为 8~11 天，具有黏附、聚集、释放等多种功能。

（一）简述

血小板主要作用有：① 对毛细血管的营养和支持作用；② 通过黏附、聚集与释放反应，在伤口处形成白色血栓而止血；③ 产生多种血小板因子，参与血液凝固，形成血栓而进一步止血;④ 释放血小板收缩蛋白使纤维蛋白网发生退缩,促进血液凝固。血小板在一日内的不同时间可相差6%～10%。正常成年人血小板计数一般为$(100\sim300)\times10^9/L$。

(二)临床意义

1. 导致血小板减少的常见病理性原因

(1) 血小板生成减少　骨髓造血功能障碍、再生障碍性贫血、各种白血病、骨髓转移瘤、骨髓纤维化、多发性骨髓瘤、巨大血管瘤、系统性红斑狼疮、恶性贫血、巨幼红细胞贫血。

(2) 血小板破坏过多　特发性血小板减少性紫癜、肝硬化、脾功能亢进、体外循环等。

(3) 血小板分布异常　脾肿大、各种原因引起的血液稀释。

(4) 其他疾病　弥散性血管内出血、阵发性睡眠性血红蛋白尿症、某些感染(如伤寒、黑热病、麻疹、传染性单核细胞增多症、粟粒性结核和败血症)、出血性疾病(如血友病)、坏血病、梗阻性黄疸、过敏性紫癜等。

(5) 用药　药物中毒或过敏,如甲砜霉素有骨髓抑制作用,可引起血小板减少;抗血小板药噻氯匹定、阿司匹林也可引起血小板减少;应用某些抗肿瘤药、抗生素、细胞毒性药可引起血小板减少等。

2. 导致血小板增多的常见病理性原因

(1) 创伤　急性失血性贫血,脾摘除术后、骨折、出血后,可见一过性血小板增多。

(2) 其他　疾病见于原发性血小板增多症、慢性粒细胞白血病、真性红细胞增多症、多发性骨髓瘤、骨髓增生病、类白血病反应、霍奇金病、恶性肿瘤早期、溃疡性结肠炎等。

六、红细胞沉降率

(一)简述

红细胞沉降率(也称血沉)是指红细胞在一定的条件下、在单位时间内的沉降距离。红细胞的密度大于血浆密度,在地心引力的作用下产生自然向下的沉降力。一般说来,除一些生理性因素外,凡体内有感染或坏死组织的情况,血沉就可加快,提示有病变的存在。红细胞沉降率的正常值是,男性小于15mm/60min,女性小于120mm/60min。

(二)临床意义

(1) 导致红细胞病理性减慢的原因　主要见于红细胞数量明显增多及纤维蛋白原含量明显降低时,如相对性及真性红细胞增多症及弥散性血管内凝血(DIC)晚期等。

(2) 导致红细胞沉降率增快的原因　生理性增快见于女性月经期、妊娠3个月以上(至分娩后3周内)略增快;而病理性增快见于:

① 炎症　风湿病(变态反应性结缔组织炎症)、结核病、急性细菌性感染所致的炎

症等。

②组织损伤及坏死　较大的手术或创伤可致血沉加速，多于2～3周恢复正常；心肌梗死时于发病后1周可见血沉增快，并持续2～3周，而心绞痛时血沉多正常。

③恶性肿瘤　迅速增长的恶性肿瘤血沉增快，而良性肿瘤则血沉多正常。

④各种原因造成的高球蛋白血症　如多发性骨髓瘤、肝硬化、系统性红斑狼疮、慢性肾炎、巨球蛋白血症、亚急性细菌性心内膜炎、贫血、高胆固醇血症。

第二节　尿液检查

尿液是人体泌尿系统排除的代谢废物，正常人每日排出尿液1000～2000ml；儿童每小时3～4ml/kg，其中97%为水分。在3%的固体物质中，主要含有有机物（尿素、尿酸、肌酸等蛋白质代谢产物）和无机物（氯化钠、磷酸盐、硫酸盐、铝盐）等。

尿量的多少主要取决于肾小球滤过率和肾小管的重吸收，正常人的尿量变化幅度较大，可能与饮水量和排汗量有关。正常尿液常为黄色或淡黄色，清澈透明，新鲜尿液呈弱酸性。

尿液检查的目的包括四方面。①泌尿系统疾病的诊断：如泌尿系统感染、结石、结核、肿瘤、血管及淋巴管病变、肾移植等，由于上述疾病的病理产物可直接进入尿液，因此，可作为泌尿系统疾病诊治的首选。②血液及代谢系统疾病的诊断：血液及代谢系统疾病的异常，如糖尿病、胰腺炎、肝炎、溶血性疾病等，在尿液中的代谢物也有所改变。③职业病的诊断：急性汞、四氯化碳中毒，慢性铅、镉、铋、钨中毒，均可引起肾功能损害，尿液中出现异常改变。④药物安全性监测：某些具有肾毒性或治疗窗窄的药物，如庆大霉素、卡那霉素、多黏菌素B、磺胺药等，可引起肾功能损害，尿液检查可指导药品不良反应的防范和治疗。

一、尿液酸碱度（pH）

（一）生理意义及概述

人体代谢活动所产生的非挥发性酸，如硫酸、磷酸、盐酸及少量丙酮酸、乳酸、枸橼酸和酮体等，主要以钠盐形式由肾小管排出；而碳酸氢盐则重吸收。肾小管分泌氢离子与肾小球滤过的钠离子交换，因此，肾小球滤过率及肾血流量可影响尿液酸碱度。尿液酸碱度成人正常参考范围：晨尿$pH \approx 6.5$，随机尿$pH 4.5 \sim 8.0$。

（二）临床意义

尿液酸碱度反映了肾脏维持血浆和细胞外液正常氢离子浓度的能力。

1. 导致尿液pH值增高的原因

（1）用药　应用碱性药物，如碳酸氢钠、乳酸钠、氨丁三醇等，使尿液pH值增高。

（2）疾病　代谢性或呼吸性碱中毒、感染性膀胱炎、长期呕吐、草酸盐和磷酸盐结石症、肾小管性酸中毒等。

2. 导致尿液 pH 值降低的原因

（1）疾病　代谢性或呼吸性酸中毒、糖尿病酮症酸中毒、痛风、尿酸盐和胱氨酸结石、尿路结核、肾炎、失钾性的代谢性碱中毒、严重腹泻及饥饿状态。

（2）用药　应用酸性药物，如维生素 C、氯化铵等，使尿液 pH 值降低。

二、尿比重（SG）

（一）生理意义及概述

尿比重是指在 4℃时尿液与同体积纯水的重量之比。尿比重数值的大小取决于尿液中溶解物质（尿素、氯化钠）的浓度，其中尿素主要反映食物中的蛋白质的含量，氯化钠反映盐的含量。尿比重成人正常参考范围晨尿为 > 1.020，随机尿为 1.015~1.025。

（二）临床意义

（1）导致尿比重增高的原因多见于急性肾小球肾炎、心力衰竭、糖尿病、蛋白尿、高热、休克、腹水、周围循环衰竭、泌尿系统梗阻、妊娠中毒症或脱水等。

（2）导致尿比重降低的原因多见于慢性肾炎、慢性肾功能不全、慢性肾盂肾炎、肾小球损害性疾病、急性肾衰多尿期、尿毒症多尿期、结缔组织病、尿崩症、蛋白质营养不良、恶性高血压、低钙血症、肾性或原发性、先天性或获得性肾小管功能异常等。

三、尿蛋白（PRO）

（一）生理意义及概述

尿蛋白即指尿中蛋白质，是尿液检查的核心项目之一。正常人 24 小时尿液中的尿蛋白含量极微，用一般定性方法常检测不出。但当人体肾脏的肾小球通透性功能亢进（肾炎），或血浆中低分子蛋白质过多，蛋白质进入尿液中，超过肾小管的重吸收能力，便会出现蛋白尿。此外，当近曲小管上皮细胞受损，重吸收能力降低或丧失，也会产生蛋白尿。成人正常参考范围，定性试验为阴性，定量试验为 0~80mg/24h 尿。

（二）临床意义

1. 生理性蛋白尿

指在剧烈运动、发热、低温刺激、精神紧张，或妊娠期妇女也会暂时有轻微蛋白尿。当诱因解除后消失。

2. 药物肾毒性蛋白尿

应用氨基糖苷类抗生素（庆大霉素）、多肽类抗生素（多黏菌素）、抗肿瘤药（甲氨蝶呤）、抗真菌药（灰黄霉素）、抗精神病药（氯丙嗪）等。

3. 肾小球性蛋白尿

见于急性和慢性肾小球肾炎、肾盂肾炎、肾病综合征、肾肿瘤、糖尿病肾小球硬化症、狼疮性肾炎、过敏性紫癜性肾炎、肾动脉硬化、肾静脉血栓形成、心功能不全等。尿蛋白通常＜3g/24h 尿，但也可达到＜20g/24h 尿（肾病综合征）。

4. 肾小管性蛋白尿

通常以低分子量蛋白质为主（β-微球蛋白），常见于活动性肾盂肾炎、间质性肾炎、肾小管性酸中毒、肾小管重金属（汞、铅、铜）损伤。

5. 混合性蛋白尿（肾小球、肾小管同时受损）

见于慢性肾炎、慢性肾盂肾炎、肾病综合征、糖尿病肾病、狼疮性肾炎等。

6. 溢出性蛋白尿（肾脏正常，而血液中有多量异常蛋白质）

见于多发性骨髓瘤、原发性巨球蛋白血症、骨骼肌严重损伤及大面积心肌梗死时的肌红蛋白尿。

其他如泌尿道感染（膀胱炎、尿道炎）所出现的蛋白尿为假性蛋白尿。

四、尿沉渣白细胞（LEU）

（一）生理意义及概述

正常成人的尿液中可有少数白细胞，超过一定数量时则为异常。

（二）临床意义

白细胞尿中多为炎症感染时出现的中性粒细胞，已发生退行性改变，又称为脓细胞，见于泌尿系统感染、慢性肾盂肾炎、膀胱炎、前列腺炎等。女性白带混入尿液时，也可发现较多的白细胞。

五、尿沉渣管型

（一）生理意义及概述

尿沉渣管型是尿液中的蛋白在肾小管内聚集而成，尿液中出现管型是肾实质性病变的证据。常见的管型种类包括有透明管型、细胞管型（白细胞、红细胞、上皮细胞）、颗粒管型、蜡样管型、脂肪管型和细菌管型。

（二）临床意义

（1）肾病综合征　常见有脂肪管型，容易见细、粗颗粒管型，也可见有透明管型。

（2）急性肾盂肾炎　少见有白细胞管型，偶见有颗粒管型。

（3）慢性肾盂肾炎　可见较多白细胞管型、粗颗粒管型。

（4）急性肾小球肾炎　可见较多透明管型及颗粒管型，还可见红细胞管型。

（5）慢性肾小球肾炎　可见较多细、粗颗粒管型，也可见透明管型，偶见脂肪管型、蜡样管型和宽大管型。

此外，尿沉渣管型异常尚可见于应用多黏菌素、磺胺嘧啶、顺铂等药物所致。

六、尿沉渣结晶

（一）生理意义及概述

尿沉渣中的无机沉渣物主要为结晶体，是食物和盐类代谢的结果。正常人尿沉渣中的磷酸盐、尿酸盐、草酸盐最为常见，一般临床意义不大。而有些结晶，具有重要的临床意义。

（二）临床意义

（1）磷酸盐结晶　常见于 pH 碱性的感染尿液。

（2）大量的尿酸和尿酸盐结晶　提示核蛋白更新增加，特别是在白血病和淋巴瘤的化疗期间，如发现有 X 线可透性结石并伴血清尿酸水平增高，则为有力证据。

（3）尿酸盐结晶　常见于痛风。

（4）大量的草酸盐结晶　提示严重的慢性肾病，或乙二醇、甲氧氟烷中毒。草酸盐尿增加，提示有小肠疾病及小肠切除后食物中草酸盐吸收增加。

（5）胱氨酸结晶　可见于胱氨酸尿的患者，某些遗传病、肝豆状核变性可伴随有胱氨酸结石。

（6）酪氨酸和亮氨酸结晶　常见于有严重肝病患者的尿液中。

（7）胆红素结晶　见于黄疸、急性肝萎缩、肝癌、肝硬化、磷中毒等患者的尿液中；脂肪醇结晶见于膀胱尿滞留、下肢麻痹、慢性膀胱炎、前列腺增生、慢性肾盂肾炎患者的尿液中。

（8）药物性结晶　服用磺胺药、氨苄西林、巯嘌呤、扑痫酮等药物，可出现结晶尿。

第三节　粪便检查

人每日有 500~1000ml 食糜残渣进入结肠，水分和电解质大部分在结肠上半段吸收。其中所含水分占 3/4，剩余的 1/4 为固体成分。

一、粪外观

（一）生理意义及概述

正常成人的粪便为黄褐色，均为柱状软便。粪便的颜色主要受粪胆素影响，当摄入混合性食物时，则呈黄褐色；婴儿的粪便为黄色，主要缘于婴儿的胆色素代谢功能尚未完善。粪便有臭味，有少量黏液但肉眼不可见。主要影响粪便色泽的因素有：

1. 药物

口服活性炭、铋制剂、铁制剂者粪便可呈无光泽的灰黑色；服用大黄、番泻叶等中药者大便呈黄色；服用保泰松、羟基保泰松可使大便变红或黑色；服用水杨酸钠可使大便成为红至黑色；服用利福平可使大便变成橘红至红色；服用华法林、双香豆素、双香豆素乙酯、醋硝香豆素（新抗凝）可使大便变红等。

2. 食物

肉食者粪便呈黑褐色，绿叶菜食者粪便为暗绿色，食用巧克力、咖啡者粪便呈酱色，食用西红柿、西瓜者粪便为红色，食用黑芝麻者粪便为无光泽的黑色。

（二）临床意义

（1）稀糊状或水样粪便　常由肠蠕动亢进、水分吸收不充分所致，见于各种肠道感染性或非感染性腹泻，或急性胃肠炎；若出现大量的黄绿色稀便并含有膜状物则应考虑假膜性小肠结肠炎；大量稀水便也可见于获得性免疫缺陷病（艾滋病）患者的肠道孢子虫感染。

（2）米泔水样便　由肠道受刺激，大量分泌水分所致，常见于霍乱、副霍乱等。

（3）黏液便　由肠道受刺激分泌黏液过多所致，见于小肠炎症（黏液混于粪便中）、大肠炎症（黏液附着于粪便表面）等。

（4）冻状便　主要见于过敏性肠炎、慢性菌痢等。

（5）脓血便　为下段肠道疾病的表现，主要见于细菌性痢疾、溃疡性结肠炎、直肠式结肠癌、阿米巴痢疾（以血为主，呈暗红果酱色）等。

（6）乳凝便　为脂肪或酪蛋白消化不良的表现，常见于儿童消化不良等。

（7）鲜血便　主要见于痔、肛裂、息肉等下消化道出血等。

（8）柏油便　粪便黑色有光泽，为上消化道出血（大于50ml）后，红细胞被胃肠液消化所致，如粪便隐血强阳性，可确定为上消化道出血。

（9）白陶土便　因胆汁减少或缺乏，使粪胆素减少或缺乏所致，常见于梗阻性黄疸等。

（10）细条便　为直肠狭窄的表现，主要见于直肠癌等。

二、粪隐血

（一）生理意义及概述

一般情况下，粪便中无可见红细胞，结果通常为阴性。

（二）临床意义

在病理情况下，粪隐血可见于：

（1）消化道溃疡　胃、十二指肠溃疡者的隐血阳性率可达55%~77%，可呈间歇性阳性，虽出血量大但非持续性。

（2）消化道肿瘤　胃癌、结肠癌者的隐血阳性率可达87%~95%，出血量小但呈持续性。

(3) 其他疾病　肠结核、克罗恩病、溃疡性结肠炎；全身性疾病如紫癜、急性白血病、伤寒、回归热、钩虫病；对老年人则有助于早期发现消化道恶性肿瘤等。

三、粪便细胞显微镜检查

（一）生理意义及概述

粪便的显微镜检查主要对有形细胞、原虫、真菌、寄生虫卵进行观察，以便了解整个消化道及器官的功能或病理状态。

（二）临床意义

（1）真菌　大量成长期应用广谱抗生素，可引起菌群失调，真菌的二重感染，如白色念珠菌等。

（2）红细胞　见于痢疾、溃疡性结肠炎、结肠癌等。细菌性痢疾常有红细胞散在，形态较完整；阿米巴痢疾时红细胞则成堆且被破坏。

（3）上皮细胞　为肠壁炎症的特征，如结肠炎、假膜性小肠结肠炎。

（4）白细胞增多　见于肠道炎症（常伴有脓细胞）、细菌性痢疾（以中性粒细胞增多为主）。溃疡性结肠炎、阿米巴痢疾、出血性肠炎和肠道反应性疾病。还可伴有嗜酸性细胞和浆细胞增多。

（5）吞噬细胞增多　主要见于急性肠炎和痢疾（可与脓细胞同时出现）。在急性出血性肠炎，有时可见多核巨细胞。

第四节　肾功能检查

肾脏的功能主要有：分泌和排泄尿液、废物、毒物和药物；调节和维持体液容量和成分（水分和渗透压、电解质、酸碱）；维持机体内环境（血压、内分泌）的平衡。因此，变态反应、感染、肾血管病变、代谢异常、先天性疾患、全身循环和代谢性疾病、药物和毒素对肾脏的损害，均可影响肾脏功能，主要表现在肾功能检查指标的异常，在临床诊断和治疗上具有重要的意义。

一、血清尿素氮（BUN）

（一）生理意义及概述

尿素是人体蛋白质的代谢产物，氨在肝脏尿素循环中也合成尿素。血清尿素氮主要是经肾小球滤过而随尿液排出体外，比例约占90%以上。当肾实质受损害时，肾小球滤过率降低，致使血液中血清尿素氮浓度增加，因此通过测定尿素氮，可了解肾小球的滤过功能。

（二）临床意义

1.BUN 增高的意义

（1）肾脏疾病　慢性肾炎、严重的肾盂肾炎等。肾功能轻度受损时，尿素氮检测值可无变化。当此值高于正常时，说明有效肾单位的 60%～70% 已受损害。因此，尿素氮测定虽不能作为肾病早期肾功能的测定指标，但对肾功能衰竭，尤其是尿毒症的诊断却有特殊的价值。

（2）泌尿系统疾病　泌尿道结石、肿瘤、尿路结石、前列腺增生、其他前列腺疾病使尿路梗阻等引起尿量显著减少或尿闭时，也可造成血清尿素氮检测值增高（肾后性氮质血症）。

（3）其他　脱水，高蛋白饮食，蛋白质分解代谢增高，水肿，腹水，血循环衰竭，急性肝萎缩，中毒性肝炎，胆道手术后，妊娠后期妇女，磷、砷等化学中毒等。

2.BUN 降低

在急性萎缩性、中毒性肝炎、类脂质肾病中可见降低。

二、血肌酐（Cr）

（一）生理意义及概述

血肌酐的浓度取决于人体产生和摄入与肾脏的排泄能力。在外源性肌酐摄入量稳定，体内肌酐生成量恒定的情况下，其浓度取决于肾小球滤过功能。因此，血肌酐浓度可在一定程度上准确反映肾小球滤过功能的损害程度。

人体肾功能正常时，肌酐排出率恒定，当肾实质受到损害时，肾小球的滤过率就会降低。当滤过率降低到一定程度后，血肌酐浓度就会急剧上升。

（二）临床意义

血肌酐增高的意义：血肌酐检测值增高主要见于急性或慢性肾小球肾炎等肾脏疾病。当上述疾病造成肾小球滤过功能减退时，由于肾的储备力和代偿力还很强，所以，在早期或轻度损害时，血中肌酐浓度可以表现为正常，仅有当肾小球滤过功能下降到正常人的 30%～50% 时，血中肌酐数值才明显上升。在正常肾血流条件下，血肌酐升高至 176～355μmol/L 时，提示有中度至严重肾损害。血肌酐和尿素氮同时测定更有意义，如两者同时增高，表示肾功能已受到严重的损害。

第五节　血脂检查

一、血清总胆固醇（TC）

（一）简述

人体内含胆固醇约 140g，其中 25% 分布于脑和神经组织中，胆固醇主要在体内合成，人每日合成的速度为1~2g。此外，尚有由食物中吸收的胆固醇，吸收率达食物总胆固醇的1/3。肝脏是合成、储藏和供给胆固醇的主要器官。此外，胆固醇的水平易受饮食、年龄、性别等多种因素的影响。

（二）临床意义

1. 血清总胆固醇增高

（1）动脉粥样硬化　粥样硬化斑块、动脉硬化、冠状动脉粥样硬化性心脏病及高脂血症等。

（2）其他疾病　肾病综合征、慢性肾炎肾病期、类脂性肾病、糖尿病、甲状腺功能减退、胆道梗阻、饮酒过量、急性失血及家族性高胆固醇血症。糖尿病特别是并发糖尿病昏迷时，几乎都有总胆固醇升高。胆总管阻塞时，总胆固醇增高且伴有黄疸，但胆固醇酯与总胆固醇的比值仍正常。

（3）用药　服用避孕药、甲状腺激素、甾体激素、抗精神病药（如氯氮平）可影响胆固醇水平。

2. 血清总胆固醇降低

常见于甲状腺功能亢进、严重肝功能衰竭、急性重型肝炎、肝硬化等。感染和营养不良、再生障碍性贫血、溶血性贫血、缺铁性贫血等，不但血清总胆固醇降低，胆固醇酯与总胆固醇的比值也降低。

血清中总胆固醇的浓度可以作为脂类代谢的指标，但脂类代谢又常与糖类及激素等其他物质的代谢密切相关，所以，其他物质代谢异常时也可以影响血清总胆固醇的浓度。

二、三酰甘油（TG）

（一）简述

三酰甘油（甘油三酯）是人体储存能量的形式，主要在肝脏合成。三酰甘油大约占总脂的25%，为乳糜微粒和极低密度脂蛋白的主要成分，并直接参与胆固醇和胆固醇酯的合成。在正常情况下，人的三酰甘油水平保持在正常值范围内，伴随年龄的增长而逐渐增高。

（二）临床意义

1. 三酰甘油增高

（1）动脉硬化及高脂血症　动脉粥样硬化、原发性高脂血症、家族性高甘油三酯血症等。

（2）其他疾病　胰腺炎、肝胆疾病（脂肪肝、肝脏胆汁淤积）、梗阻性黄疸、肥胖、糖尿病、糖原累积症、严重贫血、肾病综合征、甲状腺功能减退、皮质醇增多症等。

（3）生理性　长期饥饿或食用高脂肪食品等也可造成三酰甘油升高；大量饮酒可使三酰甘油假性升高。

（4）用药　应用雌激素、甲状腺激素、避孕药。

2. 三酰甘油减少

甲状腺功能减退、肾上腺皮质功能减退、肝功能严重障碍等。

三、低密度脂蛋白胆固醇（LDL-C）

（一）简述

低密度脂蛋白胆固醇，是在血浆中由极低密度脂蛋白胆固醇转变而来。其合成部位主要在血管内，降解部位在肝脏。LDL-C 是空腹血浆中的主要脂蛋白，占血浆脂蛋白的 2/3，是运输胆固醇到肝外组织的主要运载工具。LDL-C 的含量与心血管疾病的发病率以及病变程度相关，被认为是动脉粥样硬化的主要致病因子。

（二）临床意义

1. 低密度脂蛋白胆固醇增多

主要是胆固醇增高，可伴有 TG 增高，临床表现为 Ⅱa 型或 Ⅱb 型高脂蛋白血症，常见于饮食中含有胆固醇和饱和脂肪酸、低甲状腺素血症、肾病综合征、慢性肾功能衰竭、肝脏疾病、糖尿病、神经性厌食、妊娠等。

2. 低密度脂蛋白胆固醇减少

见于营养不良、慢性贫血、肠吸收不良、骨髓瘤、严重肝脏疾病、高甲状腺素血症、急性心肌梗死等，临床常与其他血清总胆固醇、三酰甘油、高密度脂蛋白胆固醇等脂蛋白参数综合分析。

四、高密度脂蛋白胆固醇（HDL-C）

（一）简述

高密度脂蛋白胆固醇主要在肝脏合成，是一种抗动脉粥样硬化的脂蛋白，可将胆固醇从肝外组织转运到肝脏进行代谢，由胆汁排出体外。其在限制动脉壁胆固醇的积存速度和促进胆固醇的清除上起着一定的积极作用，HDL-C 水平与动脉硬化和冠心病的发生及发展呈负相关。

（二）临床意义

高密度脂蛋白胆固醇降低常见于：

（1）动脉硬化及高脂血症　脑血管病、冠心病、高脂蛋白血症Ⅰ型和Ⅴ型。

（2）其他疾病　重症肝硬化、重症肝炎、糖尿病、肾病综合征、慢性肾功能不全、创伤、心肌梗死、甲状腺功能异常、尿毒症。

（3）生理性　吸烟、肥胖、严重营养不良、静脉内高营养治疗及应激反应后。

HDL-C 增高一般无临床意义，常与遗传有关。

第六节　肝功能检查

肝脏是人体内最大的实质性腺体，参与维持和调节人体内环境的稳定、水电解质平衡和血容量的稳定。其次，肝脏还有生物转化和解毒功能，所有进入人体的药物或毒物等，都会在肝脏发生氧化、还原、水解、结合等化学反应，不同程度地被代谢，最后以原型药或代谢物的形式排出体外。

由于肝细胞不断地从血液中吸取原料，难以避免遭受有毒物质或病毒、毒素和寄生虫的感染或损害，轻者丧失一定的功能，重者造成肝细胞坏死，最后发展为肝硬化、肝癌及功能衰竭，甚至发生肝昏迷。肝功能检查指标在临床上具有十分重要的意义。

一、血清丙氨酸转氨酶（ALT）

（一）简述

丙氨酸转氨酶（ALT）是一组催化氨基酸与 α- 酮酸之间氨基转移反应的酶类，旧称谷丙转氨酶（GPT），主要存在于肝、肾、心肌、骨骼肌、胰腺、脾、肺、红细胞等组织细胞中，同时也存在于正常体液如血浆、胆汁、脑脊液、唾液中。当富含 ALT 的组织细胞受损时，ALT 从细胞释放增加，进入血液后导致 ALT 活力上升，其增高的程度与肝细胞被破坏的程度呈正比。

（二）临床意义

ALT 的测定可反映肝细胞损伤程度。ALT 升高常见于以下疾病。

1. 肝胆疾病

传染性肝炎、中毒性肝炎、肝癌、肝硬化活动期、肝脓疡、脂肪肝、梗阻性黄疸、胆汁淤积或瘀滞、胆管炎、胆囊炎。其中慢性肝炎、脂肪肝、肝硬化、肝癌者轻度上升或正常。

2. 其他疾病

急性心肌梗死、心肌炎、心力衰竭时的肝脏瘀血、骨骼肌病、传染性单核细胞增多症、胰腺炎、外伤、严重烧伤、休克等。

3. 用药与接触化学品

服用有肝毒性的药物如氯丙嗪、异烟肼、奎宁、水杨酸、氨苄西林、四氯化碳、乙醇、汞、铅、有机磷等，可使 ALT 活力上升。其他药物如下。① 抗生素：利福平、林可霉素、克林霉素、羧苄西林、苯唑西林、氯唑西林、多黏菌素、头孢呋辛、头孢美唑、头孢曲松、头孢哌酮、头孢他啶、拉氧头孢、头孢地嗪、伊米配能-西司他丁钠等均偶可引起血清 AST 或 ALT 升高；红霉素类的酯化物可致肝毒性，其中依托红霉素对肝脏的损害比红霉素大，主要表现为天冬氨酸转氨酶（AST）或 ALT 升高。② 抗真菌药：氟康唑、伊曲康唑等可致血清 AST 一过性升高。灰黄霉素大剂量时有肝毒性，可见 AST 或 ALT 升高，个别人出现胆汁淤积性黄疸。酮康唑偶可发生肝毒性，表现为乏力、黄疸、深色尿、粪色白、疲乏，AST、ALT 一过性升高，另有引起急性肝萎缩而致死的报道。③ 抗病毒药：阿昔洛韦、泛昔洛韦可致 ALT 及 AST 升高。④ 调血脂药：应用他汀类血脂调节药连续 1 年以上者，有 2%~5% 会见到无症状的肝脏 AST 及 ALT 异常。

二、血清天冬氨酸转氨酶（AST）

（一）简述

天冬氨酸转氨酶（AST）同样是体内最重要的氨基转移酶之一，催化 L-天门冬酸与 α-酮戊二酸间氨基转移反应，旧称谷草转氨酶（GOT）。AST 同样主要存在于心肌、肝、肾、骨骼肌、胰腺、脾、肺、红细胞等组织细胞中；同时也存在于正常人血浆、胆汁、脑脊液及唾液中。当富含 AST 的组织细胞受损时，细胞通透性增加，AST 从细胞释放增加，进入血液后导致 AST 活力上升。

（二）临床意义

AST 的测定可反映肝细胞损伤程度。AST 升高常见于以下疾病。

1. 心肌梗死

心梗时 AST 活力最高，在发病后 6~8 小时 AST 开始上升，18~24 小时后达高峰。但心绞痛时，AST 正常。

2. 肝脏疾病

传染性肝炎、中毒性肝炎、肝癌、肝硬化活动期、肝脓疡、脂肪肝、梗阻性黄疸、肝内胆汁淤积或瘀滞、胆管炎、胆囊炎等。在急性或轻型肝炎时，血清 AST 升高，但升高幅度不如 ALT，AST/ALT 比值 < 1，而在急性病程中该比值明显升高。在慢性肝炎尤其是肝硬化时，AST 上升的幅度高于 ALT，故 AST/ALT 比值测定有助于肝病的鉴别诊断。

3. 其他疾病

进行性肌营养不良症、皮肌炎、肺栓塞、肾炎、胸膜炎、急性胰腺炎、肌肉挫伤、坏疽、溶血性疾病。

4. 用药

与 ALT 类同。

三、血清 γ- 谷氨酰转移酶（γ-GT）

（一）简述

血清 γ- 谷氨酰转移酶（γ-GT）是将肽或其他化合物的 γ- 谷氨酰基转移至某些 γ- 谷氨酰受体上的酶。γ-GT 主要存在于血清及除肌肉外的所有组织中，如在肾、胰、肝、大肠、心肌组织中，其中以肾脏最高。

（二）临床意义

1. 肝胆疾病

肝内或肝后胆管梗阻者血清 γ-GT 上升最高，可达正常水平的 5～30 倍，γ-GT 对梗阻性化脓性胆管炎、胆囊炎的敏感性高于碱性磷酸酶，原发性或继发性肝炎患者的 γ-GT 水平也高，且较其他肝脏酶类上升显著；传染性肝炎、脂肪肝、药物中毒者的 γ-GT 中度升高，一般为正常参考值的 2～5 倍；酒精性肝硬化、大多数嗜酒者 γ-GT 值可升高。慢性肝炎、肝硬化 γ-GT 持续升高，提示病情不稳定或有恶化趋势；而逐渐下降，则提示肝内病变向非活动区域移行。原发性肝癌、壶腹癌时，血清 γ-GT 活性显著升高，特别在诊断恶性肿瘤者有无肝转移和肝癌术后有无复发时，阳性率可达 90%。

2. 胰腺疾病

急、慢性胰腺炎，胰腺肿瘤者可达参考上限的 5～15 倍。囊纤维化（胰纤维性囊肿瘤）伴有肝并发症时 γ-GT 值可升高。

3. 其他疾病

心肌梗死、前列腺肿瘤。

4. 用药

抗癫痫药苯妥英钠、苯巴比妥或乙醇常致 γ-GT 升高。

四、血清碱性磷酸酶（ALP）

（一）简述

碱性磷酸酶为一组单酯酶，广泛存在于人体组织和体液中，其中以骨、肝、乳腺、小肠、肾脏的浓度较高。碱性磷酸酶可催化磷酸酯的水解反应，并有转移磷酸基的作用。当上述器官病变时，此酶的活性增强。

（二）临床意义

1. 肝胆疾病

梗阻性黄疸、胆道梗阻、结石、胰头癌、急性或慢性黄疸型肝炎、肝癌、肝外胆管阻塞。

2. 骨骼疾病

骨损伤、骨疾病、变形性骨炎（Paget 病），使成骨细胞内有高度的 ALP 释放入血，如纤维骨炎、骨折恢复期、佝偻病、骨软化症、成骨不全等，因 ALP 生成亢进，故血清 ALP 或活性升高。

3. 用药

羟甲戊二酰辅酶 A 还原酶抑制剂（他汀类血脂调节药）的不良反应，可导致 ALP 升高。

五、血清总蛋白、白蛋白和球蛋白

（一）简述

血清总蛋白、γ- 球蛋白、β- 球蛋白均由肝脏细胞合成，总蛋白为白蛋白和球蛋白之和。血浆蛋白具有维持正常的血浆胶体渗透压、机体免疫、凝血和抗凝血及营养等生理功能。当肝脏受损时，血浆蛋白减少，在炎症性肝细胞破坏或抗原性改变时，可刺激免疫系统致使 γ- 球蛋白比例增高，此刻总蛋白量变化不大，但白蛋白和球蛋白比值（A/G）会变小，甚至发生倒置。为了反映肝脏功能的实际情况，在做血清总蛋白测定的同时，尚需要测定 A/G 比值。

（二）临床意义

1. 血清总蛋白

（1）血清总蛋白增高

① 各种原因脱水所致的血液浓缩，如呕吐、腹泻、休克、高热、肾上腺皮质功能减退等。

② 血清蛋白合成增加，如多发性骨髓瘤、巨球蛋白血症等。

（2）血清总蛋白降低

① 各种原因引起的血清蛋白质丢失和摄入不足、营养不良、消化吸收不良。

② 血清水分增加：可导致总蛋白浓度相对减少，如水钠潴留或静脉应用过多的低渗溶液。

③ 其他疾病：患有多种慢性消耗性疾病，如结核、肿瘤、急性大出血、严重烧伤、甲亢、慢性肾脏病变、肾病综合征、胸腹腔积液、肝功能障碍、蛋白质合成障碍等。

血清总蛋白的参数常与白蛋白、球蛋白及血清蛋白电泳等指标综合分析。

2. 白蛋白

白蛋白在肝脏合成，属于非急性时相反应蛋白，在维持血浆胶体渗透压、体内运输、营养方面均起着非常重要的作用。白蛋白浓度降低见于：

（1）营养不良　摄入不足、消化吸收不良。

（2）消耗增加　多种慢性消耗疾病如结核、恶性肿瘤、甲亢；或蛋白质丢失过多，如急性大出血、严重烧伤、慢性肾脏病变。

（3）合成障碍　主要是肝功能障碍，若持续低于30g/L，则提示有慢性肝炎或肝硬化。

此外，白蛋白浓度增高则见于严重失水而致的血浆浓缩。

3. 球蛋白

球蛋白是多种蛋白质的混合物，增高主要以 γ- 球蛋白增高为主，可见于：

① 炎症或慢性感染性疾病　如结核、疟疾、黑热病、麻风病、血吸虫病、肝炎、亚急性心内膜炎等。

② 自身免疫性疾病　风湿热、红斑狼疮、类风湿关节炎、肝硬化。

③ 某些恶性肿瘤　骨髓瘤和淋巴瘤、原发性巨球蛋白血症。

血清球蛋白浓度降低主要是合成减少，可见于：

① 生理性减少（出生后至 3 岁）。

② 免疫功能抑制：如应用肾上腺皮质激素和免疫抑制剂。

③ 低 γ- 球蛋白血症。

4. A/G 比值

A/G 比值减少：

（1）A/G 比值减少小于 1，提示有慢性肝炎、肝硬化、肝实质性损害、肾病综合征等。

（2）急性肝炎早期，白蛋白数量可不变或稍低，γ- 球蛋白量轻度增多，所以血清总蛋白量可以不变。此时白蛋白量仍高于球蛋白，因此 A/G 比值仍可正常。

A/G 比值的动态变化，有助于观察病情的发展与预后，如病情恶化时，白蛋白逐渐减少，A/G 比值下降；A/G 比值持续倒置，提示预防后较差。

肝硬化和慢性肝炎时，血清白蛋白量减少，总蛋白量则视球蛋白量的改变而异。若球蛋白量正常，则总蛋白量减少，A/G 比值正常或减少；若球蛋白量增多，则总蛋白量可正常或增加，A/G 比值减少或低于 1。

第七节　乙型肝炎血清免疫学检查

一、乙型肝炎病毒表面抗原（HBsAg）

（一）简述

乙型肝炎病毒表面抗原俗称"澳抗"，为乙型肝炎病毒（HBV）表面的一种精蛋白，是乙型肝炎病毒感染早期（1~2 个月）血清里出现的一种特异性血清标记物，可维持数周至数年，甚至终生。HBsAg 可从多种乙型肝炎患者的体液和分泌物（血液、精液、乳汁、阴道分泌物）中测出。

（二）临床意义

（1）提示慢性或迁延性乙型肝炎活动期，与 HBsAg 感染有关的肝硬化或原发性肝癌。

（2）慢性 HBsAg 携带者，即肝功能已恢复正常而 HBsAg 尚未转阴。或 HBsAg 阳性持续 6 个月以上，而携带者既无乙肝症状也无 ALT 异常者。

二、乙型肝炎病毒表面抗体（抗-HBs，HBsAb）

（一）简述

乙型肝炎病毒表面抗体是人体针对乙型肝炎病毒表面抗原产生的中和抗体，为一种保护性抗体，表明人体具有一定的免疫力。大多数 HBsAg 的消失和 HBsAb 的出现，意味着 HBV 感染的恢复期和人体产生了免疫力。

（二）临床意义

（1）乙型肝炎处于恢复期，或既往曾感染过 HBV，现已恢复，目前对 HBV 具有一定的免疫力。

（2）接种乙肝疫苗已产生效果。

三、乙型肝炎病毒 e 抗原（HBeAg）

（一）简述

乙型肝炎病毒 e 抗原是 HBV 复制的指标之一，其位于 HBV 病毒颗粒的核心部分。

（二）临床意义

（1）提示乙型肝炎患者的病情为活动性。在 HBV 感染的早期，表示血液中含有较多的病毒颗粒，提示肝细胞有进行性损害和血清具有高度传染性；若血清中 HBeAg 持续阳性，则提示乙型肝炎转为慢性，表明患者预后不良。

（2）乙型肝炎加重之前，HBeAg 即有升高，有助于预测肝炎病情。

（3）HBsAg 和 HBeAg 均为阳性的妊娠期妇女，可将乙型肝炎病毒传播给新生儿，其感染的阳性率为 70%~90%。

四、乙型肝炎病毒 e 抗体（抗-HBe，HBeAb）

（一）简述

乙型肝炎病毒 e 抗体是乙型肝炎病毒表面抗原（HBsAg）的对应抗体，但非中和抗体，即不能抑制 HBV 的增殖，其出现于 HBsAg 转阴之后，证明人体对 HBsAg 有一定的免疫清除率。

（二）临床意义

（1）多见于 HBeAg 转阴的患者，即 HBV 部分被清除或抑制，病毒复制减少，传染性降低。

（2）部分慢性乙型肝炎、肝硬化、肝癌患者可检出抗-HBe。

（3）在 HBeAg 和抗-HBs 阴性时，如能检出抗-HBe 和乙型肝炎病毒核心抗体（抗-HBc），也能确诊为乙型肝炎近期感染。

五、乙型肝炎病毒核心抗体（抗-HBc，HBcAb）

（一）简述

乙型肝炎病毒核心抗体是乙型肝炎病毒核心抗原（HBcAg）的对应抗体，也非中和抗体。虽不能抑制 HBV 的增殖，但却是反映肝细胞受到 HBV 侵害后的一项指标，为急性感染早期标志性抗体，常紧随 HBsAg 和 HBeAg 之后出现于血清中，主要包括 IgM 和 IgG 两型，抗 HBc-IgM 对急性乙型肝炎的诊断、病情监测及预后的判断均有较大的价值，因此，常以抗 HBc-IgM 作为急性 HBV 感染的指标。

（二）临床意义

（1）抗-HBc-IgM 阳性是诊断急性乙型肝炎和判断病毒复制活跃的指标，提示患者血液有较强的传染性，比 HBeAg 敏感得多。抗-HBc-IgM 阳性，还可见于慢性活动性乙型肝炎患者。

（2）抗-HBc-IgG 阳性，高滴度表示正在感染 HBV，低滴度则表示既往感染过 HBV，具有流行病学意义。

如在乙型肝炎患者血液检查中测出乙型肝炎病毒表面抗原、乙型肝炎病毒 e 抗原、核心抗体同为阳性，在临床上称为"大三阳"；在其血液中检测出乙型肝炎病毒表面抗原、乙型肝炎病毒 e 抗体、核心抗体同为阳性，在临床上称为"小三阳"。

过去认为，大三阳患者的 HBV 在人体内复制活跃，带有传染性，如同时 AST 及 ALT 高，应注意尽快隔离，为最具有传染性的一类肝炎；小三阳患者的 HBV 在人体内复制减少，传染性减小，如肝功能正常，又无症状，称为乙型肝炎病毒无症状携带者，传染性小，不需要隔离。

现代 HBV-DNA 检测技术的应用发现，患者体内乙肝病毒的复制情况与血清免疫学的"大、小三阳"无对等的相关性。因此，血中 HBV-DNA 水平才是判断患者 HBV 在体内复制情况，以及是否具有传染性的直接指标。

（于志瀛、王焱）

第四章 常见疾病的合理用药指导及药学咨询服务

第一节 常见疾病病名和常用药患英语会话

一、常见疾病双语病名

感冒 cold
肺炎 pneumonia
肝炎 hepatitis
膀胱炎 cystitis
急性胃炎 acute gastritis
胃炎 gastritis
气管炎 trachitis
支气管炎 bronchitis
阑尾炎 appendicitis
胃肠炎 gastroenteritis
乳腺炎 mastitis
肿瘤 tumor
癌症 cancer
流感 influenza

白内障 cataract
脑卒中 stroke
冠心病 coronary heart disease
糖尿病 diabetes
肺癌 lung cancer
肝癌 liver cancer
肺结核 pulmonary tuberculosis
肝硬化 hepatocirrhosis
慢性病 chronic disease
肺气肿 emphysema
胃癌 cancer of stomach
胃病 stomach trouble
心脏病 heart disease
高血压 hypertension

二、常用药患英语会话

Patient 患者

I am thirsty (constipated).
我渴（便秘）了。

I cough a lot.

我咳嗽得厉害。

I don't sleep well at night.

我晚上睡不好。

The wound is hurting.

我的伤口痛。

Pharmacist 药师

I'll go and get you some cough mixture（a sleeping pill，a laxative，a tranquilizer，a pain-killer）.

我去给您拿点咳嗽药（安眠药，泻药，镇静剂，止痛药）来。

Patient 患者

I only feel mild pain.I don't think a pain-killer is necessary.

The pain is very severe.I can't stand it.Please give me a pain-killer at once.

我只感到轻微的疼痛，我想用不着吃止痛片。

痛得很厉害。我简直受不了，请立即给我止痛片吧。

Pharmacist 药师

Take one tablet of this pain-killer if you feel pain，but not more than once every four hours.

假如您觉着痛就吃一片止痛片，但每次必须间隔四小时。

Patient 患者

How do I take these medicines?

我怎样服这些药呢？

Pharmacist 药师

One tablet at a time，three times a day.

每天三次，一次一片。

Two tablets at a time，four times a day.

每天四次，一次两片。

Two tablets at night.

晚上服两片。

One line（half line）at a time，three times a day.Shake it well before taking it.

每天三次，每次一（半）格。服前先摇匀。

Please put it under your tongue and don't swallow it.

把药放在舌头底下，不要往下咽。

This pill is to be sucked.

请含服。

Please dissolve the pill in water before taking it.
服用前请将药丸溶在水中。

One teaspoon at a time，three times a day.
每天三次，每次一茶匙。

Patient 患者

How do I use this suppository?
我怎样用这栓剂？

Pharmacist 药师

Insert one dose into your anus（vagina）every night.
每晚塞一个在肛门（阴道）内。

Patient 患者

Is this for internal use too?
这也是内服药吗？

Pharmacist 药师

This is for gargling only.
这是含漱剂。

This will loosen your stools. Please squeeze it into your anus every night.
这是通大便的。请每晚将它塞进你的肛门里。

This is a special adhesive for easing the pain. Apply it to the painful area and change it every two days.
这是专为止痛用的药膏。贴在痛处，两天换一次。

Apply some of the ointment, to the affected area and rub it into the skin.
涂一些这种药膏在皮肤上，并按揉吸收。

Paint this lotion to the itching area with this small brush（cotton swab）.
用小刷子（棉签）把乳剂涂在瘙痒处。

Please dissolve the tablet（powder）in hot water. Soak your hand（foot）in it for twenty minutes twice a day.
请将这药片（药粉）溶化在热水里。将您的手（脚）泡在里面，每日两次，每次20分钟。

Patient 患者

How do I use these eye-drops and ointment?
我怎样使用这些眼药水和眼药膏呢？

Pharmacist 药师

Put the eye-drops into your right eye one to two drops each time，4-6 times a day. Squeeze a bit of the ointment in your eyelid every night.

将这种眼药水滴入右眼,每天四至六次,每次一两滴,每晚在眼睑里挤一点眼药膏。

Patient 患者

How do I use the nose drops?
我如何使用滴鼻剂?

Pharmacist 药师

Tilt your head back as far as possible and then put them in.
尽量把头向后仰,然后将药滴进去。

Patient 患者

How do I use the ear drops?
我如何使用滴耳剂呢?

Pharmacist 药师

Tilt your head to one side,put one to two drops in your ear.Press the earscreen for a few seconds.
将头歪向一侧,在耳朵里滴一两滴药水,再把耳屏按下几秒钟。

Patient 患者

How do I take (boil) the herb medicine?
我怎样服用(熬)中药呢?

Pharmacist 药师

Put the herbs into a pot.Add about 300ml cold water to the pot.Simmer it gently for 20 minutes.Drain the solution.The amount left will be 40 to 50 ml,this is the first dose.Don't throw the dregs away.Follow the same precedure in the evening.That is the second dose.Take the first dose in the morning and the second in the evening.

把草药放进锅内,加入300ml冷水,用慢(文)火煎20分钟。将药水滗出,40〜50ml。这是头煎。不要将药渣扔掉。仍照原法下午再煎一次,这是二煎。头煎早晨服,二煎晚上服。

We can make medicine for you for six days.Take one bottle every day,half a bottle in the morning and half a bottle in the afternoon.Keep the bottle in the refrigerator or in a cool place. But don't take cold liquid medicine.

我们可以给您煎出六天的药。每天服一瓶,上午半瓶,下午半瓶。瓶子要放在冰箱里或是放在凉爽的地方。但不要服用冷的药液。

Patient 患者

Must I boil it before taking it?
每次服用之前要将它煮开吗?

Pharmacist 药师

No.Put it in a glass and warm the glass in a bowl of hot water.

不必。可以将药盛在玻璃杯里,将它放在一碗热水中加温。

Patient 患者

How do I take these big pills?

这些大药丸怎么服呢?

Pharmacist 药师

Break it into small pieces, chew it and swallow it with water, or soak it in water and melt it before drinking.Remove the wax before taking it.

把它掰成小块,嚼后用水咽下,或者把它泡在水里化开再喝。服前把蜡皮去掉。

(于志瀛、孔俏玲)

第二节 感冒与流感的用药指导

[理论回顾]

一、疾病简介

感冒和流感在一年四季均可发病,尤以冬、春季较为多见。儿童、老年人、营养不良、体质虚弱者、妊娠期妇女、疲劳和生活规律紊乱者均为易感人群。

(一)分类

根据病原体、传播和症状的不同分为普通感冒和流行性感冒。

1. 普通感冒(简称感冒)

普通感冒是最常见的急性上呼吸道感染性疾病。感冒大部分由病毒引起,鼻病毒是最常见的病原体,其他病毒包括流感病毒、呼吸道合胞病毒等。危险因素包括季节变化、人群拥挤的环境、久坐的生活方式、年龄、吸烟、营养不良、应激状态、过度疲劳、失眠、免疫力低下等。普通感冒的传播途径有两种:① 直接传播传染;② 由感冒者的呼吸道分泌物(鼻黏液、打喷嚏或咳嗽产生的气溶胶)传染。如感冒者以其鼻黏液传播病毒,污染手或室内物品,再由此到达易感者之手,进而接种于鼻黏膜。

2. 流行性感冒(简称流感)

流行性感冒是由流感病毒引起的一种急性呼吸道传染病,在世界范围内暴发和流行。流感起病急,虽然大多为自限性,但部分因出现肺炎等并发症可发展至重症流感,少数重症病例病情进展快,可因急性呼吸窘迫综合征和多器官衰竭而死亡。

流感病毒属于正黏病毒科,为 RNA 病毒。根据病毒核蛋白和基质蛋白,分甲、乙、丙、丁四型，并有多种亚型。流感病毒主要通过飞沫传播，传染性强，传播迅速，极易造成大流行，往往在短时间内使很多人患病。流感潜伏期为数小时至 4 天，并发症比较多（如肺炎、心肌炎、心肌梗死、哮喘、中耳炎），老年人和体弱者易并发肺炎。

（二）临床表现

1. 普通感冒

普通感冒发病较急，早期症状主要以鼻部卡他症状为主，后期会出现全身症状。严重时可继发细菌感染，但普通感冒不会造成大流行，并少见并发症。

本病表现多样，可有不同类型。一般不发热，少数可以出现 37.2～37.3℃ 低热，全身症状为倦怠、肌肉酸痛、头痛、头晕等；鼻腔局部症状为流涕、鼻塞、喷嚏，咽部可有轻中度充血，咽干、咽痛、声音嘶哑、咳嗽或有少量薄痰。血常规检测白细胞计数仍正常或偏低。当并发细菌感染时，则白细胞计数增多。典型症状持续 3 天左右，一般 7 天内痊愈。婴幼儿可突然出现高热、咳嗽、不想进食，可伴有呕吐、腹泻、烦躁，甚至惊厥。体检可见咽部充血、扁桃体肿大等。老年人和婴幼儿常可并发中耳炎、支气管炎、肺炎等。

2. 流感

流感的发病急骤，局部较轻，全身症状表现较重。其分型如下。① 单纯型：全身酸痛、周身不适、食欲不振、乏力、高热、头痛、畏寒等；上呼吸道症状可能有流涕、鼻塞、喷嚏、咽痛、干咳、胸背后痛和声音嘶哑等，典型病程约 1 周。② 肺炎型：在流行期间多见于小儿及老年体弱者，临床可见持续高热、呼吸困难、咳嗽、发绀及咯血等。肺部可听到湿啰音。X 线片显示两肺可有散在絮状影。③ 胃肠型：除全身症状外，尚有恶心、呕吐、腹痛、腹泻等胃肠道症状，典型病程 2～4 天，可迅速康复。④ 神经型：高热不退、头痛、谵妄以致昏迷。儿童可见抽搐及脑膜刺激症状。

（三）西医治疗

1. 治疗原则

发病后应注意休息，多饮水，病毒感染者常以对症、中药及抗病毒药物治疗，如出现细菌感染以抗菌药物治疗为主。

2. 对症治疗

（1）降温及镇静　高热可给予物理降温，如头部冷敷、35% 乙醇擦浴或温水擦浴，或口服布洛芬每次 5～10mg/kg，或口服对乙酰氨基酚每次 10～15mg/kg。高热烦躁者给退热剂的同时应给予苯巴比妥以防止惊厥的发生。

（2）卡他症状（喷嚏、流泪、流涕、咽痛、声音嘶哑）　可选服含有盐酸伪麻黄碱或氯苯那敏的制剂，如美扑伪麻、酚麻美敏胶囊、双扑伪麻、美息伪麻、伪麻美沙芬等制剂。

（3）咳嗽　可选用含有右美沙芬的制剂，如酚麻美敏、美酚伪麻、双酚伪麻、美息伪麻、伪麻美沙芬等制剂。

（4）鼻塞　可在进食前或睡前应用萘甲唑啉滴鼻剂、羟甲唑啉滴鼻剂、赛洛唑啉滴鼻剂滴鼻。用药前应先清除鼻腔分泌物，每次每侧鼻孔滴入 1～2 滴，可减轻鼻黏膜充血肿胀，使呼吸道通畅，便于呼吸或婴幼儿吮乳。

3. 抗病毒药物

（1）对无合并症的流感病毒 A 型感染早期，金刚烷胺和金刚乙胺可抑制亚洲 A 型流感病毒活性，抑制病毒核酸脱壳，影响细胞和溶酶体膜，干扰病毒的早期复制，使病毒增殖受到抑制。对无合并症的流感病毒 A 感染早期，成人一次 100mg，一日 2 次，连续 3～5 天；儿童一日 3mg/kg 或 5mg/kg，分 2 次服用。

（2）病毒神经氨酸酶抑制剂是一类全新作用机制的抗流感药。可选用扎那米韦吸入给药，一次 10mg，一日 2 次，或口服奥司他韦（达菲），一次 75mg，一日 2 次，连续 5 天，但神经氨酸酶抑制剂宜及早用药，在流感症状初始 48 小时内使用较为有效。

4. 抗感冒复方制剂

抗感冒复方制剂品种虽多，但从所含主要成分来看，常用的药物主要为抗过敏药、减轻鼻黏膜充血水肿药、解热镇痛药三大类。抗过敏药常选氯苯那敏（扑尔敏）或第二代抗过敏药物如氯雷他定等。减轻鼻黏膜充血的药常选伪麻黄碱。用这两种类型的药主要为减缓感冒的卡他症状。伪麻黄碱可减轻鼻塞、流涕而没有刺激心脏引起心悸和收缩外周血管引起血压升高的不良反应，扑尔敏与伪麻黄碱对减轻卡他症状有协同作用。解热镇痛药常选用对乙酰氨基酚、布洛芬。由于感冒的主要症状之一是头痛、发热，选用这类药以对症治疗。复方感冒药的成分中还有镇咳药和抗病毒药。镇咳药常选用中枢性镇咳药右美沙芬，它有较好的镇咳作用。抗病毒药多数处方选用金刚烷胺，它对亚洲 A 型流感病毒有一定作用，但因病毒变异，其疗效不肯定，同时金刚烷胺还有一定的副作用，所以一般情况不用。

（四）中医药治疗

1. 中医概述

中医认为，感触时行疫毒，病情在一定时期、一定区域内广泛流行，证候多相类似者，称作时行感冒，相当于西医上的流行性感冒。普通感冒中医称"伤风"，即是感触风邪或时行疫毒，邪犯卫表，引起肺卫功能失调，出现鼻塞、流涕、喷嚏、头痛、恶寒、发热、全身不适等主要临床表现的一种外感病。治疗原则因感冒的病位在肺系卫表，可因势利导，使病邪从表面解，故解表达邪是治疗感冒的总原则。

2. 辨证选择中成药

（1）风寒感冒

① 证候　恶寒重，发热轻，无汗，头痛，肢节酸痛，鼻塞声重，流清涕，喷嚏，咽痒，咳嗽，舌苔薄白，脉浮紧。

② 治法　辛温解表，宣肺散寒。

③ 常见中成药

感冒清热颗粒（胶囊、口服液）

【主要成分】荆芥穗、防风、薄荷、柴胡、紫苏叶、葛根、桔梗、苦杏仁、白芷、苦地丁、芦根。

【功用】疏风散寒，清热解表。用于风寒感冒，头痛发热，恶寒身痛，鼻流清涕，咳嗽咽干。

【用法用量】颗粒剂：开水冲服。一次1袋，一日2次。胶囊：口服。一次3粒，一日2次。口服液：口服。一次10ml，一日2次。

荆防颗粒（合剂）

【主要成分】荆芥、防风、羌活、独活、柴胡、前胡、川芎、枳壳、茯苓、桔梗、甘草。

【功用】发汗解表，散风祛湿。用于感冒风寒，头痛身痛，恶寒无汗，鼻塞流涕，身重乏力，咳嗽。

【用法用量】颗粒剂：开水冲服。一次15g，一日3次。合剂：口服。一次10～20ml，一日3次。用时摇匀。

桂枝合剂

【主要成分】桂枝、白芍、生姜、甘草、大枣。

【功用】解肌发表，调和营卫。用于外感风邪，头痛发热，鼻塞干呕，汗出恶风。

【用法用量】口服，一次10～15ml。一日3次。

④ 辨证选药　风寒感冒可选正柴胡饮颗粒、荆防颗粒（合剂）、感冒清热颗粒（胶囊、口服液）、桂枝合剂等中成药。此类成药多由荆芥、防风、柴胡、陈皮、桔梗、生姜等药物组成，可发挥良好的发汗解表、散风祛寒、宣肺止咳作用。恶寒无汗优选荆防颗粒，恶寒有汗选桂枝合剂，寒热往来兼干咳无痰选感冒清热颗粒。

（2）风热感冒

① 证候　发热重，恶风，有汗或少汗，头痛，鼻塞，流浊涕，喷嚏，咳嗽，痰稠色白或黄，咽红肿痛，口干渴，舌红苔黄，脉浮数。

② 治法　辛凉解表，疏风清热。

③ 常见中成药

银翘解毒片

【主要成分】薄荷脑、淡豆豉、淡竹叶、甘草、金银花、荆芥穗、桔梗、连翘、牛蒡子、对乙酰氨基酚。

【功用】清热散风，解表退热。用于流行性感冒，发冷发热，四肢酸痛，头痛咳嗽，咽喉肿痛。

【用法用量】口服，一次3～5片，一日2次，儿童酌减。

双黄连口服液（片、颗粒、胶囊）

【主要成分】金银花、黄芩、连翘。

【功用】疏风解表，清热解毒。用于外感风热所致的感冒，症见发热、咳嗽、咽痛。

【用法用量】口服液：口服。一次20ml，一日3次；小儿酌减或遵医嘱。片剂：口服。一次4片，一日3次；小儿酌减或遵医嘱。颗粒剂：口服或开水冲服。一日3次。6个月以下，一次2～3g；6个月至1岁，一次3～4g；1～3岁，一次4～5g，3岁以上儿童酌量或遵医嘱。无蔗糖颗粒服用量减半。胶囊：口服。一次4粒，一日3次。

连花清瘟颗粒

【主要成分】连翘、金银花、炙麻黄、苦杏仁、石膏、板蓝根、绵马贯众、鱼腥草、广藿香、大黄、红景天、薄荷脑、甘草。

【功用】清瘟解毒，宣肺泄热。用于治疗流行性感冒或热毒犯肺，症见发热或高热恶寒，肌肉酸痛，鼻塞流涕，咳嗽，头痛，咽干咽痛，舌偏红，苔黄或黄腻。

【用法用量】口服。一次6g，一日3次。

④ 辨证选药　风热感冒还可选用维C银翘片、桑菊饮、蒲地蓝消炎口服液、清开灵胶囊（软胶囊、颗粒）等。此类中成药的组方常以金银花、连翘、柴胡、荆芥、薄荷、淡豆豉等疏风解表，竹叶、芦根清热生津，黄芩、栀子、牛蒡子、板蓝根、桔梗等解毒利咽，合理配伍可起到良好的辛凉解表、疏风散热、清热解毒作用。汗出不利选银翘解毒片，热毒炽盛伴高热选双黄连或清开灵，热毒伴随咳嗽咽痛可选连花清瘟颗粒。

（3）暑湿感冒

① 证候　外感兼挟暑湿袭表，多见于夏季，头晕重涨或头胀如裹，鼻塞流涕，恶寒发热，无汗或汗出热不解，胸闷泛恶，纳呆，或有呕吐，泄泻，舌苔黄腻，脉数。

② 治法　芳香化湿，解表清暑。

③ 常见中成药

藿香正气水（口服液）

【主要成分】苍术、陈皮、厚朴（姜炙）、白芷、茯苓、大腹皮、生半夏、甘草浸膏、广藿香油、紫苏叶油。

【功用】解表化湿，理气和中。用于外感风寒、内伤湿滞或夏伤暑湿所致的感冒，症见头痛昏重，胸膈烦闷，脘腹胀痛，呕吐泄泻，及胃肠型感冒见上述证候者。

【用法用量】口服。一次5～10ml，一日2次，用时摇匀。

四正丸

【主要成分】广藿香、香薷、紫苏叶、白芷、檀香、木瓜、法半夏、厚朴（姜炙）、大腹皮、陈皮、白术（麸炒）、桔梗、茯苓、槟榔、枳壳（麸炒）、山楂（炒）、六神曲（麸炒）、麦芽（炒）、白扁豆（去皮）、甘草。

【功用】祛暑解表，化湿止泻。用于内伤湿滞，外感风寒，头晕身重，恶寒发热，恶心呕吐，饮食无味，腹胀泄泻。

【用法用量】姜汤或温开水送服。一次2丸，一日2次。

保济丸（口服液）

【主要成分】钩藤、菊花、蒺藜、厚朴、木香、苍术、天花粉、广藿香、葛根、化橘红、白芷、薏苡仁、稻芽、薄荷、茯苓、神曲。

【功用】解表，祛湿，和中。用于暑湿感冒，症见发热头痛，腹痛腹泻，恶心呕吐，肠胃不适，亦可用于晕车晕船。

【用法用量】丸剂：口服。一次1.85～3.7g，一日3次。口服液：口服。一次10～20ml，一日3次；儿童用量酌减，或遵医嘱。

④ 辨证选药　暑湿感冒还可选用暑湿感冒颗粒。此类中成药常选用藿香、佩兰、香薷等解表祛暑、芳香化湿，紫苏、白芷外散风寒，苍术、茯苓、厚朴、陈皮、大腹皮、甘草等燥湿健脾、和中止泻，从而达到祛暑解表、化湿和中的作用。

（4）气虚感冒

① 证候　缠绵不愈，反复感冒，恶寒较重，发热无汗，神疲倦怠，咳嗽无力，苔淡白。

② 治法　益气解表。

③ 常见中成药

参苏丸（胶囊）

【主要成分】紫苏叶、葛根、前胡、半夏（制）、桔梗、陈皮、枳壳、党参、茯苓、木香、甘草。

【功用】益气解表，理气化痰。可用于素体气虚、外感风寒、痰湿内停证。症见恶寒发热，头痛鼻塞，咳嗽痰多，胸脘满闷，乏力气短，苔白，脉弱。

【用法用量】丸剂：口服。一次6～9g，一日2～3次。胶囊：口服。一次4粒，一日2次。

玉屏风颗粒（口服液、胶囊）

【主要成分】黄芪、白术（炒）、防风。

【功用】益气，固表，止汗。用于表虚不固，自汗恶风，面色㿠白，或体虚易感风邪者。

【用法用量】颗粒剂：开水冲服。一次1袋，一日3次。口服液：口服。一次10ml，一日3次。胶囊：口服。一次2粒，一日3次。

体虚感冒合剂

【主要成分】黄芪、黄芩、金银花、白术、防风、板蓝根、玄参、麦冬、芦根、桔梗。

【功用】益气养阴，解表散邪。适用于体虚感冒，乏力，鼻塞流涕。

【用法用量】口服，一次10～20ml，一日3次。预防：一次10ml，一日2次。

④ 辨证选药　此证还可选用人参败毒散（胶囊）、梅苏颗粒等。此类药物常用党参、甘草、茯苓、黄芪、白术等以扶正祛邪；紫苏叶、葛根、前胡、防风等以疏风解表；半

夏、陈皮、枳壳、桔梗等以宣肺化痰止咳，从而达到益气解表、理气化痰的作用。咳嗽无力，绵绵不绝者优选参苏丸，或者联合使用参芪口服液；乏力、自汗者首选梅苏颗粒和玉屏风散。

二、模拟情景对话

药师：您好！请问我能帮助您什么？
顾客：我想买些感冒药。
药师：请问您有哪些不舒服的症状？
顾客：我有点鼻塞，这几天不停地打喷嚏。
药师：您这些症状持续了多长时间？
顾客：从前天开始。
药师：会不会流鼻涕？
顾客：会啊，总是会有水一样的鼻涕流出来。
药师：您有没有头痛，全身酸痛或肌肉酸痛的现象？
顾客：有点，还感觉头有点不适。
药师：有没有发热的现象？
顾客：没有。
药师：咽喉痛不痛？有没有口渴？
顾客：咽喉不痛，也不是特别口渴。
药师：有没有咳嗽？
顾客：有点。
药师：咳嗽时有没有咳痰现象？
顾客：有些，不是很多。
药师：痰呈什么颜色？稀的还是稠的？
顾客：白色，不稠。
药师：您这两天吃饭怎么样？有没有恶心、呕吐？
顾客：感冒了，肯定胃口不好哦。
药师：您在此之前有没有受过凉？
顾客：嗯，有过，就在前几天，由于回宿舍晚了，没了热水，洗了个冷水澡，第二天起来就这样了。
药师：除了有感冒症状外，您还有没有其他什么不舒服的？
顾客：没有。
药师：您自己服用过什么药吗？
顾客：用过维C银翘片，但是没一点用。
药师：哦，您有没有什么药物过敏？
顾客：没有。
药师：您没有其他疾病？如胃病？

顾客：也没有。

药师：从您的症状来看，您这是一个普通感冒，属于风寒型感冒，您服用的维C银翘片是治疗风热型感冒，所以服用这个药效果不好，请您到这边来（把购药者带到普通感冒相应的柜台前并介绍药物），我给您介绍几种治疗风寒感冒的中成药：您可以选用风寒感冒冲剂，其主要成分是麻黄、葛根、防风等，具有疏风散寒发汗作用，可治疗风寒感冒，缓解鼻塞、流涕、打喷嚏症状，温开水冲服，一次1袋，一日3次；您也可以服用荆防冲剂，这个药与风寒感冒冲剂治疗作用类似。您在服用这药之前仔细阅读说明书；此外，在服药期间，您需要多喝白开水，注意保暖。

顾客：我想买些西药来吃，西药治疗更快。

药师：西药，您可以选用复方药，我给您推荐新康泰克，它可减轻感冒引起的鼻塞、流涕、打喷嚏症状；口服，一日2次，早晚各一粒。

顾客：那其有没有什么不良反应？

药师：服用新康泰克的过程中，容易引起困倦、口干、胃肠不适、乏力、头晕、大便干燥等轻微的不良反应，所以每天的服药量不要超过2粒，服用的时间别超过3～7天。感冒症状消失之后就要停止用药。用药期间记得多喝水，如症状加重，请及时就医。

顾客：请问多少钱一盒？

药师：9元钱一盒。

顾客：除了这个药，还有没有其他的药？

药师：还有，像这种药扑尔敏伪麻片，可有效地缓解感冒和其他上呼吸道过敏引起的鼻腔（鼻窦）黏膜充血、分泌物增多、打喷嚏、流泪等症状。其不良反应就是会有不同程度的嗜睡和口干，偶见心悸，如出现这些不良反应则立即停药即可自行恢复。这个药也是口服，一日服3次，一次1片。

顾客：价格呢？

药师：这个价格稍贵点，10元一盒。

顾客：好吧，给我拿一盒新康泰克。

药师：好的，请到收银台付钱，如果用药过程中还有什么问题，请再来咨询，几天不见好转的话，请去医院就诊。祝您早日康复，请慢走。

三、疾病评估

患者，女，21岁，大学生，主诉鼻塞、打喷嚏，流稀鼻涕2天。患者因两天前晚上洗冷水澡，第二天出现鼻塞、打喷嚏，及轻微的咳嗽咳稀痰现象，无发热、周身疼痛等，故判断为普通型感冒初期，属中医的风寒型。

四、推荐及指导用药

（一）西药非处方药

1. 情景对话中，患者只属普通型感冒，用药简单，对话中使用到新康泰克、扑尔敏伪麻片这两种药，主要用于感冒初期呼吸道过敏症状（鼻塞、流涕），无解热和抗病毒作用，若出现高热或流感者不应选用。为了避免不同复方感冒药物的重叠给药，感冒的西药治疗，一般只选用一种复方制剂，多数不建议联合给药。

2. 如患者出现感冒发热，头痛，则用药如下。

（1）布洛芬　又称芬必得、易服芬、芬尼康、安瑞克等。可用于感冒引起的发热、疼痛等。口服，片剂，成人每次 0.2g，一日 1～3 次，24 小时内不超过 0.8g。缓释胶囊剂，每次 0.3g，一日 1～2 次。栓剂每粒为 50mg，发热时塞肛门内一粒。

（2）对乙酰氨基酚　又称扑热息痛、醋氨酚、必理通等，是多种抗感冒药物的组方成分，商品名称繁多。其解热作用与阿司匹林相似，但对胃肠道刺激性小。对阿司匹林过敏及对其副作用不能耐受者可应用本品。

（3）复方氨酚烷胺胶囊　又称快克，用于缓解感冒引起的发热、头痛、全身疼痛、鼻塞、咽痛、流涕、打喷嚏等。也可用于流行性感冒的预防与治疗。

（4）美息伪麻片　又称白加黑。本品由白片和黑片组成。日用片为浅色，含对乙酰氨基酚、盐酸伪麻黄碱、氢溴酸右美沙芬。夜用片为黑色。除上述成分外，增加了盐酸苯海拉明。

抗感冒复方制剂除上述外尚有多种，如酚咖片（加合百服宁），双分伪麻片/美扑伪麻片（百服宁日夜感冒片），酚麻美敏片剂及口服液，美扑伪麻片剂及口服液，氨酚伪麻那敏片剂、溶液及咀嚼片，氨酚伪麻片、胶囊及滴剂，双扑口服液，布洛伪麻片、胶囊及颗粒剂，复方锌布颗粒剂，美愈伪麻胶囊，氨咖愈敏溶液，复方对乙酰氨基酚片等。

3. 如患者出现感冒发热、鼻塞、流涕、咳嗽、咳痰者，则选药如下。

（1）复方美沙芬片　其含对乙酰氨基酚 0.5g、氢溴酸右美沙芬 15mg、盐酸苯丙醇胺 12.5mg、扑尔敏 2mg。

含有对乙酰氨基酚，通过对下丘脑体温调节中枢而产生解热作用；盐酸苯丙醇胺，有收缩血管作用，因而减轻鼻塞症状；扑尔敏是抗组胺药，能竞争性阻断组胺 H_1 受体的作用；氢溴酸右美沙芬具有止咳作用。用于感冒引起的发热、头痛、周身四肢酸痛、咳嗽、鼻塞、流鼻涕、流泪、打喷嚏等症状。口服。成人每 6 小时服用 1～2 片，24 小时内不超过 12 片；6～12 岁儿童，用成人剂量的一半，6 岁以下遵医嘱。主要不良反应为嗜睡、偶有胃部不适、腹泻、头晕、多汗，可自行恢复。对抗组胺药和对乙酰氨基酚过敏者禁用；服药期间可能引起头晕、嗜睡，故不宜驾车和操纵机器及高空作业；如发生过量服用，应迅速请医生诊治。

（2）复方氨酚葡锌片　又称康必得，可用于缓解由感冒引起的鼻塞、流涕、发热、咳嗽、多痰等症状。

4. 患者若出现流行性感冒发热、头痛、全身酸痛、咽喉痛等症状者，除了选用解热镇痛感冒药外，还需要使用抗病毒药，则选药如下。

（1）金刚烷胺和甲基金刚烷胺　只对甲型流感病毒有效。其机制是抑制病毒增殖，使患者排毒量减少，排毒期和病程缩短。早期用药疗效好。金刚烷胺口服，成人每次 0.1g，每日 2 次，1～9 岁小儿按体重，一次 1.5～3mg/kg，8 小时一次；或一次

2.2～4.4mg/kg，12小时一次，共服3～5日。有口干、头晕、嗜睡、失眠和共济失调等副作用。甲基金刚烷胺较金刚烷胺疗效高，半衰期长，副作用小。治疗量为0.1g，每日2次，口服。

（2）在流感症状初始48小时内选用流感病毒神经氨酸酶抑制药扎那米韦吸入给药一次10mg，一日2次，或口服奥司他韦（达菲），一次75mg，一日2次，连续5天，较为有效。

（二）非处方中成药

详见本章中医药治疗。

五、用药指导

（1）服用感冒药前，一定要先看说明书。
（2）感冒症状消失之后就要停止用药。
（3）用药期间多喝白开水，如症状加重，请及时就医。
（4）保证足够的睡眠。
（5）对于流感，室内用食醋熏蒸，每立方米空间用食醋10ml，加水2倍，加热熏两小时。到公共场合，尽量做到戴口罩。

[实践部分]

一、讨论题目

1. 普通感冒与流行性感冒在症状上有哪些主要区别？
2. 能不能同时使用几种感冒药？为什么？

二、处方分析

1. 小儿，男，三岁三个月，感冒，流鼻涕两天，在家自己服用感冒药仍不见好转，现又伴有剧烈咳嗽，来医院诊治，医生开出下列处方，请分析是否合理，为什么？

Rp：

氧氟沙星胶囊　　　0.1g×12

Sig.0.1g　bid.　po.

小儿速效感冒片　　2g×12

Sig.2g　tid.　温水冲服

小儿百部止咳糖浆　　100ml

Sig.10ml　tid.　po.

2. 处方分析

某感冒患者，医生开出如下处方，请分析并回答下列问题。

Rp:

白加黑片　　20 片
Sig. 依照说明书使用
抗病毒冲剂　　10 袋
Sig.1 袋　tid.　冲服
泰诺感冒片　　10 片
Sig.2 片　tid.　po.

问题：（1）上述处方是否合理？
（2）遇到此类情况，你应如何处理？
（3）上述处方中的药物用来治疗哪类患者？
（4）泰诺感冒片主要成分有哪些？其主要成分属于何类药物？
（5）说明白加黑中含哪些成分？
（6）白加黑片的白片与黑片成分有何不同？

3. 儿童感冒处方分析

见数字资源 4-2-1 儿童感冒处方分析。

4. 成人感冒处方分析

见数字资源 4-2-2 成人感冒处方分析。

数字资源 4-2-1
儿童感冒处方分析视频

数字资源 4-2-2
成人感冒处方分析视频

三、训练题目

请给以下病案推荐药物并设计模拟药店问病荐药的情景对话。

病案 1：患者，女，30，打字员，鼻塞伴流涕、喷嚏 2 天。患者 2 天前夜间着凉，次日晨起出现鼻塞，伴流涕，色清，无异味；打喷嚏时，流涕加重，无咳嗽、咳痰。2 天来未治疗，无好转，今来我店就诊。既往史、过敏史、个人史、家族史等无特殊。体温：36.9℃。脉搏：78 次 / 分。呼吸：20 次 / 分。血压：94/67mmHg。神志清醒，体型中等。肤色正常，表情倦怠。说话有鼻音，咽无红肿，心率 85 次 / 分，心律齐。肺部未闻及干湿啰音。余未见异常。

病案 2：患者，男，45 岁，司机，感冒发热伴全身酸痛 3 天，患者于 3 天前出现鼻塞、头痛、全身酸痛，服用维 C 银翘片无效，后出现发热、咽喉红肿、口渴、咳嗽无痰等现象，故来药店买药。患者既往有高血压病史，无药物过敏史。体温：39.8℃。脉搏：

85 次 / 分。呼吸：22 次 / 分。血压：130/98mmHg。神志清醒，体型中等。面色较红，声音嘶哑，咽部充血。心率 85 次 / 分，心律齐。肺部未闻及干湿啰音。余未见异常。

第三节　咽炎的用药指导

[理论回顾]

一、疾病简介

咽炎是指咽部黏膜、黏膜下组织的急性非特异性炎症，包括急性咽炎和慢性咽炎。

（一）分类

1. 急性咽炎

大部分急性咽炎由病毒感染所致，常见的有鼻病毒、冠状病毒、腺病毒、单纯疱疹病毒、副流感病毒、肠病毒、EB 病毒、巨细胞病毒、流感病毒。本病常与急性鼻炎同时发病，同属上呼吸道的急性感染。急性咽炎主要由病毒、细菌对咽部的直接感染或高温、粉尘、烟雾、刺激性气体等理化因素引起，病毒以疱疹病毒较多见，还有腺病毒、冠状病毒、合胞病毒等，致病细菌主要有非溶血性链球菌、肺炎双球菌、葡萄球菌、流行性感冒杆菌等。临床表现为：起病急，初起时咽部干燥，灼热；继而疼痛，吞咽唾液时咽痛往往比进食时更为明显；可伴发热，头痛，食欲不振和四肢酸痛；侵及喉部，可伴声嘶和咳嗽。口咽及鼻咽黏膜呈急性充血，腭弓、悬雍垂水肿，咽后壁淋巴滤泡和咽侧索也见红肿，或在淋巴滤泡中央出现黄白色点状渗出物；颌下淋巴结肿大并有压痛，重者可累及会厌、构会、厌襞，发生水肿。

2. 慢性咽炎

为咽部黏膜、黏膜下及淋巴组织的弥漫性炎症，在临床上是一种常见病、多发病，病程一般在 2 个月以上，以咽部不适、发干、异物感或轻度疼痛、干咳、恶心、咽部充血呈暗红色，咽后壁可见淋巴滤泡等为主要临床表现。慢性咽炎发病原因有很多种，主要是急性咽炎的反复作用，常发生在疲劳、受凉、气候突变，及吸入寒冷空气后发作；除此之外，还可能是由鼻腔、鼻窦及鼻咽部炎性分泌物刺激，以及扁桃体慢性炎症的蔓延；烟酒过度，粉尘、有害气体等的慢性刺激，以及喜欢吃刺激性食物等，也会导致慢性咽炎。慢性咽炎患者的症状多种多样，主要有咽干、咽部不适感、异物感、痒感、灼热感，还可有咽部微痛，急性发作期间咽痛可能较为剧烈。由于咽后壁常有较黏稠的分泌物刺激，部分患者出现晨起刺激性咳嗽，早上起床及刷牙时特别明显，伴恶心。

慢性咽炎形成后根据病理变化的不同又可以分三种类型。

（1）慢性单纯性咽炎　指咽黏膜层慢性充血，血管周围有血细胞、淋巴细胞、浆细胞浸润，黏膜下结缔组织及淋巴组织增生，黏液腺肥大，分泌增多。

（2）慢性肥厚性咽炎　慢性单纯性咽炎继续发展，黏膜充血、肥厚，黏膜下结缔组织及淋巴组织增生广泛，咽后壁淋巴组织呈颗粒状隆起，有时融合呈片，咽侧索淋巴组织增生，呈条索状隆起。

（3）干燥性及萎缩性咽炎　黏膜上皮变薄，上皮细胞退化变性，鼻咽部纤毛柱状细胞的纤毛消失，基底膜增厚，固有层纤维结缔组织增生，腺体退化，分泌减少，分泌物黏稠干燥，堆积成痂。

（二）西医治疗

1. 治疗原则

急性咽炎可按上呼吸道感染治疗，即以抗病毒、抗菌治疗为主。

慢性咽炎多数为非细菌感染所致，所以一般不需要使用抗生素，关键是消除病因、戒除不良嗜好、消除邻近病灶；同时配合消炎润喉等局部药物治疗。

2. 治疗

（1）急性咽炎的治疗主要包括一般疗法、局部治疗及抗感染治疗三种方法。

① 一般疗法　卧床休息、多喝水、吃稀软食物、禁烟酒、不吃辛辣和过于油腻食物，保持大便通畅等。上述方法对急性咽炎的早日痊愈十分重要。

② 局部治疗　含服溶菌酶片、度米芬含片、碘含片、六神丸等；用复方硼砂液、洗必泰漱口液、温淡盐水含漱；发病初期可用1%碘甘油或2%硝酸银液涂擦咽壁，以助炎症消退；雾化或熏气治疗吸入药气对局部炎症有效，治疗患者也感到舒适。

③ 抗感染治疗　病毒感染者可选用抗病毒药如吗啉胍、金刚烷胺、奥司他韦、扎那米韦、干扰素等；细菌感染者可口服或注射抗生素及磺胺类药物，中药对病毒和细菌感染均有较好疗效。

（2）慢性咽炎的治疗包括消除诱因、局部治疗和全身治疗。

① 消除诱因　a. 增强体质，防止呼吸道感染，尽量避免或减少不良因素刺激，如烟、酒、多灰尘的环境等。b. 积极治疗鼻部、口腔、咽部及消化道慢性疾病。c. 忌食葱、姜、辣椒等辛辣刺激食物，多饮水，保持大便通畅。

② 局部治疗　a. 慢性单纯性咽炎，可给予复方硼砂溶液、温生理盐水、呋喃西林溶液漱口；给予度米芬含片、薄荷片、碘含片、喉症丸等喉片含化；给予碘甘油、硫酸锌液等涂咽部。b. 慢性肥厚性咽炎，可给予复方硼砂溶液、温生理盐水漱口；给予度米芬含片、薄荷片、洗必泰、喉症丸等喉片含化。c. 萎缩性咽炎，可给予高锰酸钾溶液、温生理盐水漱口；给予薄荷石蜡油、己烯雌酚等药物涂布或喷雾；给予胎盘组织液局部注射或全身使用。

③ 全身治疗　a. 维生素类药物治疗，如维生素A、维生素C等药物。b. 中药治疗。

（三）中医药治疗

1. 急性咽炎

急性咽炎属中医"喉痹"的范畴。以咽部红肿疼痛、灼热、干燥、异物感、喜清嗓等证候为主要特征的咽喉部疾病。主要分型有风热证、风寒证、肺热证，治法以清热解毒、消肿利咽为主。可用下列非处方药。

（1）西瓜霜含片　清热解毒，消肿止痛。用于咽喉肿痛，口舌生疮，牙龈肿痛或出血，口疮；急、慢性咽喉炎，扁桃体炎，口腔炎，口腔溃疡见上述证候者。含服。一次2片，一日5次，5～7天为一个疗程。

（2）草珊瑚含片、健民咽喉片　利咽爽喉，适用于各型慢性咽炎。每次1～2片，不拘时含服。

（3）六神丸　清凉解毒，消炎止痛。用于咽喉肿痛。成人每次10粒，一日3次，温开水吞服。

（4）黄氏响声丸　疏风清热，化痰散结，利咽开音。用于声音嘶哑，咽喉肿痛，咽干灼热，咽中有痰，或寒热头痛，或便秘尿赤；急、慢性喉炎。炭衣丸：一次6丸，一日3次，饭后服用。

（5）穿心莲片　清热解毒，用于咽喉肿痛。口服。一次2～3片（小片），一日3～4次；或一次1～2片（大片），一日3次。

（6）金莲花冲剂　清热解毒，用于咽喉肿痛。开水冲服，一次1袋，一日2～3次，小儿酌减。

（7）清咽丸　清热利咽，生津止渴。用于肺胃热盛所致的咽喉肿痛、声音嘶哑、口舌干燥、咽下不利。口服或含化。小蜜丸一次6g，大蜜丸一次1丸，一日2～3次。

2. 慢性咽炎

中医称之为慢喉痹，慢喉痹是以咽干、微痛、反复发作为主要特征的咽喉病。因脏腑虚损，阴液耗伤，虚火上炎所致。属虚证，与肺、脾、肾关系密切。主要分型有肺阴虚证、肾阴虚证、血虚证、气虚证和阳虚证，治法以益气养阴清肺利咽为主。可用下列非处方中成药。

（1）肺阴虚证

① 证候　咽喉微痛、痒，咽燥，吞咽不顺，时有"吭""喀"等动作，咽部梗阻不利，黏膜暗红，咽后壁少量淋巴滤泡，咳嗽少痰，有时痰中带血。舌质红。

② 治法　养阴清肺利咽。

③ 常见中成药　西青果颗粒、清喉利咽颗粒、咽炎片、玄麦甘桔含片、金嗓清音丸、铁笛丸、百合固金丸、金嗓利咽丸。

西青果颗粒

【主要成分】西青果。

【功用】清热，利咽，生津。用于阴虚内热伤津所致咽干、咽痛、咽部充血；慢性咽炎，慢性扁桃体炎见上述证候者。

【用法用量】开水冲服，一次1袋，一日3次。

清喉利咽颗粒

【主要成分】黄芩、西青果、桔梗、竹茹、胖大海、橘红、枳壳、桑叶、醋香附、紫苏子、紫苏梗、沉香、薄荷脑。

【功用】清热利咽，宽胸润喉。用于急慢性咽炎、扁桃体炎、咽喉发干、声音嘶哑；常用有保护声带的作用。

【用法用量】开水冲服。一次1袋，一日2～3次。

(2) 肾阴虚证

① 证候　可见咽部黏膜干燥少津，咽微痛灼热，咽干而痒，咽黏膜暗红、肥厚，兼见盗汗、五心烦热，腰膝酸软。舌质红嫩。

② 治法　滋阴降火，清利咽喉。

③ 常见中成药　六味地黄丸。

(3) 阴血亏虚证

① 证候　咽干微痛，渴不欲饮，咽黏膜暗红，唇淡无华，头晕目眩，舌质淡。

② 治法　养血润燥，清利咽喉。

③ 常见中成药　四物颗粒。

(4) 气虚咽痛

① 证候　可见咽部黏膜淡红或微肿，喉底颗粒较多，可呈扁平或融合，咽干不适，干咳少痰，少气懒言，动则气喘，纳谷不香，舌质淡，舌体胖，苔薄白。

② 治法　益气健脾利咽。可选中成药：补中益气丸、健脾丸。

(5) 阳虚咽痛

① 证候　咽隐痛，声低，面色苍白，畏寒肢冷，小便清长，大便溏泄，舌苔白润。

② 治法　扶阳温肾，引火归原。

③ 常见中成药　肾气丸、附子理中丸、桂附地黄丸。

(6) 辨证选药　辨证口服药物以治本，配合局部用药以治标。

二、模拟情景对话

药师：您好！请问我能帮助您什么？

顾客：我想买点药。

药师：请问您哪里不舒服？

顾客：我咽部不舒服，有点痒。

药师：您这症状持续多久了？

顾客：有2天了。

药师：是怎样不舒服？您能具体描述一下吗？

顾客：咽喉部总感觉有个东西在那，像是痰，可是想咳又咳不出来，吞也吞不下去。

药师：哦，有没有口渴、咽干这样的症状？

顾客：有，咽喉有时刺痒，痒得难受就想咳。

药师：咽喉痛吗？

顾客：不痛，就是感觉痒得厉害。

药师：您最近是否有感冒、发热？

顾客：没有。

药师：您以前经常出现咽喉发干、疼痛的症状吗？

顾客：有，自从前年有一次急性扁桃体发炎后，到了冬天和春天时就容易出现咽痛。不过，这次咽喉不痛，但是感觉咽喉中有个什么东西，很不舒服，有时早晨起来刷牙时，很容易咳嗽，有时会有干呕。

药师：您是做什么工作的？

顾客：我是一名公司的副经理。

药师：您平时有什么嗜好？会不会喝酒？

顾客：喝酒是常有的，这些是必要的应酬。

药师：最近您应酬多吗？

顾客：呵呵，这几天应酬多，喝了比较多的酒。

药师：您除了喜欢喝酒，平时喜欢吃辛辣等刺激食物吗？

顾客：我是湖南人，哪有不吃辣的呢？

药师：您最近大小便正常吗？有便秘的症状吗？

顾客：正常吧，不过，我经常便秘。

药师：您这种情况像是慢性咽炎，如果您不介意，我能帮您检查一下咽喉部。

顾客：谢谢。（张开嘴，让店员检查咽部）

药师：您咽峡部有轻微发红，扁桃体不发红也不肿。

顾客：哦，像我这种情况用什么药好？

药师：除了咽喉部不舒服外，您还有没有其他不舒服呢？

顾客：好像没有。

药师：像您这种情况，应该是慢性咽炎。慢性咽炎的临床表现主要有咽干、咽部不适感、异物感、痒感、灼热感，部分患者出现晨起刺激性咳嗽，早上起床及刷牙时特别明显，伴恶心。您的症状与慢性咽炎的临床表现很相似。此外，喝酒和吃刺激性食物往往会诱发或加重慢性咽炎。对于慢性咽炎，如果您没有出现全身其他不舒服的症状，一般来说都是采用局部用药治疗。

顾客：哦，那我用什么药？

药师：您可以用中成药清咽丸，其主要成分为桔梗、寒水石、薄荷、诃子、甘草、乌梅、青黛、硼砂（煅）、冰片。为褐色大蜜丸。能清热利咽，用于慢性咽炎具有较好的疗效。服用方便，只需在口中含化，每次1丸，一日2～3次，而且价格也便宜，无明显不良反应。

顾客：多少钱？

药师：5元钱一瓶。

顾客：中成药起效时间慢，还有没有其他药？

药师：如果您不选用中成药的话，您可以选用西药，像度米芬（Domiphen Bromide）其具有广谱杀菌作用。可治疗慢性咽炎、扁桃体炎，每次口含1～2片，一日3～4次。服用这药的优点是起效快，疗效也很好，就是偶尔会出现变态反应，但一般来说主要是过敏体质者容易出现，您以前有没有什么药物过敏？

顾客：没有。这药价格多少？

药师：10元，您需要这药吗？我建议您最好用中成药，西药虽然起效快，但大部分是抗生素类药物，长期使用易出现耐受性。

顾客：哦，是吗，行吧，那就帮我拿盒清咽丸。

药师：好的，您在用药期间，注意禁烟酒，不要吃刺激性食物，不然，再好的药都只能暂时发挥作用；此外，平时也要注意休息，避免过度疲劳。

顾客：好的，谢谢！

药师：不客气，用药前仔细阅读说明书，用药期间，如用药时出现其他问题，请及时来咨询，或及时就医。最后请您到前台付款，祝您早日康复。

三、疾病评估

患者，男，35岁，公司副经理，咽喉异物感2天。患者2年前患急性扁桃体炎，治疗后，每到冬天或春天时易出现急性咽炎，反复发作，有时早上起床刷牙时会出现刺激性咳嗽，伴恶心。2天前，患者出现咽部不适感、异物感、痒感。故来药店买药。

四、推荐及指导用药

（一）西药非处方药

1. 度米芬

又名杜灭芬。本品为季铵盐类表面活性剂，具有广谱杀菌作用。用其口含片（每片0.5mg）治疗慢性咽炎、扁桃体炎，每次口含1~2片，一日3~4次。其他剂型有度米芬滴丸，每粒20mg，每次口含1粒，一日3~4次。

2. 地喹氯铵

商品名利林。本品为阳离子表面活性剂，能吸附于细菌细胞壁，改变其通透性，从而杀灭多种细菌及真菌，故可用于急、慢性咽炎，口含片剂，成人每次1片，每1~3小时1次。

3. 复方地喹氯铵片

商品名为多得益。本品为抗菌药，每片由地喹氯铵0.25mg、短杆菌素1mg组成，前者为阳离子表面活性剂，有广谱抗菌作用，后者为多肽类抗生素，抗菌谱也较广，二者配伍，扩大了抗菌谱，增强了抗菌作用，故可用于慢性咽炎。口含，片剂，每次1片，每2~3小时1次。

4. 西地碘含片

商品名称华素片。本品活性成分为分子碘，在唾液作用下迅速释放，直接卤化菌体蛋白质，杀灭各种微生物，用于慢性咽炎。口含，每次1.5mg，一日2~3次。

5. 氯已定（醋酸盐，枸橼酸盐或葡萄糖酸盐）

又名洗必泰，本品通过改变细胞浆膜通透性而起杀菌作用，为广谱杀菌剂。用其口含片、口胶剂及含漱剂可治疗慢性咽炎。每片口含片剂、口胶剂均含本品 5mg，每次 1 片，一日 3~4 次。含漱剂为 0.08% 溶液，每次少量以水稀释，含漱 30 秒钟，一日 2 次。

6. 溶菌酶

本品为一种黏多糖溶解酶，可使构成革兰氏阳性菌细胞壁的不稳定性多糖类物质断裂成可溶解的小分子而使细菌死亡，用于慢性咽炎。口含，片剂，每片 20mg，每次 1 片，一日 4~6 次。

（二）非处方中成药

详见本节中医药治疗。

五、用药指导

（1）在急性期应及时选用抗病毒、抗菌药物治疗，勿使急性咽喉炎转为慢性，在慢性期抗菌药物一般是不需要的。

（2）及时治疗鼻、口腔、下呼吸道疾病，包括病牙。

（3）勿饮烈性酒和吸烟，饮食时避免辛辣、酸等强刺激调味品。

（4）改善工作生活环境，结合设备的改造，减少粉尘、有害气体对身体的刺激。

（5）生活起居有常，劳逸结合，保持每天通便，清晨用淡盐水漱口或少量饮用淡盐水（高血压、肾病患者勿饮盐开水）。

（6）适当控制用声，用声不当、用声过度、长期持续演讲和演唱对咽喉炎治疗不利。

（7）含服西药非处方药时，应在口中慢慢溶化，切勿整片吞下，含化后暂勿饮水及进食。

[实践部分]

一、讨论题目

1. 急性咽炎与慢性咽炎有什么区别？
2. 在何种情况下治疗慢性咽炎可用抗生素治疗？

二、处方分析

患者，男性，38 岁。咽部干燥、疼痛 3 天，吞咽时加重。患者 3 天前因受凉出现上述症状，查体：T37.5℃，P83 次/分，R21 次/分，BP 128/78mmHg。咽喉部充血、肿胀，下颌淋巴结肿大并有压痛，无药物过敏史。请为患者做出初步诊断，并分析医生开具的下列处方是否合理，为什么？

（1）Rp:

　　罗红霉素片　　　0.15g×6

　　Sig. 0.15g　　bid.　　po.

穿心莲片　　24 片

Sig.2 片　　tid.　　po.

维生素 C 片　　0.1g×12

Sig.0.2g　　tid.　　po.

（2）Rp：

咽炎片　　0.25g×24

Sig.1.25g　　tid.　　po.

冬凌草片　　0.25g×24

Sig.0.5g　　tid.　　po.

西地碘含片　　1.5mg×15

Sig.1.5mg　　tid.　　含化

（1）上述处方适用于何种患者？

（2）处方是否合理？为什么？

（3）向患者说明各药用药目的。

三、练习

请根据以下病案设计模拟药店问病荐药的情景对话。

患者，男，24 岁，从事家居装饰工作，咽痛灼热 3 天。患者 3 天前无明显原因出现咽部干痒、灼热，渐有疼痛，吞咽时加重，唾液增多，咽侧索受累则有明显的耳痛。近而出现发热畏寒、头痛、食欲不振、四肢酸痛等症状。检查：体温 38℃。脉搏：85 次 / 分。呼吸：22 次 / 分。血压：130/98mmHg。神志清醒，体型中等。面色较红，声音嘶哑，咽部充血。心率 85 次 / 分，心律齐。肺部未闻及干湿啰音。余未见异常。

第四节　失眠的用药指导

[理论回顾]

一、疾病简介

失眠症是指尽管有合适的睡眠时间和睡眠环境，依然对睡眠时间和质量不满足，并影响日间社会功能的一种主观体验，是最常见的睡眠障碍性疾患。失眠是一个多因素所致的综合征，这些因素包括心理因素、环境因素、疾病因素和药物因素等。不管青年人还是老年人都可出现失眠，常伴发于情感障碍如激动、焦虑、抑郁或恐惧等。

（一）分类

1. 按照失眠的时间分类

（1）起始失眠　是指入睡困难，要到后半夜才能睡着。多由于精神紧张、焦虑、恐惧等引起，多见于年轻人。

（2）间断性失眠　是指入睡不宁，容易惊醒，常有噩梦。中老年人消化不良，容易发生这种情况。

（3）终点失眠　是指入睡并不困难，但持续时间不长，后半夜醒后不能再入睡。终点失眠常见于老年人和抑郁症患者。

2. 按照失眠的性质分

生理性失眠和病理性失眠两大类。

（1）生理性失眠　指偶尔失眠，或因环境、情绪、饮食、娱乐、药物等引起的一过性失眠，并非由疾病引起的失眠。在人的一生中，大多数人均有生理性失眠的体验。

（2）病理性失眠　是指各种器质性疾病引起的失眠，一般时间较长。

3. 按失眠发生的时间长短分

（1）短暂性失眠　病程小于1周。大部分的人在经历压力、刺激、兴奋、焦虑时；或生病时；或者睡眠规律改变时都会有短暂性失眠，这类失眠一般会随着事件的消失或时间的拉长而改善，但是短暂性失眠如处理不当部分人会导致慢性失眠。

（2）短期性失眠　病程大于1周小于1个月。严重或持续的压力，如重大身体疾病、亲朋好友的过世或工作人际关系易导致短期性失眠。

（3）慢性失眠　指病程大于1个月的经常性失眠。慢性失眠的病因比较复杂，许多慢性失眠是多种原因合在一起造成的。

（二）临床表现

失眠主要表现为入睡困难，易醒，晨醒过早，常伴睡眠不深，或通宵不寐。失眠严重的人，常感到头昏脑胀、精神萎靡、倦怠无力、食欲不振、纳谷不香、注意力不集中、记忆力减退、健忘、怔忡等症状。常常有以下几种表现方式：

1. 神经衰弱症状

患者容易兴奋又容易疲劳，记忆力下降，注意力难以集中，对外界声光过于敏感，回忆增多且控制不住，脑子昏昏沉沉，呈现全身无力状态。

2. 情绪症状

情绪紧张焦虑，感到生活压力增大，工作和学习是一种负担。控制力减弱，容易激惹，遇点小事就急躁和发怒，对生活中每件事都感到烦恼，不称心，不如意，自感力不从心，常焦虑。

3. 生理症状

失眠的生理功能障碍主要表现为睡眠障碍，肌肉紧张性疼痛及自主神经功能紊乱三大症状。睡眠障碍表现为入睡困难,严重者甚至整夜无眠,易惊早醒,多梦等,醒后无清醒感,呈现白天易困,晚上不眠的节律紊乱。肌肉紧张性疼痛表现为腰背部、四肢及全身肌肉酸痛,并有头痛、头昏、头胀感。自主神经功能紊乱表现为心慌、气短、胸闷、腹胀、腹泻、便秘,甚则阳痿早泄、月经失调等消化、泌尿系统症状,以及皮肤潮热、多汗、手脚发凉等诸多不适症状。

(三)西医治疗

1. 治疗目标

尽可能明确病因,达到以下目的:(1)改善睡眠质量和(或)增加有效睡眠时间;(2)恢复社会功能,提高患者的生活质量;(3)减少或消除与失眠相关的躯体疾病或与躯体疾病共同发病的风险;(4)避免药物干预带来的负面效应。

2. 治疗原则

治疗失眠的基本目标是改善睡眠质量、增加有效睡眠时间,消除由失眠带来的日间功能损害。治疗的最终目标是去除失眠带来的不良体验,恢复社会功能,提高生活质量。治疗失眠需要重视病因的寻查和治疗,标本兼治,同时尽量减少干预方式带来的负面影响。

(1)非药物治疗

① 一般心理治疗　通过解释、指导,使患者了解有关睡眠的基本知识,减少不必要的预期性焦虑反应。

② 行为治疗　进行放松训练,教会患者入睡前进行,加快入睡速度,减轻焦虑。

③ 体育锻炼　适当体育锻炼,增强体质,加重躯体疲劳感,对睡眠有利,但运动量不宜过大,过度疲劳反而影响睡眠。

④ 调整生活习惯,如取消或减少午睡,养成按时睡眠的习惯。

(2)药物治疗　失眠的原因很复杂,应及早去医院查明原因,积极治疗。在医生的指导下恰当使用安眠药或助安眠药。尽管具有催眠作用的药物种类繁多,但其中大多数药物的主要用途并不是治疗失眠。目前临床治疗失眠的药物主要包括苯二氮䓬类受体激动剂(BZRAs)、褪黑素受体激动剂和具有催眠效果的抗抑郁药物。抗组胺药物如苯海拉明、褪黑素以及缬草提取物虽然具有催眠作用,但是现有的临床研究证据有限,不宜作为失眠常规用药。

① BZRAs　分为传统的苯二氮䓬类药物(BZDs)和新型非苯二氮䓬类药物(non-BZDs),BZDs 于 20 世纪 60 年代开始使用,可非选择性激动 γ-氨基丁酸 A 型受体(GABAA)上不同的 α 亚基,具有镇静、抗焦虑、肌松和抗惊厥作用。20 世纪 80 年代开始,以唑吡坦(思诺思)为代表的 non-BZDs 先后应用于失眠的临床治疗。

a. BZDs　种类较多,如艾司唑仑、氟西泮、替马西泮、三唑仑、阿普唑仑、氯氮平、地西泮、劳拉西泮、咪哒唑仑,前 5 种药物获美国 FDA 批准用于失眠的治疗。需要注意,在国内三唑仑属一类精神药品管理,不推荐用于失眠的治疗,其他所列 BZDs 均纳入二类精神药品管理。这些 BZDs 可以缩短失眠者的睡眠潜伏期、增加总睡眠时间,不良反应包括日间困倦、头昏、肌张力减退、跌倒、认知功能减退等。老年患者应用时尤须注意药物的肌松作用和跌倒风险。使用中-短效 BZDs 治疗失眠时有可能引起反跳性失眠。持续使用 BZDs 后，在停药时可能会出现戒断症状。对于有物质滥用史的失眠患者需要考虑到潜在的药物滥用风险。BZDs 禁用于妊娠或泌乳期的妇女、肝肾功能损害者、阻塞性睡眠呼吸暂停综合征患者以及重度通气功能缺损者。

b. non-BZDs 包括唑吡坦、唑吡坦控释剂、佐匹克隆、右佐匹克隆和扎来普隆，具有与 BZDs 类似的催眠疗效。由于 non-BZDs 半衰期短，次日残余效应被最大程度地降低，一般不产生日间困倦，产生药物依赖的风险较传统 BZDs 低，治疗失眠安全、有效，长期使用无显著药物不良反应，但有可能会在突然停药后发生一过性的失眠反弹。

② 褪黑素和褪黑素受体激动剂 褪黑素参与调节睡眠-觉醒周期，可以改善时差变化引起的症状、睡眠时相延迟综合征和昼夜节律失调性睡眠障碍，但由于临床应用尚无一致性结论，故不建议将褪黑素作为催眠药物来使用。褪黑素受体激动剂包括雷美尔通、特斯美尔通（Ⅲ期临床中）、阿戈美拉汀等。雷美尔通是目前临床使用的褪黑素受体 MT_1 和 MT_2 激动剂，可缩短睡眠潜伏期、提高睡眠效率、增加总睡眠时间，可用于治疗以入睡难为主诉的失眠以及昼夜节律失调性睡眠障碍。此外，雷美尔通对于合并睡眠呼吸障碍的失眠患者安全有效。由于没有药物依赖性，也不会产生戒断症状，故已获准长期治疗失眠。阿戈美拉汀既是褪黑素受体激动剂，也是 5-羟色胺受体拮抗药，因此具有抗抑郁和催眠双重作用，能够改善抑郁障碍相关的失眠，缩短睡眠潜伏期，增加睡眠连续性。与 BZDs 药物不同，褪黑素受体激动剂可以作为不能耐受前述催眠药物患者以及已经发生药物依赖患者的替代治疗。

③ 抗抑郁药物 部分抗抑郁药具有催眠镇静作用，在失眠伴随抑郁、焦虑心境时应用较为有效。

a. 三环类抗抑郁药物 阿米替林能够缩短睡眠潜伏期、减少睡眠中觉醒、增加睡眠时间、提高睡眠效率，但其同时减少慢波睡眠，不同程度减少 REM 睡眠，且不良反应多，如抗胆碱能作用引起的口干、心动过速、排尿困难等。因此，不作为失眠的首选药物。小剂量的多塞平（3～6mg/d）因有专一性抗组胺机制可以改善成年和老年慢性失眠患者的睡眠状况，具有临床耐受性良好、无戒断效应的特点，近年来国外已将其作为失眠治疗的推荐药物之一。

b. 选择性 5-羟色胺再摄取抑制剂（SSRIs） 虽无明确催眠作用，但可以通过治疗抑郁和焦虑障碍而改善失眠症状。部分 SSRIs 延长睡眠潜伏期，增加睡眠中的觉醒，减少睡眠时间和睡眠效率，减少慢波睡眠，可能增加周期性肢体运动和 NREM 睡眠期的眼活动。某些患者在服用时甚至可能加重其失眠症状，因此，一般建议 SSRIs 在白天服用。

c. 5-羟色胺和去甲肾上腺素再摄取抑制剂（SNRIs） 包括文拉法新和度洛西汀。因可治疗抑郁和焦虑状态而改善失眠。不足之处几乎与 SSRIs 相同。

d. 其他抗抑郁药物 小剂量米氮平（15～30mg/d）能缓解失眠症状；小剂量曲唑酮（25～100mg/d）具有镇静效果，可以用于治疗失眠和催眠药物停药后的失眠反弹。

e. 抗抑郁药物与 BZRAs 联合应用 慢性失眠常与抑郁症状同时存在，在应用抗抑郁药物治疗的开始阶段，同时联合使用短效 BZRAs 有益于尽快改善失眠症状，提高患者依从性。例如，唑吡坦和部分SSRIs（帕罗西汀等）联用可以快速缓解失眠症状，提高生活质量，同时协同改善抑郁和焦虑症状。

④ 常见安眠药辅助药有氯美扎酮、谷维素、乙酰天麻素等。此外，中药治疗、针灸治疗、芳香疗法治疗失眠也有较好的疗效；尤其是慢性失眠。

a. 氯美扎酮　又名芬那露，具有抗焦虑、镇静、催眠、松弛肌肉痉挛的作用。适用于镇静助眠及解除各种肌肉痉挛性疼痛等。服药后15～20分钟可显著缓解症状，持续6小时以上。口服：每次200mg，睡前服。不良反应有疲倦、眩晕、皮肤潮红、恶心、药疹、水肿、排尿困难、无力、头痛等，停药后即可消失。罕见多形性红斑，偶见黄疸。服药时需注意：服药后不宜驾驶车辆、操纵机器，不宜从事需集中注意力的工作；妊娠期、哺乳期或生育期妇女慎用；连续服药时间不应超过1周，若症状未缓解或消失，应向医生咨询。

b. 谷维素　具有调节自主神经功能，减少内分泌平衡障碍，改善精神失调症状，从而改善睡眠、稳定情绪、减轻焦虑和紧张的功效。适用于助眠、更年期综合征、经前期紧张症、神经症等。口服，片剂，成人每次10～20mg，一日3次。不良反应可有轻微的胃部不适、恶心、呕吐、口干、皮疹、皮肤瘙痒、乳房胀痛、油脂分泌过多、脱发、体重迅速增加等，停药后可消失。

c. 乙酰天麻素　可恢复大脑皮质兴奋与抑制过程间的平衡失调，从而产生镇静、安眠作用；还可增加血流量并缓解脑血管痉挛，有镇痛作用。常用于因焦虑、紧张、激动及慢性疲劳等引起的失眠、神经衰弱、头痛、偏头痛等。不良反应较少，个别患者会出现恶心、口干、上腹部不适等，减量或停药后可恢复正常。口服：一次200mg，每晚1次，睡前服用。

⑤ 非处方中成药　根据中医辨证，失眠可分心火旺、心阴虚、心脾两虚、肾虚等多种类型。病因不同，选择药物也不一样，必须对症用药，才能收到助眠效果。治疗失眠的常见中成药有，朱砂安神丸、天王补心丹、归脾丸、健脑补肾丸。

（四）中医药治疗

中医学对失眠的论述颇多。认为失眠即"不寐"，亦称"不得眠""不得卧""目不瞑"等，是因为外感或内伤等病因，致使心、肝、胆、脾、胃、肾等脏腑功能失调，心神不安，以致经常不得入寐的一种病证。造成失眠的原因虽多，但不外虚实两种。根据中医辨证，痰热内扰、肝气郁结、瘀血扰心为实证，心胆气虚、心脾两虚、阴虚火旺、肾阳不足和心肾不交为虚证。安神定志为其基本治法，但为确保疗效，运用中成药治疗失眠时还需要辨证精准。

1. 痰热内扰证

（1）证候　不寐伴有头重、痰多胸闷、头重目眩、恶食嗳气、吞酸恶心、心烦口苦等痰热的证候，苔腻而黄，脉滑数。

（2）治法　化痰醒脑，清热安神。

（3）常见中成药及使用

神安胶囊

【主要成分】酸枣仁、百合、牡蛎、莲子、枸杞子、茯苓、甘草、白果、山药。

【功用】清热化痰,安神定惊。用于痰热扰心之失眠症,兼有口干、口苦。

【用法用量】口服,一次4粒,一日2次。

清心沉香八味散

【主要成分】沉香、广枣、檀香、紫檀香、红花、肉豆蔻、天竺黄、北沙参。

【功用】清心肺,理气,镇静安神。用于心肺火盛,胸闷不舒,胸肋闷痛,心慌气短。

【用法用量】口服,一次1.5～3g,一日1～2次,温开水送服。孕妇禁用。

（4）辨证选药　治宜以养心安神汤加温胆汤主之。痰多加胆南星、贝母、瓜蒌；热盛、心烦、口苦、便秘加黄连、栀子、大黄。中成药还可选黄连温胆丸、灵芝红花安神口服液、鲜竹沥口服液等,此类药物多含茯苓、陈皮、法半夏、竹茹、枳实等,可清热化痰、和胃安神。热重痰多选黄连温胆丸、鲜竹沥口服液等,心神不宁重可选神安胶囊、清心沉香八味散、灵芝红花安神口服液等。

2. 心脾两虚证

（1）证候　主要表现为失眠早醒,健忘,眩晕,饮食减少,疲倦乏力,面色萎黄,心悸易惊,唇淡,舌淡苔白,脉细弱。

（2）治法　补益心脾,养血安神。

（3）常见中成药及使用

安神定志丸

【主要成分】人参、白术、茯苓、茯神、石菖蒲、远志、麦冬、酸枣仁、牛黄、朱砂。

【功用】安神定志,益气镇惊。

【用法用量】口服。每服6g,一日2次。

柏子养心丸

【主要成分】柏子仁、党参、炙黄芪、川芎、当归、茯苓、制远志、酸枣仁、肉桂、醋五味子、半夏曲、炙甘草、朱砂。

【功用】补气,养血,安神。主治心气虚寒,心悸易惊,失眠多梦,健忘。

【用法用量】口服。水蜜丸一次6g,小蜜丸一次9g,大蜜丸一次1丸,一日2次。

（4）辨证选药　心脾两虚治宜益气补血,宁心安神。以养心安神汤加归脾汤主之,心悸甚者加生龙骨、生牡蛎、丹参。中成药还有安神补脑液、复方枣仁胶囊、归脾丸等,此类成药多含人参、党参、黄芪大补元气,茯苓、茯神、远志、酸枣仁、柏子仁、石菖蒲养心安神,朱砂、龙齿、牡蛎镇心安神,共奏补气养血、安神定惊之效。其中安神定志丸以治心为主,尤适合心肾不交、易惊健忘者,但其组方版本颇多,功效大同小异,具体应用可参考具体组成。

3. 肝气郁结证

（1）证候　失眠多梦、健忘、心烦、焦虑、情志抑郁、胸胁胀满，或见月经失调，或见咽部异物感，脉弦。

（2）治法　舒肝解郁，宁心安神。

（3）常见中成药及使用

解郁安神冲剂

【主要成分】柴胡、大枣、石菖蒲、姜半夏、白术、浮小麦、制远志、炙甘草、炒栀子、百合、胆南星、郁金、龙齿、炒酸枣仁、茯苓、当归。

【功用】舒肝解郁，安神定志。用于情志不舒，肝郁气滞所致的心烦、焦虑、失眠、健忘、更年期综合征等。

【用法用量】开水冲服。一次 5g，一日 2 次。

逍遥丸

【主要成分】柴胡、当归、白芍、炒白术、茯苓、炙甘草、薄荷、生姜。

【功用】疏肝解郁，健脾养血。用于肝郁脾虚所致的郁闷不舒、胸胁胀痛、头晕目眩、食欲减退、月经不调等。

【用法用量】口服。一次 6~9g，一日 1~2 次。

（4）辨证选药　治宜养心安神汤和逍遥散主之，中成药还可选舒肝解郁胶囊（片）等，若有肝郁化火出现彻夜不寐、急躁易怒、目赤耳鸣者可配伍龙胆泻肝丸或者选用丹栀逍遥散。

4. 阴虚火旺证

（1）证候　心烦不寐，五心烦热，耳鸣健忘，舌红少苔，脉弦细或细数。

（2）治法　滋阴降火，补心安神。

（3）常见中成药及应用

天王补心丹

【主要成分】丹参、当归、石菖蒲、党参、茯苓、五味子、麦冬、天冬、地黄、玄参、远志、酸枣仁、柏子仁、桔梗、甘草、朱砂。

【功用】滋阴养血，补心安神。

【用法用量】口服。每次一丸，午后及睡前各服 1 次。

六味地黄丸

【主要成分】熟地黄、酒萸肉、牡丹皮、山药、茯苓、泽泻。

【功用】滋阴补肾。用于肾阴亏损，阴虚火旺，头晕耳鸣、腰膝酸软、骨蒸潮热、盗汗遗精、消渴等。

【用法用量】口服，大蜜丸，一次 1 丸，一日 2 次。水蜜丸 1 次 6g，一日 2 次。

（4）辨证选药　阴虚火旺证以阴虚为本，火热为标，治宜以养心安神汤和清热降火除烦主之。常用药有酸枣仁、知母、茯苓、黄连、阿胶、麦冬、首乌藤（夜交藤）、柏子仁、珍珠母、牡丹皮等。低热者加地骨皮、牡丹皮、生地黄等；汗多加浮小麦、生牡蛎等。天王补心丹偏心阴不足，血虚不养者，可配伍补血药同服。心火旺盛可选朱砂安神丸，既可重镇安神，又可清心降火，清实火而安心神。而心火偏亢兼心肾不交可合用六味地黄丸、交泰丸主之。

此外，女性更年期不寐还可以选用脑乐静、枣仁安神颗粒、安神补心丸、太太口服液等。需要注意的是中成药在治疗失眠过程中，起效慢，适合于慢性失眠者，对于短暂性失眠效果不佳。

二、模拟情景对话

药师：您好，请问有什么可以帮助您的？

患者：我晚上老是睡不好觉，失眠。

药师：您失眠多长时间了？

患者：两个星期了。

药师：您失眠的表现有哪些？

患者：我晚上很难入睡，通常上床后要很长时间才能睡着。

药师：您最近除了感觉失眠外，还有其他不舒服吗？或者是在服用一些什么药物？

患者：没有。

药师：您睡觉前有吃东西或者是喝些什么的习惯吗？

患者：没有。

药师：您最近有换工作吗？或者感觉工作上压力大？

患者：最近公司有任务，工作量挺大的，而且时间又紧，很烦。

药师：对于失眠，每天晚上您睡觉前会害怕说："今晚又要失眠了"，有这样的情况吗？

患者：有时候。当第二天有很重要的事要做，就会很担心睡不好而影响工作。

药师：您曾经有在医院做过检查吗？您的肝脏肾脏功能都正常吗？

患者：检查过，都正常。

药师：现在就介绍您服用一些助眠药物。您可以服用乙酰天麻素，它的主要有效成分是天麻，可恢复大脑皮质兴奋与抑制过程中的平衡，具有镇静、安眠和镇痛等作用。对于您的失眠会有较好的疗效。您也可以选择养血安神丸，它可用于失眠多梦，心悸头晕。还有如脑乐神，这种药能养心安神，用于精神忧郁，烦躁失眠；安神宝颗粒，能补肾益精，养心安神，用于失眠健忘，眩晕耳鸣，腰膝酸软。我个人建议您使用乙酰天麻素或者脑乐神，因为它们比较适合您的症状。

患者：那好吧，我要脑乐神好了。

药师：请拿好您的药。用药前请仔细阅读药品说明书。小剂量短时间使用安眠药是治疗失眠的重要方法，但是药物只是一种辅助治疗，不要太依赖安眠药，不可经常服、长期服，否则难免会出现副作用，故用药3～7天症状好转后应停药。对于失眠要保持一个平和的精神状态，不要把失眠看得太重，睡前放松心态。那么祝您早日康复。

三、疾病评估

患者，男，35岁，入睡困难两周余。患者产生失眠的主要原因是工作压力大，主要症状为入睡困难，无其他疾病，因患者失眠有两周多，故本病可适当使用一些安眠辅助药。

四、推荐及指导用药

情景对话中，患者已失眠有两周多，为短期性失眠，引发失眠的原因主要与工作压力大有密切关系，故首先应改善生活节律，劳逸结合。同时，可使用一些安眠辅助药。

五、用药指导

（1）失眠患者应重视精神调养，保持心情愉快，消除恐惧及顾虑，避免多思抑郁、情绪波动，遇事顺其自然。注意生活节律和劳逸结合。加强体育锻炼，增强体质。睡前勿看书、饮茶、喝咖啡等，并适当活动，如有规律地散步。

（2）可使用一些安眠辅助药，必要时在医师指导下，短期使用小剂量安眠药。如地西泮、硝西泮等，避免产生依赖性。

[实践部分]

一、讨论题目

1. 失眠在何种情况下可选用安眠药？
2. 服用安眠药过程中需要注意什么？

二、处方分析

患者，女，42岁，教师。近1年来，患者反复失眠，入睡困难，每晚睡眠仅3～4小时，有时彻夜不眠。曾服镇静安神中药，疗效均不佳。患者面色黧黑，每日头目昏沉，记忆力明显下降，精神疲惫不振。医院体检各项指标正常。检查诊断后，医生开出以下处方，请分析该患者应诊断为什么疾病？医生开的处方是否合理，为什么？

Rp:
  唑吡坦片　　　10mg×7
  Sig.10mg　　临睡前服用

Rp:
  乙酰天麻素　　　100mg×14
  Sig.200mg　　睡前半小时服用

（1）上述处方适用于何种患者？
（2）处方是否合理？为什么？

(3) 向患者说明各药用药目的。

三、真实用药案例与讨论

伴有其他基础病的失眠患者，真实用药案例与讨论，见数字资源 4-4-1 失眠的用药案例与讨论。

数字资源 4-4-1
失眠的用药案例与讨论视频

四、练习

请根据以下病案设计模拟药店问病荐药的情景对话。

病案 刘某，男，31岁，自诉失眠一月余，故来药店买药。患者平时性格偏内向，一月前因与女朋友分手，情感受挫，遂失眠，每天入睡不到四小时，甚至仅睡一小时，醒后烦躁，不能再入睡，白天头昏、头胀痛，入夜尤甚，食欲不振，嗳气，健忘，注意力不易集中，情绪抑郁。请根据这个病案设计一个问病给药的模拟情景对话。

第五节　牙周炎的用药指导

[理论回顾]

一、疾病简介

牙周炎主要是由菌斑微生物引起的感染性疾病，常引起牙周支持组织（牙龈、牙周膜、牙槽骨和牙骨质）的慢性炎症。其主要特征为牙周袋的形成及袋壁的炎症，牙槽骨吸收和牙齿逐渐松动。成人牙周炎约占牙周炎患者的95%，其发病原因：主要由牙菌斑、牙石、创伤性咬合、食物嵌塞、不良修复体等局部因素引起；全身性疾病如性激素、肾上腺皮质激素、甲状腺素等的分泌量异常；维生素C、维生素D和钙、磷的缺乏或不平衡；营养不良也可导致牙周炎。

（一）分类

临床根据牙周组织破坏的严重程度分为三度。
(1) 轻度牙周炎：牙周袋≤4mm，牙槽骨水平吸收不超过根长的1/3，牙松动不明显。
(2) 中度牙周炎：牙周袋≤6mm，牙槽骨水平或角型吸收超过根长的1/3，但不超过1/2，牙轻度松动，多根牙有轻度根分叉病变。
(3) 重度牙周炎：牙周袋>6mm，牙槽骨吸收超过根长的1/2，根分叉病变明显，牙松动Ⅱ～Ⅲ度，软组织炎症明显，牙周溢脓。

（二）临床表现

牙周炎常开始于牙龈炎，主要症状为牙龈红肿、溢脓、出血，有时成为脓肿，正常外形改变，龈缘糜烂或增生，咀嚼食物或刷牙时容易出血，牙齿松动，咀嚼无力，牙齿遇冷热甜酸有刺激性疼痛、口臭、牙间隙增宽和食物嵌塞等。发病年龄多为35岁以上的中老年人，病变程度与年龄呈正比，但也可见于青少年。多数患者累及多个牙位，好发于牙面易沉积菌斑、牙石的下前牙和上后牙，少数患者仅个别牙发病；病程发展缓慢，自然病程可长达10年或几十年，但有些患者可出现短暂的快速进展；局部刺激物量与病变严重程度较一致；临床体征主要表现为牙周袋的形成、袋壁的炎症、牙槽骨吸收、牙齿逐渐松动四大特征。此外在病变早期，牙周袋浅，牙石少，牙槽骨吸收少，牙齿松动轻微，自觉症状轻，往往不被重视，使病情继续发展；晚期，牙周支持组织严重丧失，挽救患牙困难。在疾病进展过程中，活动期症状重，静止期症状轻。

（三）西医治疗

1. 治疗原则

以局部治疗为主，全身治疗为辅，主要在于去除病因（如清除菌斑、牙结石、坏死牙骨质），消除炎症，促进牙周组织再生；建立良好口腔卫生习惯，正确使用牙刷、牙线、牙签等洁齿工具，增强牙周组织的健康，防止炎症和萎缩的继续发展。

2. 治疗方法

（1）局部药物处理牙周炎　抗生素局部治疗可有效地治疗牙周组织病。在选用抗生素时，应当遵循以下原则。

① 急性感染的牙周炎症（如多发性牙周脓肿等）可考虑首选抗生素，但在取得明显疗效后应及时停止，治疗剂量的抗生素长期使用是禁忌的。② 尽量选用小剂量和窄谱抗生素。③ 尽量采用局部控释的给药途径。常选用的口服药物有：螺旋霉素200mg，一日4次，连服5～6天为1疗程；甲硝唑（灭滴灵）200mg，一日4次，连服5～7天；替硝唑，一日2次，每次0.5g。还可选用青霉素、红霉素等。漱口剂有0.12%～0.2%洗必泰液（又称氯己定，是双胍类化合物），每次2分钟，一日2次，连用2周，以及2%盐水液、1%过氧化氢液、2%碳酸氢钠液、1/5000高锰酸钾液、复方硼砂液、芳香漱口液等，可抑制菌斑的沉积，减少口腔内细菌的数量，控制炎症，起清洁和消毒口腔的作用。目前临床上应用的最理想的抗生素剂型是控释抗菌药物，如灭滴灵药膜、甲硝唑棒、盐酸米诺环素软膏等。它具有用药剂量小，牙周局部浓度高，维持时间长，疗效高，不易产生耐药菌株和宿主的特点。

（2）全身治疗　较少采用。但有下述情况可采用：① 软组织炎症明显，局部治疗难以控制；② 手术后巩固疗效，可用药物增强牙周抵抗力，如中药固齿丸、维生素C等。此外，对患有某些系统疾病如糖尿病、消化道疾病、贫血等的成人牙周炎患者，应积极治疗并控制全身疾病。

（四）中医药治疗

中医对牙周炎的认识由来已久，记载有"牙宣""齿根宣露""齿龈"等病名，其中以"牙宣"最为后世医家所接受。病位虽在齿龈，但却与肾、脾胃、大肠等脏腑功能密切相关。慢性牙周炎由于病机复杂，尚无明确的辨证分型，较为认可的有肾阴亏虚证、胃火上燔证及气血不足证三种证型。中医药治疗牙周炎是我国的特色，根据中医理论，在炎症阶段通过调补脾胃、补气益血，可以增强机体抵抗力。用于治疗牙周病的中药主要由补肾、滋阴、凉血等成分组成。细分证型治疗如下。

1. 肾阴亏虚证

（1）证候　牙齿松动，牙龈溃烂，齿根宣露，头晕，耳鸣，腰酸，手足心热，舌质偏红，少苔，脉细数。

（2）治法　补肾滋阴，益精固齿。

（3）常见中成药及应用

补肾固齿丸

【主要成分】熟地黄、地黄、鸡血藤、紫河车、骨碎补、漏芦、丹参、五味子、山药、郁金、炙黄芪、牛膝、野菊花、茯苓、枸杞子、牡丹皮、泽泻、肉桂。

【功用】补肾固齿，活血解毒。用于肾虚火旺所致的牙齿酸软、咀嚼无力、松动移位、龈肿齿衄；慢性牙周炎见上述证候者。

【用法用量】口服，一次4g，一日2次。

参麦地黄丸

【主要成分】北沙参、熟地黄、麦冬、牡丹皮、山药、山茱萸、茯苓、泽泻。

【功用】养阴润肺。用于肺肾两虚，咳嗽气喘、咽干口燥等阴虚证候。

【用法用量】口服，一次9g，一日2次。

（4）辨证选药　此型强调补肾治本，以滋阴清火、扶正固本为治疗原则。可选中成药还有六味地黄丸、知柏地黄丸、杞菊地黄丸、左归丸、金匮肾气丸等。这些成药多含滋补肝肾的生熟地黄、山药、枸杞子，黄芪、茯苓补气健脾利湿，丹参、鸡血藤、牡丹皮活血化瘀排脓，诸药合用，共奏补肾固齿、活血解毒之功。老年人，肾阳虚偏重者可以联用右归丸，或选用桂附地黄丸。虚火偏旺者，可以联用滋阴清胃固齿丸，滋肾阴的同时加重清肺胃虚火。

2. 胃火上燔证

（1）证候　牙龈肿痛，出血溢脓，烦渴喜饮冷，多食易饥，口臭，小便短赤，大便秘结，舌红苔黄，脉滑数。

（2）治法　清胃泻火，消肿止痛。

（3）常见中成药及应用

清胃黄连片

【主要成分】黄连、石膏、桔梗、甘草、知母、玄参、地黄、牡丹皮、天花粉、连翘、栀子、黄柏、黄芩、赤芍。

【功用】清胃泻火，解毒消肿。主治肺胃之火所致的口舌生疮，齿龈、咽喉肿痛。

【用法用量】口服，一次9g，一日2次。

栀子金花丸

【主要成分】栀子、黄连、黄芩、黄柏、大黄、金银花、知母、天花粉。

【功用】清热泻火,凉血解毒。用于肺胃热盛,口舌生疮,牙龈肿痛,目赤眩晕,咽喉肿痛,大便秘结。

【用法用量】口服。一次9g,一日1次。

(4)辨证选药　可选中成药还有牛黄解毒丸、清胃胶囊、蓝芩颗粒等。此证以实证为主,强调治疗上宜清热解毒、利咽消肿,纯中药制剂以蓝芩颗粒为首选。实火以清胃黄连片、牛黄解毒丸为主;虚实夹杂,偏虚火宜归芍地黄丸为主。无论虚实,牙痛明显者可联合六神丸碾碎局部使用。

3. 气血不足证

(1)证候　牙龈色白,渗血,齿松无力,面色无华,畏寒乏力,头晕眼花,气短懒言,舌淡白苔薄,脉沉细。

(2)治法　补气养血,充龈固齿。

(3)常见中成药及应用

十全大补丸

【主要成分】党参、白术、茯苓、炙甘草、当归、川芎、白芍、熟地黄、炙黄芪、肉桂。

【功用】温补气血。用于气血两虚所致的面色苍白、气短心悸、头晕自汗、体倦乏力、四肢不温等证候。

【用法用量】口服。水蜜丸一次30粒(6g),大蜜丸一次一丸。一日2次。

(4)辨证选药　牙周炎的形成与气血亏虚、牙龈失养密不可分,主张治疗应以补益气血、壮筋生骨为主。可选中成药还有八珍糕、补中益气丸、人参健脾丸等。方中党参、白术、白茯苓、炙甘草四味即四君子汤,能益气补中、健脾养胃;当归、熟地黄、白芍、川芎四味即四物汤,能养血滋阴、补肝益肾。诸药合用,共奏温补气血之功。气血不固,有牙龈出血者可以配合云南白药局部使用。

二、模拟情景对话

药师:先生,您好,请问有什么可以帮到您吗?

患者:您好,我每次刷牙时牙龈都会出血,还有口臭,有什么办法治疗呢?

药师:您这样有多久了?

患者:差不多有两个月了。

药师:请问您平时有什么嗜好?有喝酒、抽烟、熬夜吗?

患者:我平时不怎么喝酒,但有抽烟,差不多每天都吸一包烟,经常加班熬夜。这个有影响吗?

药师:这些当然有影响,长期吸烟会对您的牙齿造成一定的伤害,以后还是尽量少抽烟。养成良好的作息习惯。

药师：来这之前，您有没有找其他的药师或者医生看过？

患者：没有。

药师：您有没有糖尿病或者其他疾病史？

患者：也没有。

药师：除了牙龈，您身体的其他部位也会容易出血吗？

患者：没有。

药师：您会经常感觉到牙齿疼痛或者松动吗？

患者：是的，我咀嚼食物时都会感到牙痛、牙软无力。哎，现在吃什么都不香了。

药师：那好，您现在张开口，让我仔细检查一下您的牙齿。

患者：（张口，检查）请问有没有什么不正常的？

药师：您的牙龈边缘有点红肿，有牙石积聚，牙龈萎缩，部分牙根露出，还有口臭。根据以上症状，我初步诊断您患有中度牙周炎。这是由于牙齿和牙龈之间的菌斑和结石长期堆积造成的，这些牙周袋聚积的菌斑造成了一个厌氧环境，有利于厌氧菌的生长。这种情况持续下去最终会破坏牙周袋附近的颌骨。

患者：这么严重啊！

药师：不要着急，只要您合理使用药物治疗，注意您的生活习惯就可以得到改善。

患者：有什么药物可以治疗呢？

药师：我给您推荐一些抗菌的药物。这里有头孢氨苄缓释片，龋齿宁含片和甲硝唑胶浆含漱液。头孢氨苄缓释片适用于金黄色葡萄球菌、溶血性链球菌、肺炎球菌、大肠杆菌、肺炎杆菌、流感杆菌、痢疾杆菌等敏感菌所引起的牙周的轻、中度感染。龋齿宁含片是中药，具有清热解毒，消肿止痛之功效。用于龋齿痛及牙周炎、牙龈炎。甲硝唑胶浆含漱液用于牙龈炎、单纯性牙周炎及冠周炎等口腔炎症的辅助治疗。这些药物对您的症状都有很好的治疗效果。

患者：这3个药物哪个效果更好些呢？

药师：都差不多，我建议您使用甲硝唑胶浆含漱液，甲硝唑对大多数厌氧菌具有强大的抗菌作用，具广谱抗厌氧菌和抗原虫的作用，临床主要用于预防和治疗厌氧菌引起的感染，甲硝唑胶浆含漱液为局部用药，但可自黏膜部分吸收。吸收后广泛分布于各组织和体液中。60%～80%经肾排泄，其中20%为原形，其余为代谢物。少部分随粪便或从皮肤排泄。

患者：那好，就给我这个甲硝唑胶浆含漱液吧。

药师：好的，使用时将10滴原液滴于50ml温开水中，摇匀后含漱3～5分钟吐出，每日3次，连用7日。本品不宜口服，含漱时须稀释后使用。使用中发生中枢神经系统不良反应或变态反应（过敏反应），应及时停药。接受抗凝血药治疗的患者、肝、肾功能减退者应慎用。在服用这个药期间，尽量不要喝酒或者喝含酒精的饮料，使用过程可能会出现食欲不振、恶心、呕吐、腹泻、头痛等不适症状，出现这些反应时要立即停止用药，来这或者去医院咨询。

患者：好的。

药师：另外，在生活上，您还要掌握正确的刷牙方法，每日3次，每次3分钟，饭后、睡前漱口，保持口腔清洁，对不易去除的食物碎屑、软垢、菌斑，用牙线、牙签、牙刷清洁，定期检查，洗牙半年1次。

患者：好的。

药师：用药的过程有什么问题随时欢迎您前来咨询，愿您早日康复。

患者：好，谢谢。

药师：慢走。

三、疾病评估

患者，男，30岁，因牙龈出血伴有口臭两个多月，故来药店咨询。患者症状表现为牙龈出血，查体表现为牙龈边缘有点红肿、牙石积聚、牙龈萎缩、部分牙根露出。无糖尿病、白血病、获得性免疫缺陷综合征（艾滋病）等全身性疾病，故诊断为中度牙周炎。

四、推荐及指导用药

1. 非处方西药

（1）甲硝唑　商品名灭滴灵、甲硝哒唑等。具广谱抗厌氧菌和抗原虫的作用，广泛应用于预防和治疗口腔厌氧菌感染。但可自黏膜部分吸收。吸收后广泛分布于各组织和体液中，且能通过血-脑脊液屏障。60%～80%经肾排泄，其中20%为原型，其余为代谢物。少部分随粪便或从皮肤排泄。用其0.5%含漱液漱口，一日2～3次。也可用口颊片，每片5mg，每次1片置口腔颊部，一日3次。部分患者可见恶心、呕吐、食欲减退、腹痛、腹泻，偶有荨麻疹、瘙痒、肢体麻木及感觉异常等，如发现有头痛、神经衰弱、运动失调等中枢神经中毒症状，应立即停药。凡精神疾病患者、孕妇、哺乳期妇女禁用。

（2）氯己定（醋酸盐、枸橼酸盐、葡萄糖酸盐）　别名洗必泰，口腔科用药。具有相当强的广谱抑菌、杀菌作用，对多种细菌有作用。本品因带阳电荷，口腔含漱时吸附在带阴性电荷的齿、斑块和口腔黏膜表面，随后吸附的药物从这些部位弥散，逐渐析出，产生持续的作用，直至24小时后在唾液中浓度降低。其低浓度时呈抑菌作用，高浓度时则呈杀菌作用，用于咽峡炎、口腔炎、牙龈炎的辅助治疗。不良反应有：可引起接触性皮炎，高浓度溶液对眼结膜刺激性较强；含漱剂可使牙齿着色，味觉失调，儿童和青年口腔发生无痛性浅表脱屑损害；偶尔出现局限性或全身性荨麻疹，还可有咳嗽、哮喘、呼吸困难、腹痛、睑结膜水肿、休克等反应。注意事项：本品有刺激性，应避免接触眼睛，其漱口液在口腔中漱后应吐出，不得咽下。此外因牙膏中含有阴离子表面活性剂，其与氯己定产生配伍禁忌，故使用本品的口腔制剂后至少需30分钟才可刷牙。使用方法：含片每次0.5mg，溶液（0.02%）含漱，连续使用不超过一周。复方氯己定含漱液：每500ml含葡萄糖酸氯己定0.6g、甲硝唑0.1g。用法同上。

（3）度米芬（杜灭芬）　具有广谱杀菌作用，对革兰氏阳性和阴性菌均有杀灭作用。用于急、慢性咽炎、扁桃体炎、鹅口疮、口腔黏膜感染。口含，一次1～2片，每隔2～3小时含服一次。

（4）人工牛黄甲硝唑胶囊　又名牙痛安，每粒含甲硝唑 200mg、人工牛黄 5mg。甲硝唑对大多数厌氧菌具强大抗菌作用，人工牛黄具解热抗炎作用。主要用于急性智齿冠周炎，局部牙槽脓肿、牙髓炎、根尖周炎等。口服，一次 2 粒，一日 3 次；儿童一次 1 粒，一日 3 次。

（5）3% 过氧化氢溶液（双氧水）　表面消毒液。冲洗牙周袋，一日 1 次。

2. 非处方中成药

中医认为牙周炎有虚实之分，实证多因胃火、风火、虫蛀引起；虚证多由肾阴不足所致。属肾阴虚损型的，宜补肾益髓；属胃火上蒸型的，宜清热泻火；属气血不足型的，宜调补气血。常用中成药见本节中医药治疗。

五、用药指导

（1）掌握正确的刷牙方法，每天 3 次，每次 3 分钟。
（2）饭后、睡前漱口，保持口腔清洁。
（3）对不易去除的食物碎屑、软垢、菌斑，用牙线、牙签、牙刷清洁。
（4）定期检查，每半年去医院洗一次牙，除掉牙结石，预防牙周疾病的发生。
（5）儿童晚上刷牙更重要，这样有利于清洁口腔，防止龋齿、牙周疾病的发生。
（6）少抽烟，最好能戒烟。多吃富含纤维的耐嚼食物，这样会增加唾液分泌，有利于清洁牙面。多吃肉、蛋、蔬菜、瓜果等有益于牙齿健康的食物；增加牙齿及口腔的抗病能力。

[实践部分]

一、讨论题目

1. 如何预防牙周炎？
2. 什么情况下可以采用手术治疗牙周炎？

二、处方分析

患者，男性，48 岁。一年来患者刷牙时有出血，伴口臭，近一周下前牙处有脓溢出。既往史：无高血压、糖尿病及血液病史，无药物过敏史，有烟酒嗜好。检查：右下 1、2，左下 1、2 排列不齐，牙石 2 度，牙龈红肿、轻探出血，牙周袋深 4～5mm，内有少许脓液，松动 1 度，X 线检查水平吸收达根长 1/3 左右。医生为患者清除牙结石、刮治局部刺激物，双氧水冲洗，上碘甘油之后，又为患者开具下列处方。请为患者做出初步诊断，并分析医生开具的下列处方是否合理，为什么？应向患者交代哪些用药注意事项？

Rp：
　　人工牛黄甲硝唑胶囊　　0.2g×24

　　　　Sig.　0.4g　tid.　po.
　　　罗红霉素胶囊　　0.15g×6
　　　　Sig.　0.3g　qd.　早餐前顿服
　　　维生素 C 片　　0.1g×12
　　　　Sig.　0.2g　tid.　po.
　　　维生素 B_6 片　　10mg×12
　　　　Sig.　20mg　tid.　po.
Rp:
　　　甲硝唑片　　0.2g×12
　　　　Sig.　0.2g　tid.　po.
　　　复方氯己定含漱液　　500ml
　　　　Sig.　10ml　bid.　含漱
　　　维生素 C 片　　0.1g×12
　　　　Sig.　0.2g　tid.　po.

（1）上述处方适用于何种患者？
（2）处方是否合理？为什么？
（3）向患者介绍用药注意事项。

三、训练题目

患者，女，45岁，牙龈疼痛、出血半月余，并伴有口臭。患者平时刷牙时易牙齿出血，近来因休息不好，出现牙齿疼痛出血加重，并伴有口渴、手足潮热、心烦多梦等症状。患者既往有糖尿病史2年。请根据此病案设计问病给药的情景对话并给出合理的用药指导。

第六节　高血压病的用药指导

[理论回顾]

一、疾病简介

高血压（hypertension）是以体循环动脉血压持续升高、周围小动脉阻力增加，常伴有不同程度的心排血量和血容量增加为主要临床表现的进行性心血管综合征，可导致心、脑、肾及周围血管、眼底等靶器官病理损害和功能障碍的常见心血管疾病。高血压是指在未使用降压药物的情况下，非同日3次测量诊室血压，收缩压（SBP）≥140mmHg和（或）舒张压（DBP）≥90mmHg。其中 SBP≥140mmHg 和 DBP＜90mmHg 为单纯收缩期高血压。患者既往有高血压病史，目前正在使用降压药物，血压虽然低于140/90mmHg，仍应诊断为高血压。按照动态血压监测的高血压诊断标准：平均 SBP/

DBP 24 小时 ≥ 130/80mmHg；白天 ≥ 135/85mmHg；夜间 ≥ 120/70mmHg。

（一）分类

临床上分为原发性高血压（即高血压病）和继发性高血压（高血压症）两类。原发性高血压（病）是指病因尚不明确，以体循环动脉血压增高为主要表现的一种临床综合征，与遗传、环境有关，约占 90% 以上。目前，尚难根治，但能控制。继发性高血压（症）是继于某些疾病（如原发性醛固酮增多症、嗜铬细胞瘤、肾动脉狭窄等）引起的高血压症状，占 5%～10%。

心脑血管疾病是我国居民首位死因，高血压是第一危险因素。我国高血压患者已达 2.7 亿，但高血压病的知晓率、治疗率和控制率都很低，而患病率、致残率、致死率却很高。因此，尽早控制高血压病是预防心血管疾病的主要措施。

高血压病的分级：根据血压升高水平，又进一步将高血压分为正常血压、正常高值、1 级高血压、2 级高血压、3 级高血压和单纯收缩期高血压（表 4-1）。

表 4-1 高血压分类和高血压等级定义

分类	收缩压 /mmHg	条件	舒张压 /mmHg
理想血压	＜ 120	和	＜ 80
正常血压	120～129	和 / 或	80～84
正常高值	130～139	和 / 或	85～89
1 级高血压	140～159	和 / 或	90～99
2 级高血压	160～179	和 / 或	100～109
3 级高血压	≥ 180	和 / 或	≥ 110
单纯收缩期高血压	≥ 140	和	＜ 90

（二）临床表现

原发性高血压多见于中老年人，起病隐匿，进展缓慢，病程长达数年甚至数十年。初期一般无症状或有头痛、心悸、注意力不集中、乏力、肢体麻木、鼻出血等，长期高血压易导致心、脑、肾、视网膜等重要脏器产生严重的、危及生命或招致残疾的并发症，也是引起冠心病、心肌梗死、脑卒中和肾功能衰竭的主要原因，因此，对高血压的预防与治疗应引起足够的重视。

（三）西医治疗

1. 治疗原则

明确诊断，及时治疗。综合干预，非药物治疗和药物治疗相结合；长期甚至终生、有效、平稳控制血压水平；保护心、脑、肾、血管等靶器官，防止并发症；减少心血管病突发事件的发生,提高高血压患者的生存质量。

2. 非药物治疗

高血压患者需自己学会检测血压,改变不合理的生活习惯,应做到"合理膳食(低钠、低脂饮食,注意补充钙、钾)、戒烟限酒、适量运动、控制体重、心理平衡",以减轻高血压的临床表现和减少并发症,提高生命质量。

3. 药物治疗

(1)用药原则　《国家基层高血压防治管理指南2022版》提出的用药原则是:① 小剂量(小剂量开始,根据需要,逐步增加剂量);② 尽量应用长效制剂(使用每日1次给药而有持续24小时降压作用的长效药物,平稳降压,有效控制夜间血压与晨峰血压);③ 联合用药(增加降压效果又不增加不良反应,在低剂量单药治疗效果不满意时,可以采用两种或两种以上降压药物联合治疗);④ 血压控制标准个体化(根据患者具体情况和耐受性及个人意愿或长期承受能力,选择适合患者的降压药物,以保护靶器官)。并坚持有效治疗和终生治疗。

(2)常用药物　目前常用抗高血压药有五类:① 钙通道阻滞药(CCB)、② 血管紧张素转化酶抑制药(ACEI)、③ 血管紧张素Ⅱ受体拮抗药(ARB)、④ 利尿药(DIU)、⑤ β受体阻断药(BB)。此外,还有$α_1$受体阻断药、血管扩张药、中枢性降压药、神经节阻断药、去甲肾上腺素能神经阻断药等,因不良反应较多,不主张单独使用,多用于复方制剂中。

(3)联合方案　联合用药的适应证:Ⅱ级高血压和(或)伴有多种危险因素、靶器官损害或临床疾患的高危人群,往往初始治疗即需要应用2种小剂量降压药物。联合用药的方法:两种药联用时,降压作用机制应具有互补性,具有相加的降压作用,并可互相抵消或减轻不良反应。我国临床主要推荐应用的优化联合治疗方案是:CCB+ARB 或 ACEI;噻嗪类利尿药+ACEI;噻嗪类利尿药+CCB;CCB+β受体阻断药。在上述各种两药联合方式中加上另一种降压药物便构成三药联合方案,其中二氢吡啶类钙通道阻滞剂+ACEI(或ARB)+噻嗪类利尿药组成的联合方案最为常用。

(4)降压目标　目前,一般主张血压控制目标应<140/90mmHg。对老年高血压患者的血压应逐步降至150/90mmHg以下,强调收缩压达标。有学者建议对合并糖尿病、慢性肾病、心力衰竭的高血压患者应将血压控制在130/80mmHg以下或更低。

(四)中医药治疗

中医没有高血压的说法,认为是眩晕病、头痛、肝风的范畴,多由风、火、痰、瘀、虚等引起,高血压常分为肝阳上亢型、阴虚阳亢型、阴阳两虚型、肝肾阴虚型四个证型,及血瘀、痰阻、肝火旺盛三个兼证。

1. 肝阳上亢型

(1)证候　表现为头胀、头痛、眩晕、面色潮红、目赤、时有耳鸣、口苦、心烦、易躁易怒、便秘、舌红苔黄、脉弦或数。

(2)治法　平肝潜阳。

（3）常见中成药及应用

牛黄降压丸

【主要成分】羚羊角、珍珠、水牛角浓缩粉、人工牛黄、冰片、白芍、党参、黄芪、决明子、川芎、黄芩提取物、甘松、薄荷、郁金。

【功用】清心化痰，平肝安神。用于心肝火旺、痰热壅盛所致的头晕目眩、头痛失眠、烦躁不安；高血压见上述证候者。

【用法用量】口服，一次1～2丸，每日1次。

天麻钩藤颗粒

【主要成分】天麻、川牛膝、钩藤、石决明、栀子、杜仲、黄芩、益母草、桑寄生、首乌藤（夜交藤）、茯神。

【功用】平肝息风，清热活血，补益肝肾。用于肝阳偏亢，肝风上扰所致头痛，眩晕，失眠多梦，或口苦面红。

【用法用量】开水冲服。一次5g，每日3次，或遵医嘱。

安宫牛黄丸

【主要成分】牛黄、水牛角浓缩粉、人工麝香、珍珠、朱砂、雄黄、黄连、黄芩、栀子、郁金、冰片。

【功用】清热解毒，镇惊开窍。用于热病，邪入心包导致的中风、高热惊厥、神昏谵语等证候。

【用法用量】口服。一次1丸，一日1次；小儿三岁以内一次1/4丸，四岁至六岁一次1/2丸，一日1次；或遵医嘱。

（4）辨证选药　可选中成药还有珍菊降压片、罗布麻降压片、山楂降压片、安脑丸、清脑降压颗粒、天母降压片、复方羚角降压片等。肝阳上亢头痛头晕症重者优选天麻钩藤颗粒、安脑丸、清脑降压颗粒，热盛者可选牛黄降压丸、珍菊降压片、安宫牛黄丸、复方羚角降压片等。

2. 阴虚阳亢型

（1）证候　阳亢证候，兼具眩晕，心悸，腰膝酸软，失眠，耳鸣，健忘，五心烦热，舌红绛苔黄，脉弦细而数。

（2）治法　滋肾养肝，清热降压。

（3）常见中成药及应用

清肝降压胶囊

【主要成分】制何首乌、夏枯草、槐花、桑寄生、丹参、葛根、泽泻、小蓟、远志、川牛膝。

【功用】清热平肝，补益肝肾。用于高血压肝火上亢、肝肾阴虚证。症见眩晕，头痛，面红耳赤，急躁易怒，口干口苦，腰膝酸软，心悸不寐，耳鸣健忘，便秘溲黄。

【用法用量】口服。一次3粒，每日3次。

知柏地黄丸

【主要成分】知母、熟地黄、黄柏、山茱萸、山药、牡丹皮、茯苓、泽泻。

【功用】滋阴清热。用于阴虚火旺，潮热盗汗，口干咽痛，耳鸣遗精，小便短赤。

【用法用量】口服。一次8丸，一日3次。

（4）辨证选药　可选中成药还有杞菊地黄丸、左归丸。组方中何首乌、桑寄生、牛膝、熟地黄、山茱萸滋补肝肾，夏枯草、泽泻、槐花、知母、黄柏、菊花等清肝泻火。

3. 阴阳两虚型

（1）证候　肢冷无力，腰酸腿软，头痛，眩晕，耳鸣，心悸，夜尿频，舌淡苔白，脉弦细。

（2）治法　助阳滋阴，调和阴阳。

（3）辨证选药　可选中成药：龟芪参口服液、何首乌丸、补肾益脑胶囊（片）、肾宝合剂等。方中多含人参、红参、鹿茸、龟甲、鳖甲、补骨脂、五味子、金樱子、白术、当归、覆盆子、制何首乌、熟地黄、肉苁蓉等滋补肾阴肾阳之品，温阳补肾，补而不燥，兼有益气补血、助阳滋阴、调和阴阳、扶正固本的功效。证属偏阳虚者则配合用右归丸，杜仲降压片；如偏阴虚则联用左归丸或六味地黄丸。

4. 瘀血阻窍型

（1）证候　眩晕，头痛，耳鸣，心悸，舌青紫，或有瘀斑，苔薄滑，脉小弦或细涩。

（2）治法　活血化瘀，平肝降压。

（3）常见中成药及应用

心脉通片

【主要成分】当归、决明子、钩藤、牛膝、丹参、葛根、槐花、毛冬青、夏枯草、三七。

【功用】活血化瘀，通脉养心，降压降脂，用于高血压、高血脂等。

【用法用量】口服，一次4片，一日3次。

天舒片

【主要成分】川芎、天麻。

【功用】活血化瘀，平肝降压，通络止痛。用于瘀血阻络或肝阳上亢所致的头痛日久、痛有定处，或兼有头晕胁痛、失眠烦躁、舌质暗或有瘀斑；血管神经性头痛见上述证候者。

【用法用量】口服，一次4片，一日3次，或遵医嘱。

（4）辨证选药　可选中成药还有逐瘀通脉胶囊、通窍益心丸等。此类成药都具有活血化瘀、增强心脏功能的作用，通窍益心丸同时配伍芳香通窍的麝香、牛黄、冰片等增强通窍醒脑之功，而心脉通片和逐瘀通脉胶囊活血化瘀之效更强。

（五）预防

由于高血压病目前尚无法根治，应预防在先，防大于治，防患于未然。高血压病的预防措施分三级。

1. 一级预防

又称病因预防或发病前期预防。即在未发生高血压时，针对危险因素（如肥胖、吸烟、心血管病家族史、精神紧张等），通过健康教育和行为干预，做到"合理膳食（低盐、低脂饮食）、戒烟限酒、适量运动、控制体重、心理平衡"。从而减少发病率，逆转或控制高血压的发生、发展。

2. 二级预防

又称"三早"预防或发病期预防。即在高血压前期做到"早发现、早诊断、早治疗"，从而使疾病能够得到早治愈而不致加重和发展。凡血压持续升高，改善生活行为后血压未获得有效控制的患者，必须使用降压药，原则上应将血压降至患者能最大耐受的水平，逆转心血管重构，保护靶器官。

3. 三级预防

又称临床预防或发病后期预防或康复治疗。三级预防主要针对高血压Ⅱ、Ⅲ级患者，目的是防止因疾病而致残，恢复生活和劳动能力，达到病而不残，残而不废，促进健康。借助适当的治疗，防治疾病继续恶化，提供良好的设备限制残疾的升级和减少患者死亡，避免形成永久性残疾。

二、模拟情景对话 1

药师：您好，请问有什么可以帮到您的吗？

购药者：我想买降压药。

药师：您是买给自己还是帮别人买？

购药者：自己。

药师：那您是患有高血压吗？以前有没有用过什么药？

购药者：有，几个月前体检时，发现患了高血压病。医生给我开了硝苯地平，可是我服用后老是觉得头痛、头晕（硝苯地平不良反应），就没再吃药了。

药师：您当时的血压有多高？有没有并发症？

购药者：162/100mmHg，医生说没有其他问题。

药师：那您属于中度高血压，当收缩压和舒张压分别达到160～179mmHg、100～109mmHg时就属于中度高血压。您除了高血压外，还有没有其他疾病？

购药者：我有十二指肠溃疡好几年了。

药师：那您不能服用利血平，因为这种药会使胃酸分泌增多而加重您的溃疡。

购药者：那我要服用什么？我不想再用硝苯地平了，有没有别的药物？

药师：有，但是我得先了解一下您的一些情况，才能正确指导您用药。

购药者：好。

药师：请问您家里还有其他高血压患者吗？

购药者：我父母都有。

药师：高血压有一定的遗传倾向。您日常的饮食情况如何？是否喜欢烟、酒或吃咸的东西？

购药者：我不抽烟，不喝酒，也不挑食，每日的饭菜都会合理的搭配，就是喜欢吃肥肉，另外煮菜时会多放一点盐和油，太淡了不好吃。

药师：您会不会经常锻炼或参加娱乐活动？

购药者：没有。

药师：现在麻烦您跟我到这边量一下血压……是 160/100mmHg，您的血压没有得到控制。根据您的具体情况，（高血压合并溃疡病）我建议您服用卡托普利。

购药者：那还会不会跟以前一样吃药后出现头痛、头晕的现象？

药师：不会的，这您可以放心。不过如果服用这种药，可能会引起轻微的干咳，一般不会引起其他不良反应。

购药者：那还有没有别的药物适合我？

药师：有，如果卡托普利引起的不适感严重的话，请停药，可以改服沙坦类药物。例如缬沙坦钾片，这类药物不会引起咳嗽，不良反应更少，口服易被胃肠道吸收，有良好的降压作用。

购药者：那缬沙坦钾片这药怎么卖的？

药师：一盒 7 片需要 50.7 元。是进口药。

购药者：天啊，这么贵，那卡托普利呢？

药师：卡托普利的价格比较便宜，如果是进口药，一盒 20 片要 28.8 元，国产药一瓶 100 片只需 13.8 元。

购药者：这两类药价格差别这么大，它们的疗效会不会也有很大的差别？

药师：不会，它们的疗效都差不多，只是卡托普利可能会引起轻微的干咳。

购药者：那我还是选用国产的卡托普利，这药应该怎么服用？

药师：一次一片，每日 3 次，要特别注意一下：因为胃中食物会影响它吸收，所以要在餐前一小时服用。最好每日同一时间服用，而且不可以随便停药。

购药者：我会注意的。

药师：另外，您要注意一下您的饮食习惯，饭菜要少放盐，清淡些，如果重盐饮食的话会影响您的血压，导致它升高。您可以多吃点青菜、水果，少吃油腻的东西。比如芹菜中含有丰富的维生素 P，可加强维生素 C 的作用，具有降压和降血脂作用，也可以常吃小白菜、番茄，它们有辅助食疗的作用。

购药者：我会注意的。

药师：同时您应该增加一下您的运动量，比如多散步。如果条件允许的话，可以去学太极拳。因为太极拳使人心境坦然，全身肌肉放松，有利于血压的下降。

购药者：好的，我会的，卡托普利对吧，那我就买这种药。谢谢您。

药师：不用客气，如果用药过程中出现什么问题，请您过来咨询。

模拟情景对话 2

药师：您好！请问有什么需要帮助的吗？

顾客：您好，我妈妈去年去医院检查，医生说她有高血压，我想问问高血压是一个怎样的疾病，平时应该注意什么？

药师：高血压病是中老年人的常见病、多发病，发病率高，病程长，特点就是无明显原因血压长期高于正常值，最终可导致多种器官功能障碍，甚至死亡。患者平时需要注意以下情况：

1. 要合理安排生活，注意劳逸结合；定期做检查，高血压患者应当每半年去医院做一次检查，看看病情有何变化，以便医生对治疗方案做出调整；

2. 要注意保持心理平衡，心胸放宽点，避免各种不良刺激的影响；

3. 同时注意饮食控制与调节，减少钠盐、动物脂肪的摄入，忌烟、酒；

4. 保持大便通畅，平时可以多吃些香蕉及其他水果，少吃油腻辛辣刺激性食物；

5. 平时还可以适当参与运动，一般以散步、打太极拳等为主，不要做太剧烈的运动；

6. 如果您在用药过程中血压仍持续升高或出现头晕、头痛、恶心等症状时，应及时就医；

7. 定期服用降压药，而且要终生服用，避免血压忽高忽低，给心脑血管带来损伤。注意万万不可突然停药。

顾客：谢谢！我想问一下，卡托普利这药有什么作用？

药师：卡托普利为血管紧张素转化酶抑制药（ACEI）。主要适用于肾素活性较高的高血压患者，还能治疗充血性心力衰竭与心肌梗死。其对心、脑、肾等器官有保护作用，能减轻心肌肥厚，阻止或逆转心血管病理性重构，有利于提高高血压患者的生活质量。对伴有心衰、糖尿病、肾病的高血压患者，ACEI 为首选药。其不良反应比较少，常见的不良反应有皮疹、瘙痒、味觉障碍，偶见有蛋白尿、粒细胞缺乏症。所以您用药一段时间后应到医院做个全面检查。

顾客：好的，谢谢！

药师：不客气，还有什么需要咨询的吗？

顾客：暂时没有问题了。

药师：如您还有什么问题需要咨询，随时可以过来。

顾客：好的，谢谢。

三、疾病评估

模拟情景对话 1 中患者咨询的目的是更换治疗药物，模拟情景对话 2 中顾客咨询目的是了解高血压病的疾病与治疗情况。

对话 1 中，患者血压 160/100mmHg，为中度高血压病，无并发症，但仍需要服药控制，但患者对医师所开药物耐受性差，药物不良反应明显。患者有溃疡史，因此可以建议应用可乐定、卡托普利等药物，并同时进行非药物治疗。

四、推荐及指导用药

（一）常用药物

1. 钙通道阻滞药（CCB）

以二氢吡啶类钙通道阻滞剂为基础的降压治疗方案可显著降低高血压患者脑卒中风险。此类药物可与其他 4 类药联合应用，尤其适用于老年高血压、单纯收缩期高血压伴稳定型心绞痛、冠状动脉或颈动脉粥样硬化及周围血管病患者。常见不良反应有反射性交感神经兴奋导致心跳加快、面部潮红、头痛、脚踝部水肿、牙龈增生等。心动过速、心力衰竭患者慎用。常用药物有氨氯地平（2.5～10mg/d，1 次/日）、左氨氯地平（1.25～5mg/d，1 次/日）、硝苯地平（10～30mg/d，2～3 次/日）、硝苯地平缓释片（10～20mg/d，2 次/日）、硝苯地平控释片（30～60mg/d，1 次/日）、非洛地平缓释片（2.5～10mg/d，1 次/日）、尼群地平（20～60mg/d，2～3 次/日）等。

常用的非二氢吡啶类钙通道阻滞剂主要包括维拉帕米缓释片（120～240mg/d，1 次/日）和地尔硫䓬缓释片（90～360mg/d，1～2 次/日）两种药物，也可用于降压治疗，常见不良反应有抑制心脏收缩功能和传导功能，有时也会出现牙龈增生。Ⅱ～Ⅲ度房室传导阻滞、心力衰竭患者禁止使用。

2. 血管紧张素转化酶抑制药（ACEI）

此类药物对于高血压患者具有良好的靶器官保护和心血管终点事件预防作用。最常见不良反应为持续性干咳，多见于用药初期，症状较轻者可坚持服药，不能耐受者可改用 ARB。其他不良反应有低血压、皮疹，偶见血管神经性水肿及味觉障碍。ACEI 及 ARB 类药物与保钾利尿药、补钾剂、含钾替代盐合用及有肾功能损害者，可出现高钾血症，应定期监测血钾和血肌酐水平。双侧肾动脉狭窄患者、高钾血症患者及妊娠期妇女禁用。常用药物有卡托普利（25～300mg/d，2～3 次/日）、依那普利（2.5～40mg/d，2 次/日）、雷米普利（1.25～20mg/d，1 次/日）、培哚普利（4～8mg/d，1 次/日）等。

3. 血管紧张素Ⅱ受体拮抗剂（ARB）

ARB 对于高血压患者同样具有良好的靶器官保护和心血管终点事件预防作用。ARB 的适应证同 ACEI，可用于不能耐受 ACEI 的患者。长期应用可升高血钾，应注意监测血钾及肌酐水平变化。此外，替米沙坦用药初期可能会出现流感样症状。禁忌证也同 ACEI。常用药物有缬沙坦（80～160mg/d，1 次/日）、厄贝沙坦（150～300mg/d，1 次/日）、替米沙坦（20～80mg/d，1 次/日）、坎地沙坦（4～32mg/d，1 次/日）、奥美沙坦（20～40mg/d，1 次/日）等。

4. 利尿药（DIU）

用于控制血压的利尿药主要是噻嗪类利尿药，我国常用氢氯噻嗪和吲达帕胺。小剂量氢氯噻嗪（6.25～25mg/d，1 次/日）对代谢影响小，与其他降压药（如 ACEI、ARB）合用，有显著协同降压作用。吲达帕胺（0.625～2.5mg/d，1 次/日；缓释片 1.5mg/d，1 次/日）可明显减少脑卒中再发危险。此类药物尤其适用于老年高血压、单纯收缩期高血压或伴心力衰竭患者，也是难治性高血压的基础药物之一。噻嗪类利尿药可引起低血钾，长期应用者应定期监测血钾，并适量补钾。痛风患者禁用；高尿酸血症、明显肾功能不全者慎用，后者如需使用利尿药，应使袢利尿药，如呋塞米（20~80mg/d，2次/日）等。

保钾利尿药：阿米洛利（5~10mg/d，1次/日）、氨苯蝶啶（25~100mg/d，1~2次/日），醛固酮受体拮抗剂螺内酯（20~40mg/d，1~3次/日）有时也可用于控制血压。在利钠排水的同时不增加钾的排出，在与其他具有保钾作用的降压药如ACEI或ARB合用时需注意发生高钾血症的危险。螺内酯长期应用有可能导致男性乳房发育等不良反应。

5. β受体阻断药（BB）

选择性$β_1$受体阻断药比索洛尔（2.5~10mg/d，1次/日）、美托洛尔（50~100mg/d，2次/日；缓释片47.5~190mg/d，1次/日）既可降低血压，也可保护靶器官、降低心血管事件发生风险，尤其适用于伴快速性心律失常、冠心病心绞痛、慢性心力衰竭、交感神经活性增高以及高动力状态的高血压患者。常见的不良反应有疲乏、肢体冷感、激动不安、胃肠不适等，还可能影响糖脂代谢。高度心脏传导阻滞为禁忌证。非选择性β受体阻断药禁用于哮喘患者。慢性阻塞性肺疾病患者、运动员、周围血管病患者或糖耐量异常者慎用；必要时也可慎重选用高选择性$β_1$受体阻断药。长期应用者突然停药可发生反跳现象，即原有的症状加重或出现新的表现，较常见有血压反跳性升高，伴头痛、焦虑等，称之为撤药综合征。

（二）用药注意事项

（1）生活行为方式改善，应贯穿于高血压治疗的始终。

（2）降压应逐步进行：除非是血压较高或高血压急症，降压药物应从小剂量开始应用，使血压逐渐下降，老年人尤应如此。

（3）药物治疗时，一般从一线药物、单种药物开始，积极进行早期的联合给药。

（4）药物治疗需长期坚持。

五、用药指导

（一）非药物治疗

非药物治疗，即采用健康的生活方式，是治疗高血压必不可少的部分。降低血压的主要生活方式的调整包括：超重和肥胖者减轻体重；采用终止高血压膳食疗法，指富含钾和钙的饮食方法；减少钠的摄入；增加体力活动；限制饮酒。调整生活方式能降低血压，提高降压药物的疗效，降低心血管危险。例如，终止高血压膳食疗法中的每日摄入1600mg钠盐与使用一种药物治疗的降压效果相似。调整2种或2种以上的生活方式能获得更好的效果。

（二）药物治疗

应耐心向患者解释高血压治疗的必要性：避免长期的高血压对心、脑、血管、肾等靶器官造成损害；降低心血管并发症，防止脑卒中、冠心病、心力衰竭和肾病的发生和发展。

对于轻、中度高血压患者,应从一种药物,小剂量或一般剂量开始用药,并观察监测血压在平静及活动状态下的变化,血压在 24 小时中的波动情况,即动态血压状况。根据所掌握的情况在医生的指导下及时调整用药剂量和药物种类,2 周后如果血压未能满意控制,必要时可用两种或两种以上药物联合治疗,联合用药时所用的药物种类不宜过多,过多则可能产生复杂的药物相互作用。因此,药物的配伍应有其药理学基础。

多数高血压患者需 2 种或更多的抗高血压药来达到目标血压。当足量的单药治疗不能使血压达标时,须加用另外 1 种降压药。当血压超过目标值 20/10mmHg 时,初始治疗应考虑同时使用 2 种药物,可搭配使用不同的制剂,也可使用剂量固定的混合制剂。联合使用 1 种以上药物作为初始治疗,能使血压尽快达标,但应特别注意易出现体位性低血压危险的患者,如合并糖尿病的患者、自主神经功能紊乱的患者以及一些老年患者。

高危因素存在情况需要特定种类抗高血压药物进行治疗。

1. 心力衰竭

心力衰竭表现为心室收缩或舒张功能不全,主要由收缩性高血压和缺血性心脏病引起。严格控制血压和胆固醇是高危 HF(心衰)患者的主要预防措施。心室功能不全却无症状的患者,推荐使用 ACEI 和 β 受体阻断药。有症状的心功能不全患者或终末期心脏病患者推荐使用 ACEI、β 受体阻断药、ARB 以及醛固酮拮抗剂并合用袢利尿药。

2. 糖尿病高血压

通常需要联合应用 2 种或以上药物以达到 < 130/80mmHg 的目标血压。噻嗪类利尿药、β 受体阻断药、ACEI、ARB、CCB 有利于降低糖尿病患者冠心病和脑卒中发生率。ACEI、ARB 治疗能延缓糖尿病肾病的进展,减少蛋白尿,ARB 还能延缓蛋白尿的产生。

3. 慢性肾脏疾病

应严格控制血压,且通常需用 3 种或更多的药物来达到血压 < 130/80mmHg 的目标。

4. 糖尿病和非糖尿病性肾病

已证实 ACEI、ARB 有利于控制糖尿病和非糖尿病性肾病的进展。使用 ACEI 或 ARB 仅可使血肌酐水平较基线值升高 35%,但除非有高钾血症出现,否则不是停药的指征。伴有严重肾病时须增加袢利尿药的剂量并联合应用其他类药物。

5. 脑血管病

在急性脑卒中时,迅速降压的风险和益处尚不清楚。在患者情况稳定或好转前,应把血压控制在中间水平(大约 160/100mmHg)。ACEI 和噻嗪类利尿药联合应用可降低脑卒中复发率。

6. 高血压急症的药物治疗

高血压急症首先应使血压迅速降低,同时也应对靶器官的损害及相应的功能障碍进行处理。但是过急的降压也会造成失明,心、脑、肾等重要脏器的梗死或严重缺血。可供选择的给药方案有:

（1）硝普钠开始以每分钟 10~25μg 静滴，然后可根据需要每隔 5~15min 增加剂量。硝普钠起效迅速，作用强，维持时间短，故可通过调整滴数，使血压控制在一个令人满意的水平。

（2）硝酸甘油开始时可 5~10μg/min 静滴，以后逐渐增加剂量，停药后数分钟作用消失。硝酸甘油可扩张冠状动脉，扩张动静脉血管，减轻心脏前、后负荷，故特别适合伴有急性左心衰、急性冠脉功能不全及术后高血压的患者。

（3）硝苯吡啶可口服或舌下给药 10~20mg。

7. 高血压伴左心室肥厚

最有效的药物为 ACEI，其次为 CCB 和 β 受体阻断药。

8. 胰岛素抵抗者

对胰岛素抵抗者，宜选用 ACEI。

9. 伴有冠心病者

对伴有冠心病者，宜选用具有抗心绞痛作用的 β 受体阻断药和 CCB。

[实践部分]

一、讨论题目

1. 高血压患者三级预防的措施有哪些？
2. 抗高血压药的用药原则是什么？常用抗高血压药有哪些？

二、处方分析

1. 患者，男，65 岁。高血压病史 8 年，间断头晕、头痛 2 年，加重半月。曾先后服过洛汀新、降压 0 号等药物治疗，因用药不规范，血压控制不佳。既往史无冠心病、糖尿病、肾病史，无药物过敏史，吸烟史 25 年，父亲死于脑出血。查体：T 36.5℃，P 80 次/分，R 20 次/分，BP 150/95mmHg，身高 170cm，体重 85kg。实验室检查无异常。请分析该患者是几级高血压病？医生开具的下列处方是否合理，为什么？应向患者交代哪些用药注意事项？

Rp:

 硝苯地平控释片 30mg×14

  Sig. 30mg qd. 晨服

 富马酸比索洛尔片 2.5mg×14

  Sig. 5mg qd. 晨服

2. 患者，女，66 岁。高血压病史 7 年，糖尿病病史 3 年，规律口服降糖药，血糖控制满意。目前血压 150/95mmHg，医生开具处方如下：

Rp:

 贝那普利片 10mg×14

Sig. 10mg　qd.　qm.
　　氨氯地平片　　5mg×14
　　Sig. 5mg　qd.　qm.
　　阿司匹林肠溶片　　100mg×30
　　Sig. 100mg　qd.　po.
　　阿托伐他汀　　10mg×14
　　Sig. 10mg　qd.　qn.

(1) 上述患者属于哪级高血压病？几级危险？
(2) 该处方是否合理？为什么？
(3) 向患者说明各药用药目的。

三、真实用药案例与讨论

伴有其他基础病的高血压患者，真实用药案例与讨论，见数字资源4-6-1高血压的用药案例与讨论。

数字资源4-6-1
高血压的用药案例与讨论视频

四、练习

请根据以下病案设计模拟药店问病荐药的情景对话。

病案　患者，男，56岁，退休干部，偶有头痛头晕、心慌，患者既往有高血压病史10余年，一直在服药，今因抗高血压药服用完，故来我店买药。请根据病案，模拟药店推荐用药情景。

第七节　冠心病的用药指导

── [理论回顾] ──

一、疾病简介

冠状动脉粥样硬化性心脏病，指冠状动脉发生粥样硬化引起管腔狭窄或闭塞，导致心肌缺血、缺氧或坏死而引起的心脏病，简称冠心病，归属为缺血性心脏病，是动脉粥样硬化导致器官病变的最常见类型。

（一）分类

世界卫生组织对冠心病分类如下。
(1) 原发性心脏骤停　原发性心脏骤停是猝死的原因。
(2) 心绞痛　心绞痛可分为劳累型心绞痛和自发型心绞痛。劳累型心绞痛的特征是由运动或其他增加心肌需氧量的情况所诱发的短暂胸痛发作，休息或舌下含化硝酸甘油后，疼痛常可迅速消失。自发型心绞痛的特征是胸痛发作与心肌需氧量的增加无明显关系。与劳累型心绞痛相比，这种疼痛一般持续时间较长，程度较重，且不易为硝酸甘油所缓解。

（3）心肌梗死　心肌梗死是冠状动脉急性、持续性缺血缺氧所引起的心肌坏死。临床上多有剧烈而持久的胸骨后疼痛，休息及硝酸酯类药物不能完全缓解，伴有血清心肌酶活性增高及进行性心电图变化，可并发心律失常、休克或心力衰竭，常可危及生命。

（4）缺血性心脏病中的心力衰竭　缺血性心脏病可因多种原因而发生心力衰竭，它可以是急性心肌梗死或早先心肌梗死的并发症，或可由心绞痛发作或心律失常所诱发。

（5）心律失常　心律失常可以是缺血性心脏病的唯一症状。

（二）临床表现

冠心病的临床症状主要有以下3点。

（1）疼痛　疼痛是冠心病发作时的首要信号。疼痛部位大多在胸骨后或心前区，范围如手掌大小，常发生在体力劳动或情绪激动时。疼痛常为压迫、发闷或紧缩性，偶尔伴有濒临死亡的恐惧感，每次持续3~5分钟，发作时患者往往不自觉地停止原来的活动。

（2）心律失常　心律失常是冠心病又一信号，发作时表现为心悸，严重时伴有头昏、眼前发黑甚至意识丧失。测量脉搏时有时可发现搏动不规律，每分钟低于60次或高于90次。

（3）劳累后心慌、气短　劳累后心慌、气短是冠心病的信号，最初劳累后心慌、气短是发生在干重体力活时，休息后就会减轻；随着病情的发展，高枕、熟睡后也有突然憋醒的现象，坐起来觉得舒服些，这说明已存在心功能不全了。

（三）西医治疗

1. 治疗原则

由于冠心病的形成是个相当漫长的过程，其病变甚至可以从幼儿期开始，故尽快消除冠心病的危险因素是防止冠心病发生的重要措施。

2. 治疗

冠心病的治疗主要包括非药物治疗、药物治疗、介入治疗及外科手术治疗几种方式。本文介绍前两种治疗方法。

（1）非药物治疗　即采用健康的生活方式，是治疗冠心病必不可少的部分。世界卫生组织提出了四大健康基石，即戒烟限酒、合理膳食、适量运动、心理健康，为此应做到：不吸烟、不喝酒；少吃盐，多吃植物油，少吃动物脂肪，口味清淡，荤素同食，少吃甜食，避免过饱，多吃蔬菜水果；参加运动，如散步、慢跑、骑自行车、登山、打太极拳等；保持情绪轻松愉快，避免精神刺激和过度疲劳等。

（2）药物治疗　主要是通过降低心肌耗氧量、扩张血管、改善心肌供血预防血栓形成，从而控制症状的发作，提高患者的生活质量。治疗药物的选用如下。

① 心绞痛

a. 稳定型心绞痛的治疗　治疗的目的是防止或减轻心肌缺血、缓解症状。常用的药物有四类：硝酸酯类、β受体阻断药、钙通道阻滞药和抗血小板药物等。

(a) 硝酸酯类药物　如硝酸甘油、硝酸异山梨酯（消心痛）、5-单硝酸异山梨酯、长效硝酸甘油制剂（硝酸甘油油膏或橡皮膏贴片）等。硝酸甘油最常用，能产生扩血管作用。短效或长效硝酸酯制剂都可应用。舌下含化硝酸甘油片能在1~3分钟之内缓解心绞痛；这种短效硝酸酯制剂的作用可以持续约30分钟左右。慢性稳定型心绞痛患者应随身携带硝酸甘油片剂或喷雾剂。在进行一些可预知会诱发心绞痛发作的活动前服用一片硝酸甘油可能有一定的预防作用。各种用药方式中以舌下含化最为常用。长效硝酸酯制剂每日服用1~4次。硝酸酯的贴剂经由皮肤吸收，作用持续时间可长达数小时。经常在使用长效硝酸酯制剂后不久药效就可能减弱。大多数专家建议为维持长效硝酸酯制剂的疗效必须间歇停药8~12小时。

由于硝酸酯类药物能引起血管扩张，可引起头痛、眩晕、昏厥、面颈潮红，严重时可出现恶心、呕吐、心动过速、视物模糊、皮疹等。过量时可出现口唇指甲发绀、气短、头胀、脉速而弱、发热、虚脱、抽搐。一旦出现上述不良反应，轻者可减量或停用，重者应及时送医治疗。预防硝酸酯类药物耐药性产生的最有效策略是通过安排无硝酸酯类药物或低硝酸酯类药物的间期。患者心绞痛发作不频繁的时段，可不使用硝酸酯类药物，而这一段时间采用其他抗心绞痛药物，如美托洛尔等。硝酸甘油贴剂每日使用10~12小时或缓释剂型的5-单硝酸异山梨酯均有助于解决耐药性的问题。

(b) β受体阻断药　常用药物有美托洛尔、阿替洛尔、比索洛尔和兼有α受体阻断作用的卡维地洛、阿罗洛尔（阿尔马尔）等，剂量应该以将心率降低到目标范围内为标准。本类药物可以阻断或干扰肾上腺素和去甲肾上腺素对心脏的作用。能降低静息时的心率，而在运动时，能限制心率增加，因而可降低心肌需氧量。

(c) 钙通道阻滞药　根据其化学结构的不同可以分为二氢吡啶类和非二氢吡啶类。二氢吡啶类主要有氨氯地平、非洛地平、依拉地平、尼卡地平、硝苯地平和尼索地平等；非二氢吡啶类，主要有地尔硫䓬和维拉帕米。钙通道阻滞药可以防止血管的收缩并能解除冠状动脉痉挛，对变异性心绞痛也有效。此类药与β受体阻断药合用能防止心动过速发作。

二氢吡啶类可引起眩晕、头痛、外周水肿（主要是踝水肿，女性更易发生）、潮红、心悸、皮疹和齿龈增生。非二氢吡啶类可出现眩晕、头痛、水肿（较二氢吡啶类少见）、房室传导阻滞、心动过缓、心力衰竭和便秘（维拉帕米更易发生），地尔硫䓬还可引起狼疮样综合征。另外，钙离子通道阻滞药用于糖尿病患者时比ACEI更易发生心肌梗死。

(d) 抗血小板药物　如阿司匹林、氯吡格雷、替罗非班等，也可用于心绞痛患者。血小板是血液循环中的一种细胞碎片，它在血凝块形成以及血管对损伤的反应中有重要作用。但当血小板在动脉壁的粥样斑块上发生积聚时可导致血栓形成，使动脉变得更为狭窄并导致心肌梗死的发生。阿司匹林可与血小板不可逆结合，阻止血小板在动脉壁上积聚。因此，阿司匹林能够降低冠状动脉疾病的死亡危险。对大多数的冠状动脉疾病患者推荐使用小儿剂量或半成人剂量或成人剂量阿司匹林。对阿司匹林过敏者，可另选用其他替代品如噻氯匹定等。

（e）ACEI 类　如卡托普利、依那普利等，通过抑制肾素-血管紧张素-醛固酮系统而扩张血管，改善心室重塑及心功能，减少心绞痛的发作。

（f）调脂类药物　调脂治疗适用于所有冠心病患者。冠心病患者在改变生活习惯基础上给予他汀类药物，他汀类药物主要降低低密度脂蛋白胆固醇，治疗目标为下降到 2.07mmol/L（80mg/dl）。常用药物有匹伐他汀、阿托伐他汀、瑞舒伐他汀等。最近研究表明，他汀类药物可以降低死亡率及发病率。

b. 不稳定型心绞痛的治疗　不稳定型心绞痛患者应入院治疗。住院期间能对药物治疗密切监护。如有必要还可以进行其他治疗。

药物可以降低血栓形成的倾向。可选用肝素（一种抗凝剂）或阿司匹林。另外，β受体阻断药和静脉使用硝酸甘油可以降低心脏的工作负荷。如药物治疗无效，可进行冠状动脉搭桥术和经皮冠状动脉成形术。

② 心肌梗死　心肌梗死是由于供给某部分心肌的血管突然闭塞，导致血流急剧减少或完全中断，而致心肌细胞发生缺血、缺氧而坏死。50% 的心肌梗死死亡病例发生在症状出现后的 3～4 小时内。因此，治疗开始越早，患者存活的机会越大，发病 6 小时内溶栓，可降低死亡率 30%；在发病 1～2 小时内溶栓，可降低病死率 50%。

但下述情况不宜药物溶栓。① 发病 12 小时，尤其 24 小时以上。② 存在禁忌证：脑出血或者未控制的出血；6 个月内颅内病变；未得到控制的高血压（血压≥180/110mmHg）；10 天内做过外科手术或有严重创伤；活动性胃肠道出血等。③ 不稳定型心绞痛和非 Q 波型急性心肌梗死亦不推荐溶栓疗法。

溶栓疗法根据用药途径可分为冠状动脉内溶栓及静脉内溶栓两种。冠状动脉内溶栓是先用导管经动脉插入冠状动脉再注射尿激酶或阿替普酶，使冠状动脉内的血栓溶解，其成功率为 68%～89%。静脉内溶栓治疗不需插管，而且可在一般医院内进行，甚至可在救护车中进行，因此使用更为广泛。它是在短时间内，一般为 30 分钟将尿激酶 150 万 U（少数患者为 200 万 U）由静脉滴入，有效率为 50%～90%。所有患者于溶栓剂滴注之前嚼服阿司匹林 0.3g，以后 150mg 每日 1 次。溶栓开始后 12 小时，大多数患者每日给予两次肝素钙，每次皮下注射 7500U，维持 4～10 日，平均 6 日，个别应用肝素或低分子量肝素抗凝。

溶栓疗法的主要缺点是剂量掌握不准可造成出血。此外可能会出现冠状动脉再通后的心律失常，但这种心律失常发生时间较短，只要及时处理，不会危及生命。

（四）中医药治疗

冠心病属于中医学"真心痛""胸痹"等范畴，病位在心，但与肝、脾、肾有关。此病多本虚标实，虚实夹杂，发作期以标为主，标实当泻，针对气滞、血瘀、寒凝、痰湿而理气、活血、温通、化痰，尤其重视活血通络、理气化痰；缓解期以虚为主，尤应重视补心气、温心阳。中成药治疗心绞痛的效果越来越被患者认可，如复方丹参滴丸、速效救心丸、冠心苏合丸、地奥心血康等，注射剂如参麦注射液、参附注射液在急性心绞痛的急救中也被广泛使用，为中医中药治疗心脏病奠定了良好的基础。

根据心痛的临床表现，按标本虚实归纳为实证和虚证两大类。实证分心血瘀阻、痰浊闭阻；虚证分心气阴虚和阴阳两虚。以下辨证分型介绍中成药。

1. 心血瘀阻型

（1）证候　猝然心胸疼痛剧烈，如刺如绞，痛有定处，痛引肩背，胸闷或心悸气短，兼形寒肢冷，冷汗自出。

（2）治法　活血化瘀，通脉止痛。

（3）常见中成药及应用

复方丹参滴丸

【主要成分】丹参、三七、冰片。

【功用】活血化瘀，理气止痛。用于气滞血瘀所致的胸痹，症见胸闷、心前区刺痛；冠心病心绞痛见上述证候者。

【用法用量】口服或舌下含服。一次 10 丸，每日 3 次，4 周为 1 个疗程；或遵医嘱。

冠心苏合丸

【主要成分】苏合香、冰片、乳香、檀香、土木香。

【功用】理气宽胸，止痛。用于心绞痛、胸闷憋气。

【用法用量】嚼碎服。一次 1 丸，每日 1~3 次；或遵医嘱。

速效救心丸

【主要成分】川芎、冰片。

【功用】行气活血，祛瘀止痛。增加冠状动脉血流量，缓解心绞痛。用于气滞血瘀型冠心病，心绞痛。

【用法用量】含服，一次 4~6 粒，每日 3 次；急性发作时，一次 10~15 粒。

通窍益心丸

【主要成分】麝香、牛黄、蟾酥、珍珠、冰片、三七、人参、水牛角干浸膏、胆酸钠。

【功用】活血化瘀，益气强心，通窍止痛；并可恢复心肌缺氧的供求平衡，改善心肌供血，恢复心脏功能。用于气滞血瘀，胸痹心痛，心悸气短，冠心病引起的心绞痛、心功能不全、心律失常见上述证候者。

【用法用量】舌下含服或咀嚼后咽服，一次 2~3 丸，每日 2~3 次。

（4）辨证选药　可选中成药还有地奥心血康胶囊、三七丹参颗粒、三七冠心宁片（胶囊）、心脉通片、麝香保心丸等。此类药物大多含有丹参、三七、冰片、川芎、麝香、苏合香等芳香开窍、活血化瘀止痛的中药，可明显抗心肌缺血、抗缺氧，改善心脏血流动力学，增加冠脉血流量等。但是引起瘀阻的病因很多，寒凝血瘀者不宜单用，需配伍血府逐瘀胶囊、活心丸或冠心苏合丸，温阳通经；阴虚血瘀者，需联用生脉散、冠心生脉丸以益气滋阴；气滞血瘀者可首选冠心苏合丸。

2. 痰浊闭阻型

（1）证候　胸闷重而心痛轻，形体肥胖，痰多气短，神疲乏力，纳呆便溏，咳吐痰涩，舌质胖黯有齿印，苔白腻，脉沉细滑。

（2）治法　化痰开窍，活血化瘀。

（3）常见中成药及应用

心通口服液

【主要成分】黄芪、党参、麦冬、何首乌、淫羊藿、葛根、当归、丹参、皂角刺、海藻、昆布、牡蛎、枳实。

【功用】益气养阴，化痰通络。用于气阴两虚、痰瘀痹阻所致的胸痹，症见心痛、胸闷、气短、呕恶、纳呆；冠心病心绞痛见上述证候者。

【用法用量】口服，一次1~2支，每日2~3次。

舒心降脂片

【主要成分】紫丹参、荞麦花粉、山楂、虎杖、葛根、红花、薤白、桃仁、鸡血藤、降香、赤芍。

【功用】活血化瘀，通阳降浊，行气止痛。用于血瘀，痰浊痹阻，胸痹心痛，心悸失眠，脘痞乏力，冠心病、高脂血症见上述证候者。

【用法用量】口服，一次3~4片，每日3次。

（4）辨证选药　可选中成药还有心达康片、利脑心胶囊、通窍镇痛散、心宝丸、延枳丹胶囊、镇心痛口服液等。痰浊闭阻者由于痰性黏腻阻于心胸，多呈现脾肾阳虚、痰瘀互结的症状，因此选祛痰药的同时可以联合健脾益气、温阳化瘀之品，如参苓白术散、二陈丸、丹参片、三七片等，以化痰通络、活血化瘀，奏痰瘀两清之效。

3. 心气阴虚型

（1）证候　心胸隐痛时作，胸闷气短，动则更甚，心悸怔忡，疲倦乏力，面色㿠白，严重者可见五心烦热、潮热盗汗。

（2）治法　益气养血，通脉止痛。

益心丸

【主要成分】红参、牛黄、麝香、珍珠、三七、冰片、安息香、蟾酥、附子（制）、牛角尖粉、红花。

【功用】益气养阴，活血止痛。用于心气不足、瘀血闭阻所致的胸痹，症见胸闷心痛、心悸气短、乏力汗出；冠心病心绞痛见上述证候者。

【用法用量】舌下含服或吞服，一次1~2丸，每日1~2次。

血栓心脉宁片

【主要成分】川芎、丹参、水蛭、毛冬青、牛黄、麝香、槐花、人参茎叶皂苷、冰片、蟾酥。

【功用】益气活血，开窍止痛。用于气虚血瘀所致的中风、胸痹，症见头晕目眩、半身不遂、胸闷心痛、心悸气短；缺血性脑卒中恢复期、冠心病心绞痛见上述证候者。

【用法用量】口服，一次2片，每日3次。

麝香保心丸

【主要成分】麝香、人参、牛黄、肉桂、苏合香、蟾酥、冰片。

【功用】芳香温通，益气强心。用于心肌缺血引起的心绞痛、胸闷及心肌梗死。

【用法用量】口服，一次1～2丸，每日3次；或证候发作时服用。

冠心生脉丸

【主要成分】人参、麦冬、五味子（醋炙）、丹参、赤芍、郁金、三七粉。

【功用】益气生津，活血通脉。用于心气不足、心阴虚弱引起的心血瘀阻、心悸气短、胸闷作痛、自汗乏力、脉微结代；冠心病，心绞痛，心律不齐。

【用法用量】口服，一次1～2丸，每日2次。

（3）辨证选药　气阴不足、心失所养、心血内阻导致的胸痹心痛，治以补益心气而振奋心阳，滋阴养心而复脉止痛。可选中成药还有通心络胶囊、熊胆救心丹、蟾酥救心丸等。方中多含人参、黄芪大补元气，丹参、红花、川芎、水蛭活血化瘀，麦冬、五味子滋阴养血。临床气虚重者可联合生脉散或补中益气丸，偏阴虚者可配伍天王补心丹、滋心阴颗粒等。

4. 阴阳两虚型

（1）证候　胸闷或心痛较著，气短，懒言，倦怠乏力，心悸怔忡，头晕耳鸣，形寒肢冷，稍动则发热汗出，脉微细而数。冬不耐寒，夏不耐热。

（2）治法　益气活血，温阳养阴。

（3）常见中成药及应用

心痛康胶囊

【主要成分】白芍、红参、淫羊藿、北山楂。

【功用】益气活血，温阳养阴，散结止痛。用于气滞血瘀所致的心胸刺痛或闷痛，痛有定处，心悸气短或兼有神疲自汗、咽干心烦；西医之冠心病、心绞痛等。

【用法用量】口服。一次3～4粒，每日3次。

心荣口服液

【主要成分】黄芪、地黄、麦冬、五味子、赤芍、桂枝。

【功用】助阳，益气，养阴。用于心阳不振、阴阳两虚所致的胸痹，症见胸闷隐痛、心悸气短、头晕目眩、倦怠懒言、面色少华等；冠心病见上述证候者。

【用法用量】口服。每次2支，每日3次，疗程6周，或遵医嘱。

（4）辨证选药　心之气血不足导致心之阴阳亏损，心痛病位在心，但其本在肾，久而及肾，心肾两虚，阻滞心脉而作心痛。治以温阳养阴，化瘀止痛。可选中成药还有心痛宁滴丸、参桂胶囊、益心丸、保心片等。阳虚偏重者可增加含干姜、附子、肉桂的成药如参桂胶囊、桂附理中丸等，阴虚明显者可同服滋阴清心之品，如左归丸、六味地黄丸、天王补心丹等。

二、模拟情景对话

药师：您好！阿姨，有什么我可以帮您？
患者：您好！我想问问我的心脏病是不是又犯了？
药师：您感到哪里不舒服了？
患者：近来，我经常出现心慌、胸闷，以前去医院检查过，医生说我有心脏病，后来吃药好了。
药师：您出现心慌、胸闷的时间有多久了？在什么情况下出现的？
患者：大概有半个月了，每次都是运动或者情绪激动之后出现，休息一下能缓解过来。
药师：您发病前有没有咳嗽、发热、感冒之类的？
患者：一般没有。
药师：您除了心慌、胸闷，还有没有心前区疼痛？
患者：有时有，有时没有。
药师：胸闷或心前区疼痛时间一般要多久才能缓解？
患者：一般几分钟就可以缓解。
药师：您胸闷或心前区疼痛时有没有其他伴随症状？如出汗、头痛、想呕之类的？
患者：有时会闷得出汗。
药师：您说您以前检查过是心脏病，您能说说您当时患病的过程吗？
患者：我今年55岁了，在50岁之后就开始感觉有心慌，刚开始只是偶尔出现，后来经常出现，而且有时胸口堵得慌，两年前我有一次心慌、胸闷10天，心前区还出现了疼痛，去医院检查，医生说是左冠状动脉前降支狭窄，在医院住了几天，经药物治疗后症状消失。近来又开始出现胸闷，严重的时候会感觉到心口疼痛，我担心心脏病又犯了。
药师：听您这样说，您应该是老毛病犯了，您平时生活饮食以及睡眠怎样？
患者：以前医生说过我要注意休息，多锻炼身体，少吃高蛋白高脂肪类的食物。所以我每日晚上9点多就会上床睡觉，睡眠还好；每日早晨起来我都会出去走走散散步；平时我也不吃动物内脏，不吃肥肉，常吃素菜之类的。
药师：看来您平时还是保养得挺好的，您平时会抽烟和酗酒吗？
患者：5年前就戒烟酒了。
药师：您检查过您的血压吗？
患者：以前查过，没什么问题，现在不知道怎样。
药师：您坐坐，我帮您先量个血压，看看情况吧！
患者：好的，谢谢（量血压）。
药师：血压150/98mmHg，您的血压高于正常值。
患者：像我这样的情况要服用什么药？
药师：您现在出现了心脏病伴有高血压，我建议您先去医院做一个全面的检查，在医生的指导下用药。如果方便，您可以凭医生的处方来我们药店拿药。

患者：哦，谢谢！

药师：像您这样心脏不怎么好的，建议您平时在饮食上除了要避免高脂肪饮食，还要注意各种营养素均衡，防止营养不良。多吃含有水果和蔬菜的均衡饮食；适当的运动会让生活充满活力，多走动，爬楼梯而不乘电梯，定时运动。此外控制高血压、高胆固醇和糖尿病非常重要，所以请您定时检查身体并遵照医生的指示去做。

患者：谢谢！那我明天去医院检查一下。

药师：不客气，祝您身体早日康复，请慢走。

三、疾病评估

患者，女性，55岁，自诉心慌、胸闷半月余。患者5年前就开始出现心慌，偶尔出现胸闷、心前区疼痛，两年前因胸闷10天、心前区疼痛2天遂去医院检查，医院诊断为左冠状动脉前降支狭窄，经药物治疗后症状消失。近来又经常出现胸闷症状，休息后可自行缓解，伴有血压升高，故诊断为心绞痛伴高血压。由于心脏疾病用药特殊，在患者出现其他并发症时最好建议患者先去医院做个全面检查，以免耽搁最佳治疗期。

四、推荐及指导用药

治疗冠心病的药物基本上都是处方药，故本节介绍常用的处方药物。

1. 西医处方药

主要是通过降低心肌耗氧量、扩张血管、改善心肌供血、预防血栓形成，从而控制症状的发作，提高患者的生活质量。治疗药物的选用如下。

（1）阿司匹林　阿司匹林对血小板聚集有抑制作用，阻止血栓形成，临床可用于预防暂时性脑缺血发作、心肌梗死、心房颤动、人工心脏瓣膜、动静脉瘘或其他手术后的血栓形成。也可用于治疗不稳定型心绞痛。作为冠心病的二级预防，疗效肯定。

（2）硝酸酯类　硝酸酯类药物的作用主要是作为NO供体，提供NO而引起血管扩张，降低心脏前后负荷，常用药物如下。

① 硝酸甘油　用于治疗或预防心绞痛；也可作为扩张血管药，用于治疗充血性心力衰竭；注射剂可用于治疗高血压。舌下含服用于缓解心绞痛急性发作，如15分钟内用过3片尚未能缓解，应立即就诊。为了防止发作，劳动前5～10分钟，舌下含服硝酸甘油片常可生效。不良反应有：治疗剂量可能引起面部潮红、眩晕、心动过速和跳动性头痛。大剂量引起呕吐、烦躁不安、视力减弱、低血压、昏厥，偶尔出现发绀及高铁血红蛋白血症；随之损害呼吸及出现心动过缓。皮肤用药可能出现接触性皮炎。舌下或口颊片通常引起局部烧灼感。长期应用可产生耐受性。长期服用后突然停药可出现停药症状。初次用药可先含半片，以避免和减轻副作用。

② 硝酸异山梨酯　为作用较强、较快的长效硝酸酯类抗心绞痛药，其作用与硝酸甘油相似，舌下含服后5分钟左右见效，持续2小时，口服后约30分钟见效，持续5小时。

用于防治心绞痛发作。用法与用量：心绞痛急性发作，舌下含服，每次 5~10mg。预防心绞痛：口服，每次 5~10mg，每日 3 次。

（3）β 受体阻断药　如普萘洛尔、吲哚洛尔、美托洛尔等。

① 普萘洛尔　为 β 肾上腺素受体阻断药（β 受体阻滞剂），阻断心肌的 β 受体，减慢心率，抑制心脏收缩力与房室传导，循环血量减少，心肌氧耗量降低。它可抑制肾素的释放，使血浆肾素的浓度下降。临床上用于治疗多种原因所致的心律失常，如房性及室性早搏（效果较好）、窦性及室上性心动过速、心房颤动等，但室性心动过速宜慎用。也可用于心绞痛、高血压等。治心绞痛时，常与硝酸酯类合用，可提高疗效，并互相抵消其副作用。其副作用可见乏力、嗜睡、头晕、失眠、恶心、腹胀、皮疹、晕厥、低血压、心动过缓等。

② 美托洛尔　美托洛尔适合于治疗高血压和心绞痛，减少心肌梗死的发生率，降低心肌梗死后的死亡率。美托洛尔阻滞心脏异位起搏点对 β 受体的兴奋，而可用于治疗室上性心动过速、室性心律失常、洋地黄类及儿茶酚胺引起的快速型心律失常。用法用量：治疗高血压，每日 100~200mg，分 1~2 次服用。急性心肌梗死：主张在最早期，即最初的几小时内使用，可降低短期（15 天）死亡率。一般用法：可先静脉注射美托洛尔，一次 2.5~5mg（2 分钟内），每 5 分钟一次，共 3 次，总剂量为 10~15mg。之后 15 分钟开始口服 25~50mg，每 6~12 小时 1 次，共 24~48 小时，然后口服一次 50~100mg，一日 2 次。不稳定型心绞痛：主张早期使用，可一次口服 25mg，早晚各一次。或参照急性心肌梗死用量。治疗心绞痛：一般一次 25~50mg，一日 2~3 次，或一次 100mg，分早晚各一次。不良反应：发生率为 10%，一般与剂量有关。常见有疲劳、头痛、头晕、肢端发冷、心动过缓、心悸、腹痛、恶心、呕吐、腹泻、便秘、胸痛、体重增加、心力衰竭暂时恶化、睡眠障碍、气急、支气管哮喘、支气管痉挛等。

（4）钙通道阻滞药

① 硝苯地平　硝苯地平其扩张冠状动脉和周围动脉作用最强，抑制血管痉挛效果显著，是变异型心绞痛的首选药物，临床适用于预防和治疗冠心病心绞痛，特别是变异型心绞痛和冠状动脉痉挛所致心绞痛。适用于各种类型的高血压，对顽固性、重度高血压也有较好疗效。由于能降低后负荷，对顽固性充血性心力衰竭亦有良好疗效，适宜长期服用。另外，也适用于患有呼吸道阻塞性疾病的心绞痛患者，其疗效优于 β 受体阻断药。用法及用量：口服，1 次 5~10mg，每日 3 次。急用时可舌下含服。不良反应一般较轻，初服者常见面部潮红，其次有心悸、窦性心动过速，个别有舌根麻木、口干、发汗、头痛、恶心、食欲不振等；剂量过大可引起心动过缓和低血压。

② 维拉帕米　维拉帕米可抑制钙离子内流，降低心脏舒张期自动去极化速率，而使窦房结的发放冲动减慢，也可减慢传导。可减慢前向传导，因而可以消除房室结折返。对外周血管有扩张作用，使血压下降，但较弱，一般可引起心率减慢，但也可因血压下降而反射性心动过速。对冠状动脉有舒张作用，可增加冠脉血流量，改善心肌供氧。用法及用量：成人常用量 a. 口服，开始一次 40~80mg，一日 3~4 次，按需要及耐受情况可逐日或逐周增加剂量，每日总量一般在 240~480mg；b. 静脉注射，开始用 5mg（或按体重 0.07~0.15mg/kg），静注 2~3 分钟，如无效则 10~30 分钟后再注射一次，对于

老年患者，为了减轻不良反应，上述剂量应经 3~4 分钟缓慢注入；c. 静脉滴注，每小时 5~10mg，加入氯化钠注射液或 5% 葡萄糖注射液中静滴，一日总量不超过 50~100mg。小儿常用量：a. 口服，2 岁以下一次 20mg，一日 2~3 次；2 岁以上一次 40~120mg，一日 2~3 次，依年龄及反应而异；b. 静脉注射，新生儿至 1 周岁首剂按体重 0.1~0.2mg/kg；1 岁至 15 岁首剂按体重 0.1~0.2mg/kg，总量不超过 5mg，2~3 分钟缓慢静注，心电图连续监护，必要时 30 分钟后可再给一剂。

（5）血管紧张素转化酶抑制药　卡托普利：卡托普利能抑制 RAA 系统的血管紧张素转换酶（ACE），阻止血管紧张素 I 转换成血管紧张素 II，并能抑制醛固酮分泌，减少水钠潴留。用于高血压、心绞痛，以及充血性心力衰竭。片剂，每片 12.5mg，口服，每次 1~2 片，一日 2~3 次。疗效不佳时可加用利尿药。

2. 中成药处方药

治疗冠心病的中成药很多，主要是活血化瘀、理气止痛药，下面列举几个例子。

（1）复方丹参滴丸　具有活血化瘀、通络消肿止痛功效。口服或舌下含服，每次 10 粒，一日 3 次。

（2）冠心苏合胶囊　具有理气宽胸、活血止痛功效。每粒 0.35g。口服，每次 2 粒，一日 1~3 次。

（3）速效救心丸　具有理气宽胸、缓解疼痛、增加冠脉血流量的作用。舌下含服，每次 4~6 粒，一日 3 次。

（4）地奥心血康胶囊　由黄山药总皂苷组成，具有活血化瘀、行气止痛作用。每粒 100mg，口服，每次 1~2 粒，一日 3 次。

（5）愈风宁心片　由葛根制成，具有解表清热、解痉止痛、增加冠脉血流量的作用。每片含总黄酮 60mg，口服，每次 5 片，一日 1~3 次。

五、用药指导

1. 对尚未发生冠心病的人群，采取预防性措施以预防冠心病的发生

（1）高危者的一级预防：高危者指低密度脂蛋白胆固醇水平明显增高或中度增高并伴有其他冠心病危险因素，如高血压、吸烟、糖尿病、男性＞45 岁、女性＞55 岁、有早发性冠心病家族史者。为减低血胆固醇水平，要戒烟，控制血压和体力活动，减轻体重等。

（2）中度危险者的一级预防：中度危险者指高水平低密度脂蛋白胆固醇，无其他危险因素者。危险相对较高，但近期内不会有发生冠心病的危险。该类人群数量大，多为青年和中年男女。

① 饮食　既要避免高脂肪饮食，又要确保满足人体所需的各种营养素，防止营养不良。

② 生活起居　生活要有规律，睡眠时间合理，防止睡眠不足。

③ 个人习惯　抽烟和酗酒会导致和加重冠心病。从预防角度来看，特别是年轻人，

应远离这些不良习惯。

④ 应重视基础病变的治疗　应治疗高血压、糖尿病、肥胖、高血脂、高胆固醇等。

2. 已有冠心病，积极治疗危险因素，预防心脏病发作

（1）注意饮食。不要过食；减少胆固醇、脂肪和糖分的摄入量；多吃蔬菜，水果适量，饮食均衡；通过适当饮食和运动去除多余的脂肪；不要给心脏带来不必要的负担。

（2）不要吸烟。

（3）增加活动量，让生活充满活力。多走动，爬楼梯而不乘电梯，定时运动。

（4）正确应对精神压力。寻求各种途径来调节生活上的压力，可以通过培养有益的兴趣爱好或通过运动缓解日常生活中的紧张情绪。

（5）控制高血压、高胆固醇和糖尿病，定时检查身体并遵照医生的指示去做。

[实践部分]

一、讨论题目

1. 冠心病的诱发因素有哪些？
2. 冠心病常见并发症有哪些？

二、处方分析

患者，女，63岁，胸痛、胸闷3年，近6个月反复发作胸骨后压榨性疼痛，持续5～10分钟，停止活动后缓解。曾做心电图显示"心肌劳损"，服用复方丹参片，胸痛、胸闷发作时舌下含化硝酸甘油可缓解。3天前因生气引起胸痛、胸闷加重。入院检查确诊后，医生开出以下处方，请分析该患者得了什么病？医生开的处方是否合理，为什么？

1.Rp:

阿司匹林肠溶片　　　100mg×100

Sig.100mg　　qd.　　po.

美托洛尔片　　25mg×40

Sig.25mg　　bid.　　po.

单硝酸异山梨酯缓释胶囊　　　50mg×20

Sig.50mg　　qn.　　po.

2.Rp:

卡托普利片　　25mg×100

Sig.25mg　　bid.　　po.

阿托伐他汀片　　　10mg×20

Sig.10mg　　qd.　　po.

（1）上述处方适用于何种患者？
（2）处方是否合理？为什么？

（3）向患者说明各药用药目的。

三、真实用药案例与讨论

伴有其他基础病的冠心病患者，真实用药的案例与讨论，见数字资源 4-7-1 冠心病的用药案例与讨论。

数字资源 4-7-1
冠心病的用药案例与讨论视频

四、练习

请根据以下病案设计模拟药店问病荐药的情景对话。

病案 患者，男，65 岁，发作性心前区闷痛 1 个月，加重 1 天。近 1 月来经常无明显诱因出现劳累后心前区闷痛，持续 2～5 分钟，休息后缓解。近 1 天情绪欠佳，爬四层楼后再次出现心前区闷痛，但较前加重，伴有发绀。请根据患者的疾病情况设计情景对话。

第八节　糖尿病的用药指导

──［理论回顾］──

一、疾病简介

糖尿病是由遗传、环境等多病因所导致的一组以慢性高血糖为特征的代谢性疾病，它是因体内胰岛素分泌缺陷或其生物学作用障碍引起的碳水化合物、脂肪、蛋白质、水和电解质等代谢紊乱。常导致眼、肾、神经、心脏、血管等组织、器官的慢性进行性病变、功能减退甚至衰竭；病情严重或应激状态时可发生急性严重代谢紊乱。糖尿病可分为 4 型：1 型糖尿病、2 型糖尿病、特殊类型糖尿病和妊娠糖尿病。下文主要介绍 1 型和 2 型糖尿病。

（一）分类

1. 1 型糖尿病（T_1DM）　胰岛 B 细胞受损，常导致胰岛素绝对缺乏。估计我国 T_1DM 占糖尿病患者总数的比例小于 5%。

2. 2 型糖尿病（T_2DM）　占糖尿病患者总数的 90%～95%，从以胰岛素抵抗为主伴胰岛素进行性分泌不足到以胰岛素进行性分泌不足为主伴胰岛素抵抗。

3. 特殊类型糖尿病　是在不同水平上（从环境因素到遗传因素或两者间的相互作用）病因学相对明确的一些高血糖状态，包括某些遗传缺陷、胰腺病变（胰腺炎、胰腺创伤、胰腺肿瘤）、内分泌病变（生长激素、肾上腺皮质激素、胰高血糖素、肾上腺素等升糖激素可拮抗胰岛素的作用）、某些药物或化学品所致等。

4. 妊娠糖尿病（GDM）　是妊娠期间发生的不同程度的糖代谢异常，但血糖未达到显性糖尿病的水平，占妊娠期高血糖的 83.6%。

（二）临床表现

典型的症状是"三多一少"，即多食、多饮、多尿，体重减轻。不少患者首先表现为并发症的症状，如屡患疮疖痈肿、皮肤溃烂、尿路感染、胆囊炎、结核病、糖尿病性视网膜病变、白内障、动脉硬化、冠心病、脑血管病变、肾脏损害、周围神经病变、酮症酸中毒或高渗昏迷等。

（三）西医治疗

1. 治疗原则

糖尿病治疗是一种综合性的治疗，具体原则包括五个方面。① 糖尿病的教育与心理治疗：目的是让糖尿病患者真正懂得如何对待和处理糖尿病。② 饮食治疗：包括控制总热量、合理配餐等，给糖尿病的其他治疗手段奠定基础。③ 运动治疗：让患者长期坚持适量的体育锻炼，保持血糖水平正常。④ 糖尿病的药物治疗：在单纯饮食及运动治疗不能使血糖维持基本正常水平时，适当选用口服降糖药、中成药或胰岛素，使患者血糖维持在正常状态。⑤ 糖尿病的病情监测：定期进行血、尿各项指标，心电图以及眼底检查，以期仔细了解病情，指导治疗。

2. 治疗药物分类

（1）口服降糖药

① 磺脲类　主要通过刺激胰岛 B 细胞产生胰岛素发挥降糖作用。对胰岛功能完全破坏的患者，本类药物的治疗效果不佳。本类药物起效慢，故一般在餐前半小时服用，而且该类药物作用时间长，均易引起低血糖反应。常用药物有优降糖（格列本脲）、美吡哒（格列吡嗪）、达美康（格列齐特）、糖适平（格列喹酮）、亚莫利（格列美脲）等。

② 双胍类　主要是抑制肝糖原的分解，并增加胰岛素在外周组织（如肌肉）的敏感性。单独使用本类药物不会引起低血糖，但可引起胃肠系统的不适感而降低食欲，故可降低体重。本类药物尤其适合肥胖的 2 型糖尿病患者。常用药物有二甲双胍。

③ 葡萄糖苷酶抑制剂　可抑制葡萄糖淀粉酶、蔗糖酶、麦芽糖酶和异麦芽糖酶，延缓葡萄糖和果糖等的吸收，降低餐后高血糖。本类药物可在进餐时嚼服。单独使用本类药物不会引起低血糖，但服药早期有些人可能会出现腹胀和轻度腹泻等反应，数周后，小肠 α- 糖苷酶逐渐被食糜中的碳水化合物诱导而复苏，则全小肠开始吸收葡萄糖，此时腹胀的症状即可好转或消失。常用药物有拜糖平、卡博平（阿卡波糖）、倍欣（伏格列波糖）。

④ 非磺脲类胰岛素促分泌剂　是一种超短效的刺激胰岛 B 细胞分泌胰岛素的药物。这类药物应在餐前即刻口服，可在服用一小时内发挥作用，降糖作用持续时间短，对胰岛功能完全破坏或磺脲类药物失效的患者，本类药物的治疗效果不佳，低血糖反应较磺脲类少。常用药物有瑞格列奈和那格列奈。

⑤ 胰高血糖素样肽 -1（GLP-1）受体激动剂　可改善胰岛 B 细胞的功能，长期有效控制血糖。由于是葡萄糖浓度依赖性地调控血糖，因此发生低血糖的风险较低，并且可以降低体重。用于改善 2 型糖尿病患者的血糖控制，适用于单用二甲双胍、磺脲类以及

二甲双胍联合磺脲类药物，血糖仍控制不佳的患者。常用药物有艾塞那肽、利拉鲁肽、他司鲁泰、阿必鲁泰、利西拉来。

⑥ 二肽基肽酶-4（DPP-4）抑制剂　可通过增加 GLP-1 水平抑制胰高血糖素进而减少肝糖输出，同时改善 B 细胞功能缺陷，促进胰岛素的生物合成与释放，两者具有天然的降糖机制互补优势，强强联合有利于实现提升糖化血红蛋白（HbA1c）达标率的目标。DPP-4 抑制剂与二甲双胍可以作为联合用药的推荐方案。常用药物有西格列汀、沙格列汀、维格列汀。

⑦ 钠-糖共同转运蛋白 2 抑制剂（SGLT2i）　可通过抑制肾脏对葡萄糖的重吸收，降低肾糖阈，从而促进尿糖的排出。常见不良反应是泌尿系统和生殖系统感染及与血容量不足相关的不良反应，罕见不良反应包括糖尿病酮症酸中毒。常用药物有达格列净、恩格列净、卡格列净、艾托格列净。

（2）胰岛素　所有 1 型糖尿病均需胰岛素治疗。2 型糖尿病出现以下情况的患者也需胰岛素治疗：① 酮症酸中毒、糖尿病高渗性昏迷和乳酸性酸中毒伴高血糖；② 合并重症感染、消耗性疾病、视网膜病变、肾病变、神经病变、急性心肌梗、心脑血管意外；③ 因伴发病需外科治疗的围手术期；④ 妊娠和分娩；⑤ 经饮食及口服降糖药治疗未获得良好控制；⑥ 营养不良相关糖尿病；⑦ 同时患有需要用糖皮质激素治疗的其他疾病。

（四）中医药治疗

中医学认为消渴主要是由素体阴虚、饮食不节、情志失调、劳欲过度、耗精伤液、燥热偏盛引发。中医辨证施治：首先要辨上、中、下消。分别责之于肺燥、胃热、肾虚。口渴多饮为主者属上消，其病主要在肺；多食善饥为主者属中消，其病主要在脾胃；多尿为主者属下消，其病主要在肾。临床还需细辨虚实。实火治以清火而津液自生，阴虚治以养阴而虚火自降，养阴之中尤以肾阴为重点。

1. 肺热津伤型

（1）证候　属上消。咽干口燥，心烦畏热，渴喜冷饮，溲赤频多，大便秘结，舌边红，苔薄黄，脉洪数。

（2）治法　清热润肺，生津止渴。

（3）常见中成药及应用

消渴丸

【主要成分】葛根、生地黄、黄芪、天花粉、南五味子、山药、玉米须、格列本脲。

【功用】滋肾养阴，益气生津。用于多饮、多尿、多食、消瘦、体倦无力、眠差、腰痛之气阴两虚型消渴症。

【用法用量】口服。一次 1.25～2.5g（5～10 丸），每日 3 次，饭后温开水送服，根据病情控制情况，从每次 1.25g（约 5 丸）递增至 2.5g（约 10 丸）直至出现疗效时，逐渐减少为每日 2 次的维持剂量。或遵医嘱服。

消渴灵胶囊

【主要成分】生地黄、五味子、麦冬、牡丹皮、黄芪、黄连、茯苓、红参、天花粉、石膏、枸杞子。

【功用】滋补肾阴，生津止渴，益气降糖。

【用法用量】口服，一次8粒，每日3次。

渴乐宁胶囊

【主要成分】黄芪、黄精（酒制）、生地黄、太子参、天花粉。

【功用】益气，养阴，生津。适用于气阴两虚型消渴病（2型糖尿病），症见口渴多饮、五心烦热、乏力多汗、心慌气短等。

【用法用量】口服，一次4粒，每日3次，3个月为1个疗程。

天麦消渴片

【主要成分】五味子、麦冬、天花粉、吡考啉酸铬。

【功用】滋阴，清热，生津。用于消渴病气阴两虚、阴虚内热证，症见口渴多饮、消谷善饥、形体消瘦、气短乏力、自汗盗汗及五心烦热。

【用法用量】口服。第一周一次2片，每日2次，以后一次1～2片，每日2次。

（4）辨证选药　本型因病位在肺，故选用方药当以轻浮为主，少用重浊，以防药性沉重而过病。以清热润肺、生津止渴为治则，常用药物为天花粉、生地黄、黄连、黄芩、麦冬、葛根、石斛、白芍等。方中天花粉生津清热，黄连清热降火，生地黄养阴增液，三者可以清利三焦之热，玉竹、麦冬、葛根加强生津止渴。还可选用玉泉丸、百合固金口服液、益气消渴颗粒等中成药。玉泉丸益气作用较强，肺热较重者可联用二冬丸。消渴丸含格列本脲，注意药物联合应用时超剂量的问题。

2. 胃热炽盛

（1）证候　属中消。多食易饥，口渴多饮，形体消瘦，尿多便秘，苔黄，脉滑有力。

（2）治法　清胃泻火，养阴保津。

（3）常见中成药及应用

降糖宁胶囊

【主要成分】人参、山药、生石膏、知母、黄芪、天花粉、茯苓、麦冬、生地黄、地骨皮、玉米须、山茱萸、甘草。

【功用】益气，养阴，生津。用于糖尿病属气阴两虚者。

【用法用量】口服。一次4～6粒，每日3次。

消渴平片

【主要成分】人参、黄连、天花粉、天冬、枸杞子、沙苑子、葛根、知母、五倍子、五味子。

【功用】益气养阴，清热泻火，益肾缩尿。

【用法用量】口服。一次6～8片，每日3次，或遵医嘱。

芪蛭降糖胶囊

【主要成分】黄芪、生地黄、黄精、水蛭。

【功用】益气养阴，活血化瘀。用于口渴多饮、多尿易饥、体瘦乏力、自汗盗汗、面色晦暗、肢体麻木、舌暗有瘀斑等。

【用法用量】口服。一次5粒，每日3次，3个月为1个疗程，或遵医嘱。

玉液消渴颗粒

【主要成分】黄芪、葛根、山药、知母、天花粉、鸡内金、五味子、太子参。

【功用】益气养阴，滋脾补肾。用于糖尿病消渴乏力、口渴多饮、多尿症。

【用法用量】口服。一次1袋，每日3次。

（4）辨证选药　本型病位在中焦。症见多食易饥、口渴多饮、形体消瘦。治则清胃热，养阴益气。养阴益气是用于糖尿病发展到第二阶段气阴两虚型的治法。消渴日久，津液被耗，阴虚及气，成气阴两虚。常用黄芪、太子参、麦冬、山药、生地黄等益气滋阴之品，可选中成药还有参芪降糖片（颗粒、胶囊）、通脉降糖胶囊、参芪消渴丸等。胃热典型可以选含石膏、知母、黄连、生地黄之品，如降糖宁胶囊；气阴两虚兼瘀者选芪蛭降糖胶囊、通脉降糖胶囊。

3. 肾阴亏虚

（1）证候　属下消。尿量频多，浑浊如脂膏，腰膝酸冷，头晕耳鸣，皮肤干燥瘙痒，五心烦热，乏力，舌红苔少，脉细数。阴阳两虚者，兼畏寒肢冷、夜尿频多。

（2）治法　滋阴固肾，生津降糖。

（3）常见中成药及应用

糖尿灵片

【主要成分】天花粉、葛根、生地黄、麦冬、五味子、甘草、糯米（炒黄）、南瓜粉。

【功用】养阴滋肾，生津止渴，清热除烦，降低尿糖。

【用法用量】口服，一次4~6片，每日3次。

参芪消渴颗粒（胶囊）

【主要成分】人参、黄芪、白术、山药、玉竹、熟地黄、麦冬、牛膝、茯苓、泽泻、五味子、牛蒡子、僵蚕。

【功用】益气养阴。用于消渴症的口渴、多饮、多尿、精神不振、头晕（2型糖尿病）。

【用法用量】颗粒剂：开水冲服，一次1~2袋，每日3次。胶囊：一次6粒，一日3次。

麦味地黄丸（口服液）

【主要成分】熟地黄、山茱萸（制）、山药、茯苓、牡丹皮、泽泻、麦冬、五味子。

【功用】滋肾养肺。用于肺肾阴亏，潮热盗汗，咽干，眩晕耳鸣，腰膝酸软。

【用法用量】口服。丸剂：大蜜丸，一次1丸，每日2次。口服液：一次10ml，每日2次。

（4）辨证选药　消渴病最根本的病机是肾阴亏虚，治疗以滋肾阴为根本。可选中成药还有六味地黄丸、参芪降糖片、振源胶囊、养阴降糖片等。阴病日久而损及阳，可同时滋阴温阳，配合选用金匮肾气丸。

二、模拟情景对话

药师：您好！请问有什么可以帮到您的吗？

患者：我想买点治疗糖尿病的药。医生给我开的药已经吃完了。

药师：请问您的年龄是多少？

患者：46 岁。

药师：请问您是从事什么职业的？

患者：前一年就退休啦。

药师：哦，请问您现在有什么症状吗？

患者：其实症状也不是很明显，只是有点多尿，感觉头晕、乏力，体重也有所下降。

药师：那您还有其他症状吗，比如食量大、多饮？

患者：有的。

药师：最近有看过医生，做定期检查吗？

患者：有。因为我也不太会描述，我就把体检报告带在身上了，给您看看吧。

药师：哦，是这个星期检查的，血糖 13.6mmol/L，尿糖（++++），诊为 2 型糖尿病。您患病多久了？

患者：应该有一年多了。

药师：请问您的身高和体重分别是多少？

患者：身高是 1.7m，体重以前是 87kg，现在是 77kg，这一年瘦了有 10kg。

药师：请问您的家人有患糖尿病的吗？

患者：有，我爸爸就有，这有关系吗？

药师：糖尿病有家族遗传史。您之前有服用过什么药吗？

患者：有口服消渴丸、六味地黄丸等药物，但效果不怎样。

药师：请问您还有其他的疾病或者并发症吗？

患者：前一阵子检查过，没有其他疾病。现在我想看看有没有一些价钱合理疗效又好的降糖药。

药师：好的。我给您介绍一下相关的西药和中成药。

格列本脲 适应证：适用于单用饮食控制疗效不满意的轻、中度非胰岛素依赖型糖尿病，患者胰岛 B 细胞有一定的分泌胰岛素功能，并且无严重的并发症。用于非胰岛素依赖型（成年型、肥胖型）的糖尿病患者。由于它清除率低，最易发生低血糖反应，故使用要谨慎。用法用量：口服，开始 2.5mg，早餐前或早餐及午餐前各 1 次，轻症者 1.25mg，一日 3 次，三餐前服，7 日后递增每日 2.5mg。一般用量为每日 5～10mg，最大用量每日不超过 15mg。不良反应：偶见胃肠道不适、发热、皮肤过敏、低血糖等，使用剂量不当，会产生严重的低血糖反应，特别是服用过量时，有致死的危险，应及时纠正。

盐酸二甲双胍 他不同于磺脲类降糖药，不刺激胰岛 B 细胞分泌胰岛素，主要作用于胰岛外组织，促进细胞摄取葡萄糖，减少肝糖原异生，从而达到降血糖的目的。它适用于糖尿病，主要用于非胰岛素依赖型糖尿病，其中肥胖患者可作为首选药，本品无促进脂肪合成作用，对正常人无明显降血糖作用，一般不引起低血糖。用法用量：开始每次 0.25～0.5g，一日 3 次，餐前半小时服用。以后根据病情调整剂量，以免血糖过低。每日最大剂量不超过 2.0g。不良反应：可引起急性发热，有胃肠道反应，少见恶心、腹痛、腹泻等消化道症状，如在餐时或餐后服用会减轻。本品治疗时出现不耐受的最初迹象时不必停药，会自行消失。但在过量时，可能蓄积会出现乳酸性酸中毒。

降糖舒 主要成分：人参、枸杞子、黄芪、刺五加、黄精、益智、牡蛎、地黄、熟地黄、葛根、丹参、荔枝核、知母、生石膏、芡实、山药、玄参、五味子、麦冬、乌药、天花粉、枳壳。功能主治：生津止渴，甘平养胃，涩敛固阴；用于多饮，多尿，多食，消瘦，体倦无力，尿糖及血糖升高之消渴；轻度及中度成年型糖尿病。用法用量：口服，一次 4～6 粒，一日三次。注意事项：忌食辛辣。

患者：这些我都听不懂，我也不知道选哪个好！您推荐吧！

药师：那就推荐您选用盐酸二甲双胍吧！它不同于磺脲类降糖药，不刺激胰岛 B 细胞分泌胰岛素，主要作用于胰岛外组织，促进细胞摄取葡萄糖，减少血糖生成，从而达到降血糖的目的。它主要用于非胰岛素依赖型糖尿病，其中肥胖患者可作为首选药，而且本品无促进脂肪合成作用、对正常人无明显降血糖作用，一般不引起低血糖。

患者：哦，那价钱呢？

药师：这种药已经广泛应用，价格不会很贵的。

患者：好的，那我就要这种吧。

药师：好的。另外，我给您一些治疗建议吧。除了用药治疗外，还应该通过饮食治疗和参加适当的体育锻炼及体力劳动，这样可以增加胰岛素的敏感性，促进糖的利用，减轻胰岛负担使血糖下降，消除血脂，减轻体重，改善生理状况。

患者：嗯，我会尽量坚持的，那饮食呢？

药师：控制饮食的目的是维持健康，减轻胰岛负荷和延缓各种并发症。所以您要禁止吃甜食和少吃碳水化合物含量高的食物，可以多吃高纤维食物，促进机体的糖代谢，如小麦、白菜、韭菜、豆制品。含糖低的蔬菜，如冬瓜、南瓜、青菜、青椒、西红柿等；多吃含钙的食物，如虾皮、海带、排骨、黄豆、牛奶等；还有富含 B 族维生素和维生素 C 的食物，有利于减缓糖尿病并发症的进程。

患者：好。我会从各方面注意的。谢谢！

药师：不用。您服药后看看效果如何，病情如有加重或不适感增加，您就要马上去医院治疗。祝您早日康复！

三、疾病评估

患者，男，46 岁，退休职工，主诉吃得多、喝得多、尿得多、消瘦（"三多一少"）一年，至医院检查血糖和尿糖，发现均升高，被医院确诊为 2 型糖尿病。

四、推荐及指导用药

（1）情景对话中，患者一般状况均良好，未出现任何糖尿病的并发症，不伴有任何需使用胰岛素的指征，故患者的治疗在饮食治疗和运动治疗的基础上可加用一些口服的降糖药或是中成药。由于以前用过一些中成药，但效果不明显，且患者体形肥胖，故可以首选盐酸二甲双胍。

（2）如患者糖尿病并发感染，如最常见的足趾溃烂，则应注意改善下肢的血液循环，如可给予中成药麻疼丸，它具有益气养血、温阳散寒、活血通络之功效，可以改善肢端的血液循环，修复受损的神经。同时选用敏感抗生素，控制感染。

（3）如患者糖尿病合并高血压时，血管紧张素转化酶抑制药（1型糖尿病）、血管紧张素受体拮抗药（2型糖尿病）可作为首选药物。其中血管紧张素转化酶抑制药的代表药有卡托普利（25~50mg，一日2~3次）、依那普利（5~10mg，一日1~2次）、贝那普利（5~20mg，一日一次）等，这几种药物的最常见副作用为持续性干咳，尤其见于用药早期。血管紧张素受体拮抗药的代表药有氯沙坦（50~100mg）、缬沙坦（80~160mg），均一日一次，不良反应轻微而短暂，较常见的有与剂量相关的直立性低血压。

五、用药指导

（1）饮食治疗是糖尿病治疗的基础，应强调总热量限制的概念，鼓励多食高纤维食品，少吃多餐，学会多种食物品种交换。老年患者常有一些传统而又固执的不良饮食习惯，喜欢与年轻时攀比，总觉得营养欠缺而超实际需要量进食，故对老年糖尿病患者的饮食指导需要讲明利害，耐心细致，多举例，有利于具体实施。

（2）运动治疗对老年糖尿病患者也十分重要，通过运动协助调整血糖、增强体质、改善心肺脑重要脏器的适应能力。

（3）鼓励老年糖尿病患者学会自我监测血糖，可根据血糖监测结果调整饮食或运动量，有助于提高疾病综合控制水平。

[实践部分]

一、讨论题目

1. 1型和2型糖尿病有哪些区别？
2. 糖尿病的治疗原则包括哪些？
3. 2型糖尿病在什么情况下需用胰岛素治疗？

二、处方分析

患者，男，52岁；近一年来口干，多饮，多尿，多食，体重较前下降5kg，查尿糖

(+++)，空腹血糖 9.6mmol/L（正常值 3.89～6.11mmol/L）。入院检查确诊后，医生开出以下处方，请分析该患者得了什么病？医生开的处方是否合理，为什么？

1.Rp：

  格列本脲片 2.5mg×100

  Sig. 2.5mg tid. po.

  二甲双胍片 0.5g×20

  Sig. 0.5g tid. po.

2.Rp：

  二甲双胍片 0.5g×20

  Sig. 0.5g tid. po.

  阿卡波糖片 50mg×30

  Sig. 100mg tid. po.

（1）上述处方适用于何种患者？

（2）处方是否合理？为什么？

（3）向患者说明各药用药目的。

三、真实用药案例与讨论

伴有其他基础病的糖尿病患者，真实用药的案例与讨论，见数字资源 4-8-1 糖尿病的用药案例与讨论。

数字资源 4-8-1
糖尿病的用药案例与讨论视频

四、练习

请根据以下病案设计模拟药店问病荐药的情景对话。

病案 1 患者，男，60 岁，退休干部。多食、多饮、多尿、消瘦 2 年，右下肢轻微麻痛、右侧小趾溃烂 1 月。患者 2 年前出现多饮、多食、多尿、消瘦，于当地医院诊断为糖尿病，口服消渴丸、降糖舒等中成药，血糖控制尚可。一个月前患者又出现右下肢轻微麻木、疼痛，随后发现右侧小趾皮肤逐渐溃烂，患者自行购买皮炎平涂抹，不见好转，故来我店咨询及购药。患者既往体健，无药物过敏史，其父老年时也患有 2 型糖尿病。检查：体温 36.0℃，呼吸 21 次/分，血压 115/75mmHg，脉搏 70 次/分。神志清楚，体型偏胖。心肺未见异常。双下肢无水肿，双侧足背动脉搏动减弱，右侧小趾可见一约 1.5cm×1.5cm 大小的溃疡面，余未见异常。

病案 2 患者，女，52 岁，教师。发现血糖及血压升高 1 月。患者在上月单位组织的体检中发现血糖和血压均升高：空腹血糖 7.2mmol/L；血压 145/90mmHg。服用芪味糖平胶囊及复方降压片后，血糖和血压均未得到很好的控制，故前来咨询并购药。患者既往史、个人史、家族史无特殊。查体：体温 36.8℃，呼吸 20 次/分，血压 145/85mmHg，脉搏 80 次/分。神志清楚，面色红润，肥胖体型。心肺无异常发现。

第九节 慢性乙型肝炎的用药指导

[理论回顾]

一、疾病简介

病毒性乙型肝炎（简称"乙肝"）是由嗜肝病毒引起的，以肝脏病变为主的全身性传染病。其主要病原体为乙型肝炎病毒（HBV），它主要经肠道外传播，多呈散发、无季节性、病变易呈慢性过程，可发展成肝硬化或肝癌。

（一）分类及相应的临床表现

轻度：临床上病情较轻，可反复出现乏力、头晕、食欲有所减退、厌油、肝区不适等。生化指标仅 1～2 项轻度异常。部分病例症状、体征缺如。

中度：症状、体征、实验室检查结果居于轻、重度之间。

重度：有明显而持续的肝炎症状，如乏力、纳差、腹胀及便溏等，可有肝病面容，肝掌，血管痣和肝脾肿大而排除其他原因引起者，血清谷丙转氨酶（ALT）反复或持续升高，白蛋白减低或白/球比值异常，蛋白电泳丙种球蛋白明显升高。

（二）西医治疗

1. 治疗原则

根据患者的具体情况采取综合性治疗方案，包括合理的休息和营养，心理平衡，改善和恢复肝功能，调节机体免疫力，抗病毒、抗纤维化等治疗。

2. 治疗药物分类

（1）抗病毒药物　目的是抑制病毒复制，减少传染性。包括人白细胞干扰素、人体纤维细胞干扰素、人免疫干扰素、拉米夫定、替比夫定、磷酸阿糖腺苷、阿德福韦酯，其中以干扰素和核苷类抗病毒药物疗效较为肯定，核苷类抗病毒药物目前临床常用的有恩替卡韦和替诺福韦。

（2）免疫调节剂　包括乙肝免疫球蛋白、乙肝疫苗、转移因子、免疫核糖核酸、免疫抑制剂、胸腺肽、猪苓多糖等，其中以免疫核糖核酸较为有效。

（3）改善肝细胞功能药物　其中又包括非特异性护肝药如维生素类；甘利欣胶囊；降酶药如联苯双酯类；退黄药如茵栀黄。

（4）抗纤维化药物　主要有鳖甲软肝片、安络化纤丸、肝复乐等药物，抗纤维化作用有较一致共识。

（三）中医药治疗

中医学没有"病毒性肝炎"这一病名，从病情看，应属于中医的"黄疸""胁痛"范畴。认为是湿热疫毒之邪侵犯中焦，郁蒸肝胆，肝失疏泄，脾失健运等因素引起。总之，病因不外乎湿、热、疫、毒等，应为肝、肾、脾功能失调与功能衰退而致湿、瘀相互作用，气血紊乱所致。下面按照中医辨证分型介绍中成药的应用。

1. 肝胆湿热型

（1）证候　身目俱黄，黄色鲜明，胁肋疼痛，脘闷腹胀，烦热，口干而苦，食欲缺乏，恶心呕吐，厌食油腻，困倦乏力，不耐劳累，大便秘结或稀溏，小便黄赤，舌质红苔黄腻。

（2）治法　清热利湿，健脾调气。

（3）常见中成药及应用

乙肝清热解毒颗粒

【主要成分】虎杖、白花蛇舌草、土茯苓、茜草、茵陈、白茅根、蚕沙、野菊花。

【功用】清肝利胆，解毒逐瘟。用于口干口苦或口黏稠、厌油、胃肠不适等，以及符合肝胆湿热型急、慢性乙型病毒性肝炎证候者。

【用法用量】开水冲服。一次2袋，每日3次。

清肝利胆口服液

【主要成分】茵陈、金银花、栀子、厚朴、防己。

【功用】清利肝胆湿热。用于湿热蕴结所致的纳呆、胁痛、疲倦、乏力、尿黄等。

【用法用量】口服。一次20～30ml，一日2次，10日为一疗程。

苦胆丸（片）

【主要成分】苦参、龙胆、黄柏、大黄、郁金、茵陈。

【功用】解热消炎，疏肝利胆。用于黄疸型肝炎，无黄疸型及急、慢性肝炎。

【用法用量】空腹温开水送下。丸剂：一次1～2丸，每日2～3次。片剂：一次5片，一日3次。

茵栀黄颗粒

【主要成分】绵茵陈提取物、栀子提取物、黄芩提取物、金银花提取物。

【功用】清热解毒，利湿退黄。用于湿热毒邪内蕴所致黄疸、急慢性肝炎等。

【用法用量】开水冲服。一次6g，每日3次。

（4）辨证选药　此型以湿热蕴结为特点，可选中成药还有乙肝宁颗粒、乙肝灵丸、茵芪肝复颗粒、双虎清肝颗粒、苦黄颗粒、鸡骨草颗粒、垂盆草颗粒等。其中热毒炽盛（热重于湿）证，治宜清热解毒利湿为主，可选含有金银花、苦参、黄柏、茵陈等之品，如苦胆丸、乙肝清热解毒颗粒。湿热遏脾（湿重于热）证，治宜芳化利湿、燥湿运脾为主，可选含有苍术、白术、厚朴、半夏、陈皮等的成药，茵栀黄颗粒联用二陈丸。该证多属于实证，因此气虚、血虚、脾虚等证型慎用。

2. 肝郁脾虚型

（1）证候　胁肋胀痛，痞满纳呆，食后腹胀或腹胀午后加重，倦怠乏力，大便稀溏或时溏时干，恶心嗳气，烦躁易怒，时时太息，神疲懒言，舌质淡、舌体胖或有齿痕，舌苔薄白或白腻，脉沉弦或沉缓等。

（2）治法　健脾化湿开胃，疏肝解郁。

（3）常见中成药及应用

乙肝益气解郁颗粒

【主要成分】柴胡、枳壳、白芍、橘叶、丹参、黄芪、党参、黄连、法半夏、瓜蒌、刺五加、茯苓、桂枝、决明子、山楂、五味子。

【功用】益气化湿，疏肝解郁。用于肝郁脾虚型慢性肝炎。

【用法用量】开水冲服。一次20g，每日3次。

柴胡舒肝丸

【主要成分】白芍、槟榔、薄荷、柴胡、陈皮、大黄、当归、豆蔻、莪术、防风、茯苓、甘草、厚朴、黄芩、姜半夏、桔梗、六神曲、木香、青皮、三棱、山楂、乌药、香附、枳壳、紫苏梗。

【功用】疏肝理气，消胀止痛。用于肝气不舒，胸胁痞闷，食滞不消，呕吐酸水。

【用法用量】一次1丸，每日两次。

护肝片

【主要成分】柴胡、茵陈、板蓝根、五味子、猪胆粉、绿豆。

【功用】疏肝理气，健脾消食。具有降低转氨酶作用。用于慢性肝炎及早期肝硬化等。

【用法用量】口服。一次4片，每日3次。

九味肝泰胶囊

【主要成分】三七、郁金、蜈蚣（不去头足）、大黄、黄芩、山药、蒺藜、姜黄、五味子。

【功用】化瘀通络，疏肝健脾。用于气滞血瘀兼肝郁脾虚所致的胁肋痛或刺痛，抑郁烦闷，食欲不振，食后腹胀脘痞，大便不调，或胁下痞块等。

【用法用量】口服，一次4粒，一日3次；或遵医嘱。

（4）辨证选药　此型可选中成药还有乙肝健片、五灵丸、利肝隆片、益肝灵片、朝阳丸、肝苏颗粒、肝复康片、舒肝颗粒等。慢乙肝以肝脾同病类型最为多见。肝郁症状有口苦、黄疸、胁痛、心烦易怒、尿黄等；脾病症状有头晕乏力、纳差恶心、腹胀便溏等。肝郁重于脾虚者，联合使用柴胡舒肝丸、逍遥丸、平肝舒乐丸等；脾虚纳差明显，适当增加健脾利湿、开胃消食之品，可联用参苓白术散、五苓散、健脾丸等。

3. 瘀血阻络证

（1）证候　胁肋刺痛，痛有定处，肝脾大，蜘蛛痣，肝掌，面色晦暗，肌肤甲错，舌质紫黯。

（2）治法　活血化瘀，理气止痛，软坚散结。

（3）常见中成药及应用

中华肝灵胶囊

【主要成分】柴胡、糖参、厚朴、三七、当归、木香、香附、川芎、鳖甲、郁金、青皮、枳实。

【功用】疏肝健脾，理气止痛，活血化瘀，软坚散结。用于肝郁气滞血阻，积聚不消，两胁胀痛，食少便溏，舌有瘀斑者。

【用法用量】口服。一次7~8粒，每日3次。

扶正化瘀胶囊

【主要成分】丹参、桃仁、松花粉、绞股蓝、五味子（制）、发酵虫草菌粉。

【功用】活血祛瘀，益精养肝。用于乙型肝炎肝纤维化属瘀血阻络，肝肾不足证者，症见胁下痞块，胁肋疼痛，面色晦暗，或见赤缕红斑，腰膝酸软，头晕乏力，目涩，舌质暗红或有瘀斑，苔薄黄，脉弦细。

【用法用量】口服。一次5粒，每日3次，24周为1个疗程。

复方鳖甲软肝片

【主要成分】鳖甲、三七、赤芍、冬虫夏草、连翘、紫河车等。

【功用】软坚散结，化瘀解毒，益气养血。用于瘀血阻络，气血亏虚，兼热毒未尽证。症见胁肋痛或胁下痞块、面色晦暗、脘腹胀满、纳差便溏、神疲乏力、口干口苦、赤缕红丝等。

【用法用量】口服。一次4片，每日3次，6个月为1个疗程，或遵医嘱。

（4）辨证选药　此型肝脏多有结节、纤维化或硬化的病情，需选择具有化瘀、散结、止痛的中成药，如中华肝灵胶囊、鳖甲煎丸、扶正化瘀胶囊、大黄䗪虫丸、复方鳖甲软肝片、乙肝益气解郁颗粒、护肝宁片、安络化纤丸等。血瘀偏气滞者，可联合柴胡疏肝散；血瘀偏气虚者，联用补中益气丸、参芪口服液；血瘀重者，加服膈下逐瘀颗粒或云南白药胶囊等活血化瘀之品，增加化瘀止痛之效。

4. 肝肾阴虚型

（1）证候　胁肋隐痛，腰膝酸软，口干舌燥，手足心热，或低热，头晕目眩，两目干涩，失眠多梦，舌红苔少或无苔。

（2）治法　滋补肝肾，活血化瘀。

（3）常见中成药及应用

乙肝养阴活血颗粒

【主要成分】生地黄、北沙参、麦冬、女贞子、北味子、黄芪、当归、白芍、何首乌、阿胶珠、黄精、泽兰、牡蛎、橘红、丹参、川楝子。

【功用】滋补肝肾，活血化瘀。用于肝肾阴虚型慢性肝炎。症见面色晦暗、头晕耳鸣、五心烦热、腰腿酸软、齿鼻衄血、胁下痞块、赤缕红斑、舌质红、少苔、脉沉弦、细涩等。

【用法用量】开水冲服，一次20g，每日3次。

六味五灵片

【主要成分】五味子、女贞子、连翘、莪术、苣荬菜、灵芝孢子粉。

【功用】滋肾养肝，活血解毒。用于中医辨证属于肝肾不足，邪毒瘀热互结的慢性乙型肝炎。

【用法用量】口服，一次3片，每日3次，连服3个月；随后每个月递减，再连服3个月。减量第1个月，一次3片，每日2次；减量第2个月，一次2片，每日2次；减量第3个月，一次2片，每日1次。

乙肝扶正胶囊

【主要成分】何首乌、当归、沙苑子、丹参、人参、虎杖、贯众、明矾、石榴皮、麻黄、肉桂。

【功用】补肝肾，益气活血。用于肝区隐痛不适，全身乏力，腰膝酸软，气短心悸，自汗，头晕、纳少，辨证属于肝肾两虚证候。

【用法用量】口服，一次4粒，每日3次；儿童酌减或医嘱。

（4）辨证选药　湿热毒邪日久伤阴，导致肝肾阴虚，此型可选中成药尚有益灵片、灭澳灵片、杞菊地黄丸等。这类药物多有补益作用，肝胆湿热、脾虚气滞者慎用。

此外，有些中成药治疗病毒性肝炎作用明显，但不易归类，故单独列出供患者选用。如益肝灵片、云芝肝泰颗粒、复方木鸡颗粒、云芝菌胶囊、肝复康丸、肾肝宁胶囊、五酯软胶囊等。

二、模拟情景对话

药师：您好！请问您需要什么帮助吗？

患者：我想看看有没有什么好的抗乙肝药？

药师：您是自己用还是帮别人买？

患者：我自己。

药师：请问您觉得哪里不舒服呢？

患者：我经常觉得浑身没劲，上个月检查结果仍是乙肝小三阳，医生说ALT还有点偏高。

药师：您记得ALT数值是多少吗？

患者：好像正常值是0～40U/L，我的检测结果是78U/L。

药师：还有其他不舒服吗，比如头晕、不想吃东西、厌油？

患者：有啊，有时候就会出现这些情况，尤其是我工作比较忙，比较累的时候就会出现这些情况。

药师：您多大年龄了？

患者：36岁了。

药师：您这种情况有多久了？

患者：我四年前去医院体检时发现乙肝小三阳，其他检查都正常，由于自己也没什么感觉，医生就说这种情况不需要服药，注意休息就行，所以我也就没管它了。

药师：那您从什么时候出现没力气、头晕、不想吃东西、厌油这些症状的？

患者：大概是第一次检查后过了半年，我单位的工作就特别忙，经常晚上要加班，总是休息不够，后来我就开始觉得精神比较差、经常头晕，看到以前爱吃的肥肉也觉得有点恶心，也吃不下了。

药师：您这种情况持续了多久？

患者：就是从那时起到现在，大概有三年半，只不过是时好时坏，工作轻松点，休息得好时，好像就没这些感觉，但一忙起来就会这样。

药师：您有没有觉得肝脏的这个位置不舒服？

患者：有时有点胀痛。

药师：除了上述两次，您中途有没有去检查过？

患者：两年前去查过一次，和这次结果差不多，除了小三阳之外，也是说 ALT 有点升高。

药师：从您的这种情况来看，您是属于轻度的慢性乙型肝炎。那医生给您开过什么药吃吗？

患者：有的，医生开了点维生素 C 及护肝片，叮嘱我要好好休息，合理饮食。但从这次检查的结果来看，似乎没什么效果。

药师：慢性乙肝是要特别注意休息和合理饮食。不要经常熬夜，另外，您可以吃一些高蛋白、高热量、高维生素易消化的食物。当然一些药物治疗也是有必要的。

患者：饮食和休息我自己会特别注意，那药物方面您给我一些建议吧。

药师：好的。不过在这之前，我还要跟您强调一件事，就是您这个乙肝"小三阳"虽然传染性没"大三阳"强，但也可能有一定的传染性，您最好去医院先做个 HBV DNA 的检查，判断一下病毒复制的情况。如果 HBV DNA 检查显示阳性，加上您现在的肝功能也有点异常，就需要用一些抗病毒的药物进行治疗。

患者：目前哪种抗病毒的药物效果比较好呢？

药师：本来 α-干扰素是国际公认的治疗慢性乙肝的首选抗病毒药物，并且目前仍是唯一被认可对慢性乙肝有明确的长期疗效的药物。但它用起来比较麻烦，必须肌注，而且还比较贵。另外一种新药叫拉米夫定。

患者：这是一种什么形式的药物，是吃药还是打针？

药师：拉米夫定是近年新上市的一种抗乙肝病毒新药，也叫贺普丁。它是一种可以抑制乙肝病毒复制的药物，是目前临床应用中疗效最好的、最具代表性的核苷类似物。它是一种口服的药物。

患者：这个药贵吗？

药师：我们这是 175 块一盒，每盒 14 片，一天吃一片。

患者：有点贵，还有什么药可以向我推荐？

药师：还有一种是甘利欣胶囊，它具有较强的抗炎、保护肝细胞膜及改善肝功能的作用，它特别适用于您这种 ALT 升高的慢性乙肝患者。这种药物不贵，一盒才 20 元，可以服一个星期。

患者：那这药有什么副作用吗？

药师：副作用不大，少数患者可有血压升高、头昏、头痛、恶心、上腹不适、腹胀、皮疹、发热等，但不影响治疗。

患者：好的，那我要这种药吧，我还需要服用其他什么药吗？

药师：您的维生素可以继续吃，但其他药暂时不要吃了，因为药物是在肝脏代谢的，您现在吃多了药反倒会增加肝脏的负担，您吃完这个药过半年再检查一下，看看效果如何，不行的话再考虑换用其他药物。另外，特别强调的还是注意休息，不要太疲劳了。这点可能比吃药还要重要。

患者：谢谢，我会特别注意的。

药师：饮食方面注意要吃新鲜的、容易消化的东西，不能吃辛辣刺激的食物。多吃优质蛋白，如动物性蛋白质、豆制品等。适当多饮果汁、米汤、蜂蜜水、西瓜汁等，可加速毒物排泄及保证肝脏正常代谢功能。另外，注意烹调方法，限制肉汤、鸡汤等含氮浸出物高的食品，以减轻肝脏负担。

患者：谢谢您的细心指导。先给我拿五盒甘利欣胶囊吧。

药师：好的。如果服药期间出现什么不舒服的情况可再过来咨询，另外，如果您感觉特别不舒服比如上腹部疼痛更剧烈了，或者出现呕吐、呕血等情况就要赶紧去医院看看。

患者：好的，非常感谢！

药师：祝您早日康复！

三、疾病评估

患者，男，36岁，工程师，主诉发现乙肝"小三阳"（HBsAg、抗-HBe、抗-HBc均呈阳性）四年，反复乏力、头晕、食欲减退、厌油三年半。患者四年前体检时发现乙肝表面抗原、乙肝e抗体和乙肝核心抗体三项均为阳性，但其他检查均正常，患者亦无任何不适感。半年后，患者由于过度劳累，开始出现乏力、头晕、食欲减退、厌油等症状，此后，上述症状反复出现，时好时坏，且一般发生于患者疲劳时。结合患者最近的检查结果，患者的诊断为轻度的慢性乙型肝炎。

四、推荐及指导用药

（1）情景对话中，患者临床上病情相对来说比较轻，一般在过度疲劳时出现一些症状。生化指标提示ALT升高，差不多接近正常值的2倍，提示患者肝细胞存在一定的损害，需要用药进行一定的保护。由于肝脏还具有参与药物代谢的特殊功能，所以慢性乙型肝炎的用药特别强调：少而精，以安全有效为准，尽量减少肝脏的负担。甘利欣胶囊特别适用于ALT升高的慢性乙肝患者，故患者治疗以此药为主即可。同时，特别强调饮食及休息的辅助治疗。

(2)如果患者生化检查提示"大三阳"(HBsAg、HBeAg、抗-HBc均呈阳性)或是乙肝 DNA 检查结果阳性,表示感染者传染性极强或是血清中存在游离乙肝病毒,建议用药时我们应主要推荐抗乙肝病毒的药物如干扰素或拉米夫啶。拉米夫啶 100mg 每日一次。干扰素的应用则建议患者再次去医院咨询相关医务人员。

(3)慢性乙型肝炎的患者如果 B 超检查发现出现肝纤维化,则可以选用中成药如鳖甲软肝片、安络化纤丸或肝复乐等中成药。其中鳖甲软肝片:口服 4~6 片,每日 3 次。安络化纤丸:一次 6g,一日 2 次或遵医嘱,三个月为一个疗程。肝复乐胶囊:口服,一次 6 粒,一日 3 次。

(4)如果患者有明显而持续的肝炎症状,体检时亦有阳性发现,如肝病面容、肝掌、血管痣等,则建议患者去医院做更详细的检查。

五、用药指导

(1)忌酒　因为酒精的 90% 要在肝脏内代谢,酒精可以使肝细胞的正常酶系统被干扰,所以直接损害肝细胞,使肝细胞坏死。患有急性或中重度慢性肝炎的患者,即使少量饮酒,也会使病情反复或发生变化。

(2)忌辛辣　因为辛辣食品易引起消化道生湿化热,湿热夹杂,肝胆气机失调,消化功能减弱。故应避免食用辛辣之品。

(3)忌烟　因为烟中含有多种有毒物质,能损害肝功能,抑制肝细胞再生和修复。因此肝病患者必须戒烟。

(4)忌劳累　因为肝为人体重要代谢器官,肝炎患者功能异常,营养失调,故疲乏无力,需多休息。因此多休息是治疗的关键。

[实践部分]

一、讨论题目

1. 慢性乙型肝炎的治疗原则包括哪些?
2. 慢性乙型肝炎的药物分类及主要的代表药有哪些?
3. 为使慢性乙型肝炎的患者尽快恢复健康,能否采用抗病毒、免疫抑制剂、护肝药、抗纤维化"四联疗法",为什么?

二、处方分析

男性,18 岁,高三学生,HBsAg 阳性 10 年,由于学习压力比较大,肝功能异常三月余,一周前自感乏力、食欲减退就医,经查 ALT 790 U/L,HBV DNA 1.2×10^5 IU/ml,HBsAg(+),HBeAg(+)。确诊后,医生开出以下处方,请分析该患者得了什么病?医生开的处方是否合理,为什么?

1.Rp:

聚乙二醇干扰素 α-2a　　　180μg×1

Sig.180μg　　qw.　　ih.

甘草酸单铵针　　100ml×7

Sig.100ml　　qd.　　iv gtt.

谷胱甘肽针　　1.5g×7

Sig.1.5g　　qd.　　iv gtt.

2.Rp:

替比夫定片　　600mg×7

Sig.600mg　　qd.　　po.

多烯磷脂酰胆碱注射液　　10ml×7

Sig.10ml　　qd.　　iv gtt.

（1）上述处方适用于何种患者？

（2）处方是否合理？为什么？

（3）向患者说明各药用药目的。

三、真实用药案例与讨论

伴有其他基础病的乙肝患者，真实用药的案例与讨论，见数字资源4-9-1乙肝的用药案例与讨论。

数字资源4-9-1
乙肝的用药案例与讨论视频

四、练习

请根据以下病案设计模拟药店问病荐药的情景对话。

病案1　患者，男，26岁，工人。发现乙肝五项异常6年，加重并反复出现乏力、肝区不适2年。20岁时发现是乙肝携带者，两年前因肺炎入院，入院后检查发现肝功不正常，乙肝五项检查为"小三阳"，此后，患者经常感觉疲乏、肝区发胀、口中无味。半年前检查又发现ALT高达到400U/L左右，经治疗（用甘利欣注射液、肌苷等），很快转为正常。患者既往史、个人史、家族史均无特殊。此次检查，DNA定量检测为阴性，ALT 60U/L，比正常值稍高（40U/L），B超发现有肝脏纤维化趋势。其余检查无异常发现。

病案2　患者，女，28岁，会计。发现表面抗原阳性25年，乏力、食欲减退10月。患者幼小时检查发现为乙肝携带者，但肝功检查一直正常，平时无不适，未给予任何治疗。10个月前，患者因结婚忙碌而出现疲乏、食欲减退症状，患者以为劳累所致，未引起重视。患者既往体健，其母亲患有慢性乙型肝炎。近日检查发现：血清HBsAg（＋）、HBeAg（＋）、抗-HBc阳性，HBV DNA $3.02×10^7$（病毒量大），ALT 23U/L。腹部B超显示，肝胆胰脾未见明显异常。其余检查无特殊。

第十节 消化性溃疡的用药指导

[理论回顾]

一、疾病简介

消化性溃疡（PU）是指各种致病因子的作用下，黏膜发生炎性反应与坏死、脱落并形成溃疡，溃疡病灶处的黏膜坏死、缺损甚至穿透黏膜肌层，严重者可达固有肌层或更深。黏膜损伤主要指发生在胃和十二指肠球部，即胃溃疡（GU）和十二指肠溃疡（DU），这些溃疡的形成均与胃酸和胃蛋白酶的消化作用有关，故称消化性溃疡。

（一）临床表现

上腹痛是消化性溃疡的主要症状，但部分患者可无症状或症状较轻以至不为患者所注意，而以出血、穿孔等并发症为首发症状。

1. 消化性溃疡疼痛特点

（1）长期性 由于溃疡发生后可自行愈合，但在愈合后又好复发，故常有上腹疼痛长期反复发作的特点。整个病程平均6~7年，有的可长达十几年，甚至更长。

（2）周期性 上腹疼痛呈反复周期性发作，乃为此种溃疡的特征之一，尤以十二指肠溃疡更为突出。中上腹疼痛发作可持续几天、几周或更长，继以较长时间的缓解。全年都可发作，但以春、秋季节发作者多见。

（3）节律性 溃疡疼痛与饮食之间的关系具有明显的相关性和节律性。在一天中，早晨3点至早餐的一段时间，胃酸分泌最低，故在此时间段内很少发生疼痛。十二指肠溃疡的疼痛好在两餐之间发生，持续不减直至下餐进食或服制酸药物后缓解。一部分十二指肠溃疡患者，由于夜间的胃酸较高，尤其在睡前曾进餐者，可发生半夜疼痛。胃溃疡疼痛的发生较不规则，常在餐后1小时内发生，经1~2小时后逐渐缓解，直至下餐进食后再出现上述节律。

（4）疼痛部位 十二指肠溃疡的疼痛多出现于中上腹部，或在脐上方，或在脐上方偏右处；胃溃疡疼痛的位置也多在中上腹，但稍偏高处，或在剑突下和剑突下偏左处。疼痛范围约数厘米直径大小。因为空腔内脏的疼痛在体表上的定位一般不十分确切，所以，疼痛的部位也不一定准确反映溃疡所在解剖位置。

（5）疼痛性质 多呈钝痛、灼痛或饥饿样痛，一般较轻而能耐受，持续性剧痛提示溃疡穿透或穿孔。

（6）影响因素 疼痛常因精神刺激、过度疲劳、饮食不慎、药物影响、气候变化等因素诱发或加重；可因休息、进食、服制酸药、以手按压疼痛部位、呕吐等方法而减轻或缓解。

2. 消化性溃疡其他症状与体征

（1）其他症状 本病除中上腹疼痛外，尚可有唾液分泌增多、烧心、反胃、嗳酸、嗳气、恶心、呕吐等其他胃肠道症状。食欲多保持正常，但偶可因食后疼痛发作而惧食，以致体重减轻。全身症状可有失眠等神经症的表现，或有缓脉、多汗等自主神经系统不平衡的症状。

（2）体征　溃疡发作期，中上腹部可有局限性压痛，程度不重，其压痛部位多与溃疡的位置基本相符。

3. 消化性溃疡并发症

（1）出血　是本病最常见并发症，其发生率占本病患者的20%~25%，也是上消化道出血的最常见原因。

（2）穿孔　溃疡穿透浆膜层而达游离腹腔即可致急性穿孔；后壁穿孔或穿孔较小而只引起局限性腹膜炎时，称亚急性穿孔；如溃疡穿透与邻近器官、组织粘连，则称为穿透性溃疡或溃疡慢性穿孔。急性穿孔时，由于十二指肠或胃内容物流入腹腔，导致急性弥漫性腹膜炎，临床上突然出现剧烈腹痛。亚急性或慢性穿孔所致的症状不如急性穿孔剧烈，可只引起局限性腹膜炎、肠粘连或肠梗阻征象，并于短期内即可见好转。

（3）幽门梗阻　大多由十二指肠溃疡引起，但也可发生于幽门前及幽门管溃疡。其发生原因通常是由于溃疡活动期，溃疡周围组织的炎性充血、水肿或反射性地引起幽门痉挛。此类幽门梗阻属暂时性，可随溃疡好转而消失。患者可感上腹饱胀不适，并常伴食欲减退、嗳气、反酸等消化道症状，尤以饭后为甚。呕吐是幽门梗阻的主要症状，多于餐后30~60分钟后发生。

（4）癌变　少数胃溃疡可发生癌变，但十二指肠球部溃疡并不引起癌变。胃溃疡癌变发生于溃疡边缘，据报道癌变发生率在1%左右。

（二）西医治疗

1. 治疗目的

由于胃酸分泌过多、幽门螺杆菌感染和胃黏膜保护作用减弱等因素是引起消化性溃疡的主要环节，胃排空延缓和胆汁反流、胃肠肽的作用、遗传因素、药物因素、环境因素和精神因素等，都和消化性溃疡的发生有关，故治疗的目的是消除病因、缓解症状、愈合溃疡、防止复发和防治并发症。

2. 治疗药物分类

治疗消化性溃疡的药物主要包括抑制胃酸的药物、根除幽门螺杆菌（Hp）感染的药物、增强胃黏膜保护作用的药物和促进胃动力药物。

（1）抑制胃酸的药物　包括制酸药和抗分泌药两类。

制酸药与胃内盐酸作用形成盐和水，使胃酸降低。种类繁多，有碳酸氢钠、碳酸钙、氧化镁、氢氧化铝、三硅酸镁等。抗分泌药物主要有组胺H_2受体拮抗药和质子泵抑制剂两类。

（2）Hp感染的治疗　对Hp感染的治疗主要是应用具有杀菌作用的药物。清除指药物治疗结束时Hp消失。根除指药物治疗结束后至少4周无Hp复发。临床上要求达到Hp根除，消化性溃疡的复发率可大大降低。体外药物敏感试验表明，在中性pH条件下，

Hp 对青霉素最为敏感，对氨基糖苷类、四环素类、头孢菌素类、氧氟沙星、环西沙星、红霉素、利福平等高度敏感；对大环内酯类、呋喃类、氯霉素等中度敏感；对万古霉素有高度抗药性。但 Hp 对铋盐中度敏感。

（3）加强胃黏膜保护作用的药物　已知胃黏膜保护作用的减弱是溃疡形成的重要因素，近年来的研究认为加强胃黏膜保护作用，促进黏膜的修复是治疗消化性溃疡的重要环节之一。主要药物有枸橼酸铋钾、前列腺素 E、硫糖铝、表皮生长因子、生长抑素。

（4）促进胃动力药物　在消化性溃疡病例中，如见有明显的恶心、呕吐和腹胀，实验室检查见有胃潴留、排空迟缓、胆汁反流或胃食管反流等表现，应同时给予促进胃动力药物，如甲氧氯普胺、多潘立酮、西沙必利。

（三）中医药治疗

中医学认为消化性溃疡属于"胃脘痛"，其病因与情志、饮食、劳倦有关，主要为胃气郁滞，气血不畅所致。"不通则痛"，也是消化性溃疡的主要病机。病位在胃，与肝、脾两脏密切相关。中医证型主要分为：肝郁气滞型、肝胃郁热型、饮食积滞型、脾胃虚寒型、胃阴不足型、胃络瘀阻型（或有胃出血）。下面介绍常见的四种分型用药。

1. 肝郁气滞型

（1）证候　胃脘胀痛或疼痛窜及两胁，遇情志不畅时加重，嗳气频发，喜太息，胸闷食少，口苦吞酸，舌苔薄白，脉弦。

（2）治法　疏肝理气，和胃止痛。

（3）常见中成药及应用

三九胃泰

【主要成分】三叉苦、九里香、两面针、木香、黄芩、茯苓、地黄、白芍。

【功用】清热燥湿，行气活血，柔肝止痛。用于湿热内蕴、气滞血瘀所致的胃痛，症见脘腹隐痛、饱胀反酸、恶心呕吐、嘈杂纳减；浅表性胃炎见上述证候者。

【用法用量】用开水冲服，一次 1 袋，每日 2 次。

舒肝健胃丸

【主要成分】厚朴、香附、白芍、柴胡、青皮、香橼、陈皮、檀香、豆蔻、枳实、鸡内金、槟榔、延胡索、五灵脂、牵牛子。

【功用】疏肝解郁，导滞和中。用于肝胃不和引起的胃脘胀痛，胸胁满闷，呕吐吞酸，腹胀便秘。

【用法用量】口服，一次 0.5~1 袋，每日 3 次。

胃太平胶囊

【主要成分】鱼鳔（制）、浙贝母、海螵蛸、延胡索。

【功用】健脾制酸，理气化瘀。用于脾胃虚弱，气血瘀滞所致胃脘疼痛，嘈杂泛酸，倦怠乏力。

【用法用量】口服，一次 8 粒，每日 3 次。

香砂枳术丸

【主要成分】木香、枳实、砂仁、白术。

【功用】健脾开胃，行气消痞。用于脾虚气滞，脘腹痞闷，食欲缺乏，大便溏软。

【用法用量】口服，一次10g，每日2次。

（4）辨证选药　治宜疏肝理气，和胃止痛。可选中成药还有槟榔四消丸、舒肝丸、胃康胶囊、调胃舒肝丸、胃疡宁丸、益胃膏（口服液）等。肝郁严重宜选舒肝健胃丸，或联用柴胡疏肝散、逍遥丸等；气滞严重，呕吐泛酸者可选含理气导滞药物的成药，如槟榔四消丸、香砂枳术丸。此型最忌情绪激动或生闷气，需保持心情愉快，做好情志调适。

2. 肝胃郁热型

（1）证候　胃脘痛势急迫，有灼热感，口干而苦，喜冷饮，吞酸，嘈杂，情绪抑郁或烦躁易怒，小便黄赤，便秘，舌红苔黄，脉弦或细数。

（2）治法　疏肝清热，和胃止痛。

（3）常见中成药及应用

牛黄清胃丸

【主要成分】人工牛黄、大黄、菊花、麦冬、薄荷、石膏、栀子、玄参、番泻叶、黄芩、桔梗、黄柏、连翘、牵牛子、枳实、冰片、甘草。

【功用】清胃泻火，润燥通便。用于心胃火盛，头晕目眩，口舌生疮，牙龈肿痛，乳蛾咽痛，便秘尿赤。

【用法用量】口服，一次2丸，每日2次。

四方胃片

【主要成分】海螵蛸、浙贝母、延胡索、川楝子、沉香、柿霜、黄连、吴茱萸、苦杏仁。

【功用】调肝和胃，制酸止痛。用于胃痛，胃酸过多，消化不良。

【用法用量】口服。一次3片，每日2～3次。

（4）辨证选药　此型为肝胃实热，注意与脾胃阴虚证相区别，可选中成药还有大黄清胃丸、清胃黄连丸、黄连上清片、胃力康颗粒、胃痛宁片、胃炎康胶囊等。若有暴饮暴食习惯，兼有食积者，可联用保和丸或山楂丸。肝胃不和者，联用调胃疏肝丸。胃酸胃痛重者选四方胃片、胃痛宁等。有消化道出血倾向者（轻症），增加裸花紫珠胶囊或荷叶丸、云南白药粉等止血之品。

3. 胃阴不足型

（1）证候　胃脘隐隐灼痛，空腹时加重，似饥不欲食，口干不欲饮，口干舌燥，纳呆干呕，大便干结，手足心热，烦躁易怒，舌红少津，或有裂，或少苔，或花剥苔，脉细数。

（2）治法　养阴益胃，理气止痛。

（3）常见中成药及应用

养胃舒颗粒

【主要成分】党参、陈皮、黄精（蒸）、山药、玄参、乌梅、山楂、北沙参、干姜、菟丝子、白术（炒）。

【功用】滋阴养胃。用于胃脘灼烧，隐隐作痛。

【用法用量】开水冲服，一次1~2袋，一日2次。

阴虚胃痛颗粒

【主要成分】北沙参、麦冬、石斛、川楝子、玉竹、白芍、甘草（炙）。

【功用】养阴益胃，缓急止痛。用于胃阴不足所致的胃脘隐隐灼痛、口干舌燥、纳呆干呕；慢性胃炎见上述症状者。

【用法用量】开水冲服。一次10g，一日3次。

猴头菌片

【主要成分】为猴头菌丝体提取物。

【功用】益气养血，扶正培本。

【用法用量】口服，一次3~4片，每日3次。

（4）辨证选药　此证为胃阴亏虚，虚火内扰，治宜益胃生津为主，选择沙参、玉竹、麦冬、石斛等都具有益胃生津、养阴清热的作用。可选中成药还有养胃颗粒、摩罗丹、益胃丸、参梅养胃颗粒等。注意肠燥便秘者需联用润肠丸来帮助通便。

4. 脾胃虚寒型

（1）证候　胃脘隐痛，喜温喜按，遇冷或劳累易发作或加重，倦怠乏力，神疲懒言，畏寒肢冷，大便溏薄，空腹痛重，得食痛减，食后腹胀，舌质淡嫩，边有齿痕，苔薄白。

（2）治法　温中散寒，健脾和胃。

（3）常见中成药及应用

温胃舒颗粒

【主要成分】党参、附子（制）、黄芪（炙）、肉桂、山药、肉苁蓉（制）、白术（炒）、山楂（炒）、乌梅、砂仁、陈皮、补骨脂。

【功用】温胃止痛。用于慢性胃炎，胃脘冷痛，饮食生冷、受寒痛甚。

【用法用量】开水冲服。一次1~2袋，每日2次。

香砂养胃丸

【主要成分】木香、砂仁、白术、陈皮、茯苓、半夏（制）、香附（醋制）、枳实（炒）、豆蔻（去壳）、厚朴（姜制）、广藿香、甘草。

【功用】温中和胃。用于胃阳不足、湿阻气滞所致的胃痛、痞满，症见胃痛隐隐、脘闷不舒、呕吐酸水、嘈杂不适、不思饮食、四肢倦怠等。

【用法用量】口服，大蜜丸一次1丸（9g），水丸一次9g，每日2次；浓缩丸一次8丸，每日3次。

理中丸

【主要成分】党参、白术（土炒）、炙甘草、炮姜。
【功用】温中散寒，健胃。用于脾胃虚寒，呕吐泄泻，胸满腹痛，消化不良。
【用法用量】口服，大蜜丸一次 1 丸，每日 2～3 次。

黄芪建中丸

【主要成分】黄芪、肉桂、白芍、甘草、大枣（去核）。
【功用】补气散寒，健胃和中。用于中气不足，心慌气短，恶寒腹痛，身体虚弱。
【用法用量】口服，一次 1 丸，每日 2 次。

（4）辨证选药　脾胃虚寒者大多脾阳虚，需补气温中，散寒止痛。可选中成药还有小建中胶囊、香砂理中丸、虚寒胃痛颗粒、温胃舒颗粒、桂附理中丸等。脾胃虚寒兼血瘀者，可加血府逐瘀口服液同服。脾虚兼肝郁者，加疏肝理气药。

二、模拟情景对话

药师：您好，请问有什么可以帮到您的？
患者：我的胃觉得不舒服想买点胃药。请问您可以帮我选个好点的药吗？
药师：请问您是怎么不舒服呢？
患者：主要是胃痛，差不多有一个多月了。
药师：那您一般是在什么时候感到不舒服？
患者：没有固定的规律，通常在吃饭后 1 小时内感到疼痛，大概过了 1～2 小时后逐渐缓解，到下次吃饭后再次出现疼痛。有时候还会感到饱胀嗳气、泛酸等。
药师：请问您有吸烟的习惯吗？三餐定时吗？平时都爱吃些什么？
患者：我已经有好几年烟龄了。我是跑业务的，经常应酬，又烟又酒，食无定时是常态。工作压力又大，经常要熬夜，所以养成了喝咖啡的习惯。平时除了应酬以外吃得很清淡。
药师：那您有没有去医院做过什么检查呢？
患者：半个月前曾经去过医院，做过 X 线钡餐检查和幽门螺杆菌检查。也吃了一段时间药，但就是治不好，总是反复发作。
药师：那检查的结果怎样？
患者：医生说在胃小弯处有龛影，在溃疡对侧有痉挛性胃切迹。但医生说 Hp 感染是阴性的。
药师：那您很有可能是得了胃溃疡啦！
患者：是啊，医生也是这样说的，当时给我开了两种药，雷尼替丁和硫糖铝，好了几天，现在又疼起来了，但没有以前那么重，我想换一种更有效的药？
药师：治疗消化性溃疡的药物主要包括抑制胃酸的药物、根除幽门螺杆菌感染的药物、增强胃黏膜保护作用的药物和促进胃动力药物。您以前吃的是 H_2 受体拮抗药和胃黏膜保护剂，您这个情况我建议您换用疗效更好的质子泵抑制剂（奥美拉唑）。这个药物抑制胃酸的效果更强，但是首先要注意改善您的生活饮食习惯，按照疗程规范用药。

患者：好的，那我就买这个药试一下。谢谢您的推荐！

药师：不客气！这是我应该做的！请跟我到这边来拿药。要是服药过程中有什么疑问可以随时过来咨询。

患者：真是太感谢您了。

三、疾病评估

患者，成年男性，业务员，主诉餐后胃痛不适、胃部饱胀嗳气、泛酸一月余，患者长期饮食不规律、精神压力较大并且有几年吸烟史，经 X 线钡餐检查发现胃小弯处有龛影，在溃疡对侧有痉挛性胃切迹（龛影和痉挛性胃切迹是 X 线钡餐检查确诊胃溃疡的典型依据），故可以判断为胃溃疡。考虑患者的病因主要由生活因素引起，Hp 感染阴性，并且无其他伴随症状，故治疗主要以改善生活饮食习惯、辅以保护胃黏膜和减少胃酸分泌为主。

四、推荐及指导用药

1. 情景对话中，患者已确诊患有胃溃疡，胃溃疡的发生主要与生活饮食习惯有着密切关系，故首先应改善生活饮食习惯。要保持乐观的情绪、规律的生活、避免过度紧张与劳累，患者之前服用过 H_2 受体拮抗药（雷尼替丁）和胃黏膜保护剂（硫糖铝），最近胃部不适感加剧，故换用疗效更好的质子泵抑制剂（奥美拉唑）。

2. 幽门螺杆菌（Hp）感染是消化性溃疡发生的重要原因之一。患者若检测出有 Hp 感染，则应进行根除治疗。目前根除幽门螺杆菌常用以下几种方案。

（1）三联疗法，即质子泵抑制剂（英文缩写"PPI"，市上有售的如奥美拉唑、兰索拉唑等）+ 两种抗生素：PPI 标准剂量 + 阿莫西林 1.0g+ 克拉霉素 0.5g，均一日两次，1 周为一个疗程；PPI 标准剂量 + 阿莫西林 1.0g+ 甲硝唑 0.4g，均一日两次，1 周为一个疗程；PPI 标准剂量 + 甲硝唑 0.4g+ 克拉霉素 0.25g，均一日两次，1 周为一个疗程。

（2）四联疗法，是在三联疗法的基础上增加铋剂，如枸橼酸铋钾，是目前根治幽门螺杆菌十分有效的手段。初治患者，一个疗程连服七天，根治率达 90% 以上。反复发作的患者，临床常用两周。

3. 若患者出现并发症，则应及时送往医院治疗。

（1）大量出血 消化性溃疡病并发大量出血，常可引起周围循环衰竭和失血性贫血，应当进行紧急处理。① 输血输液补充血容量、纠正休克和稳定生命体征是重要环节。② 同时给予全身药物止血，如生长抑素 25μg 稀释后静脉滴注，以后每小时注入 250μg，治疗 24~48 小时有止血作用。组胺 H_2 受体拮抗药能减少胃酸分泌，有助于止血、溃疡愈合，可选择西咪替丁 0.8g/d 或法莫替丁 40mg/d，溶于 500ml 葡萄糖中，静脉滴注。也可选用质子泵抑制剂奥美拉唑 40mg/d 加入补液中滴注。③ 内镜下局部止血，可选用局部喷洒 1‰肾上腺素液、5% 孟氏液、凝血酶 500~1000U 或立止血 1000~2000U。或者于出血病灶注射 1% 乙氧硬化醇、高渗盐水肾上腺素或立止血。或者应用电凝、微波、激光止血，常可获得良好的疗效。

（2）急性穿孔　胃十二指肠溃疡一旦并发急性穿孔，应禁食，放置胃管抽吸胃内容物，防止腹腔继发感染。无腹膜炎发生的小穿孔，可采用非手术疗法。饱食后发生穿孔，常伴有弥漫性腹膜炎，需在 6~12 小时内施行急诊手术。慢性穿孔进展较缓慢，穿孔毗邻脏器，可引起粘连和瘘管形成，必须外科手术。

（3）幽门梗阻　功能性或器质性幽门梗阻的初期，其治疗方法基本相同，包括：① 静脉输液，以纠正水、电解质代谢紊乱或代谢性碱中毒；② 放置胃管连续抽吸胃内潴留物 72 小时后，于每日晚餐后 4 小时行胃灌洗术，以解除胃潴留和恢复胃张力；③ 经胃灌洗术后，如胃潴留已少于 200ml，表示胃排空已接近正常，可给流质饮食；④ 消瘦和营养状态极差者，宜及早予以全肠外营养疗法；⑤ 口服或注射组胺 H_2 受体拮抗药；⑥ 应用促进胃动力药如吗丁啉或西沙必利，但禁用抗胆碱能药物如阿托品、颠茄类，因此类药物能使胃松弛和胃排空减弱而加重胃潴留。

五、用药指导

（1）消化性溃疡属于典型的心身疾病范畴，故平时应规律的生活、保持乐观的情绪、避免过度紧张与劳累。

（2）消化性溃疡患者的饮食持下列观点：① 细嚼慢咽，避免急食；② 有规律的定时进食；③ 饮食宜注意营养；④ 餐间避免零食，睡前不宜进食；⑤ 在急性活动期，应戒烟酒，并避免咖啡、浓茶、浓肉汤和辣椒、酸醋等刺激性调味品或辛辣的饮料，以及损伤胃黏膜的药物；⑥ 饮食不过饱，以防止胃窦部的过度扩张而增加胃泌素的分泌。

（3）治疗消化性溃疡疗程较长，不能因为症状缓解就自行停药，疗程结束后及时复查。

（4）避免同时使用对胃十二指肠黏膜有损伤的药物，若需要同时使用其他药物则需咨询医生。

[实践部分]

一、讨论题目

1. 消化性溃疡有哪些主要症状？
2. 治疗消化性溃疡的药物有哪几类？每类的代表药物有哪些？
3. 抗 Hp 感染的药物治疗方案。

二、处方分析

患者，女性，38 岁，上腹部疼痛 3 年余，时轻时重，无明显诱因。10 余天加重，伴有烧心、灼痛，饥饿时疼痛明显，饭后缓解，常常夜间痛醒。入院检查确诊后，医生开出以下处方，请分析该患者得了什么病？医生开的处方是否合理，为什么？

1.Rp:

　　奥美拉唑胶囊　　　20mg×20

　　Sig.20mg　　bid.　　po.

　　枸橼酸铋钾颗粒　　1.2g×10 袋

　　Sig.1.2g　　tid.　　冲服

　　阿莫西林胶囊　　　250mg×20

　　Sig.500mg　　tid.　　po.

2.Rp:

　　奥美拉唑胶囊　　　20mg×14

　　Sig.20mg　　bid.　　po.

　　普鲁本辛　　15mg×15

　　Sig.15mg　　tid.　　po.

　　吗丁啉　　10mg×15

　　Sig.10mg　　tid.　　po.

（1）上述处方适用于何种患者？

（2）处方是否合理？为什么？

（3）向患者说明各药用药目的。

三、真实用药案例与讨论

伴有其他基础病的消化性溃疡患者，真实用药的案例与讨论，见数字资源4-10-1 消化性溃疡的用药案例与讨论。

数字资源4-10-1
消化性溃疡的用药案例与讨论视频

四、练习

请根据以下病案设计模拟药店问病荐药的情景对话。

病案1　患者，男性，22岁，大学生，两年前开始无明显诱因间断上腹不适，偶有反酸、嗳气现象。平时因贪玩网络游戏经常不规律进食，喜欢和同学晚上出去吃夜宵，并长期贪玩游戏到凌晨一两点。近2周来症状加重，上腹部疼痛，餐后半小时明显，可持续2~3小时，无头晕、乏力，无呕吐，大便黄色。来我店买药治疗。既往史、过敏史、个人史、家族史等无特殊。

病案2　患者，男，32岁，教师。周期性节律性上腹部疼痛5年。5年前开始每年天气转冷季节发生上腹部隐痛，天气转暖后缓解，疼痛多发生在进食前，进食后缓解，常有夜间疼痛。医院确诊其患有十二指肠溃疡，并有 Hp 感染。近日连续熬夜工作，导致腹部疼痛不适感加重，故来我店咨询购买药物。既往无特殊病史。

第十一节 急性胃肠炎的用药指导

[理论回顾]

一、疾病简介

急性胃肠炎多由于饮食不当，吃了过多生冷不易消化和刺激性食物，或进食了被细菌污染的食物而发病。主要病理变化为胃肠黏膜呈急性炎症、水肿、充血及分泌物增加。临床表现以恶心、呕吐、腹痛、腹泻、发热为主，严重者可出现脱水及电解质紊乱、酸中毒、休克。患者多表现为恶心、呕吐在先；继以腹泻，每日3～5次甚至数十日不等，大便多呈水样，深黄色或带绿色，恶臭，可伴有腹部绞痛、发热、全身酸痛等症状。在我国以夏、秋两季发病率较高，无性别差异，一般潜伏期为12～36小时。

（一）分类

可分为急性胃炎、急性肠炎、急性胃肠炎等类型。
（1）急性胃炎表现为恶心、呕吐、上腹部疼痛不适等。以恶心呕吐为主，病变部位在胃。
（2）急性肠炎表现为腹痛腹泻一日数次或数十次，粪便为糊状或为黄色水样可带有泡沫或少量黏液，有的呈洗肉水样。以腹泻为主的，病变部分在肠。
（3）急性胃肠炎发病快，来势猛，如不及时治疗，可因失水过多出现酸中毒，甚至发生休克，因此得病应及时请医生治疗。

（二）西医治疗

1. 治疗目的
解除诱因，对症治疗，适当止痛止泻，确定致病菌后给予抗菌治疗。

2. 治疗药物分类
（1）一般治疗　尽量卧床休息，口服葡萄糖电解质液以补充体液的丢失。如果持续呕吐或明显脱水，则需静脉补充5%～10%葡萄糖盐水及其他相关电解质。鼓励摄入清淡流质或半流质食品，以防止脱水或治疗轻微的脱水。
（2）对症治疗　必要时可注射止吐药：例如肌内注射氯丙嗪25～100mg/d。解痉药：如颠茄浸膏，10～30mg，1日3次。止泻药：如八面蒙脱石每次1袋，1日2～3次。
（3）抗菌治疗　对于感染性腹泻，可适当选用有针对性的抗生素，如黄连素0.3g口服，1日3次或庆大霉素8万IU口服，1日3次等。但应防止抗生素滥用。

（三）中医药治疗

古时将大便溏薄而势缓者称为泄，大便清稀如水样而直下者为泻，现统称为泄泻。四季可见。泄泻一病症，有久暴之分。暴泻属实，实证有寒湿、湿热，多因外邪、饮食所伤，脾病湿盛是发病之关键；久泻多虚，或虚中挟实，多为久病体虚，或情志郁怒、脏腑功能失调而成。虚证为脾虚生湿或命门火衰，腐熟无权，健运失司。总属脾胃升降失权，肠道传导失常所致。中医常见证型：可分为寒湿困脾证、肠道湿热证、肠胃食滞证、肝郁脾虚证、脾肾阳虚证等型。下面分型指导用药。

1. 寒湿困脾证

（1）证候　大便清稀或如水样，胸膈痞闷，腹痛肠鸣，畏寒食少，舌淡，苔白滑。

（2）治法　解表散寒，芳香化湿。

（3）常见中成药及应用

六合定中丸

【主要成分】广藿香、紫苏叶、香薷、厚朴、桔梗、木瓜、木香、山楂、檀香、枳壳、白扁豆、陈皮、六神曲、麦芽、稻芽、茯苓、甘草。

【功用】祛暑除湿，和胃消食。用于暑湿感冒，恶寒发热，头痛，胸闷，恶心呕吐，不思饮食，腹痛泄泻。

【用法用量】口服。一次3～6g，一日2～3次。

调胃消滞丸

【主要成分】厚朴（姜汁制）、羌活、神曲、枳壳、香附（四制）、半夏（制）、防风、前胡、川芎（酒蒸）、白芷、薄荷、砂仁等。

【功用】疏风解表，散寒化湿，健胃消食。用于恶寒发热、头痛身困、食少纳呆、嗳腐吞酸、腹痛泄泻等。

【用法用量】口服。一次1袋，每日2次。

胃肠灵胶囊

【主要成分】钻地风、白及、海螵蛸、砂仁、干姜、胡椒、党参、山楂、白芍、甘草。

【功用】温中祛寒，健脾止泻。用于中焦虚寒，寒湿内盛，脘腹冷痛，大便稀溏或泄泻。

【用法用量】口服，一次4粒，一日3次。

（4）辨证选药　该证寒湿夹杂，多兼外感表证，宜解表散寒，化湿止泻。藿香正气制剂是治疗急性肠炎的主要成药，方中选用藿香、佩兰、香薷等解表祛暑、芳香化湿，紫苏、白芷外散风寒，苍术、茯苓、厚朴、陈皮、大腹皮、甘草等燥湿健脾、和中止泻。

2. 肠道湿热证

（1）证候　腹痛即泻，泻下急迫，粪色黄臭，肛门灼热，可伴有发热，舌红，苔黄腻。

（2）治法　清热解毒，利湿止泻。

（3）常见中成药及应用

葛根芩连丸

【主要成分】葛根、黄芩、黄连、甘草（炙）。

【功用】解肌透表，清热解毒，利湿止泻。用于湿热蕴结所致的泄泻腹痛、便黄而黏、肛门灼热。

【用法用量】口服。一次3g；小儿一次1g，每日3次；或遵医嘱。

复方黄连素片

【主要成分】黄连素（盐酸小檗碱）、木香、吴茱萸、白芍。

【功用】清热燥湿，行气止痛，止痢止泻。用于大肠湿热，赤白下痢，里急后重或暴注下泻，肛门灼热；肠炎、痢疾见上述证候者。

【用法用量】口服。一次4片，一日3次。儿童用药参考说明书。

白蒲黄片

【主要成分】白头翁、蒲公英、黄芩、黄柏。

【功用】清热凉血，解毒消炎。用于肠炎、痢疾等。

【用法用量】口服，一次3～6片，每日3次。

（4）辨证选药　此证可选用葛根芩连片（丸、微丸、颗粒、胶囊、口服液）、肠康胶囊、香连丸（胶囊、片）、六味香连胶囊、香连化滞丸（片）。此类中成药的组方多用黄芩、黄连等苦寒燥湿之品，清利中焦湿热；葛根生津止渴、升阳止泻；配伍木香、陈皮、厚朴等行气导滞之品以除后重；白芍、炙甘草等缓急止痛，从而达到清利湿热以止泻的作用。

3. **肠胃食滞证**

（1）证候　腹满胀痛，大便臭如败卵，泻后痛减，纳呆，嗳腐吞酸，舌苔垢或厚腻。

（2）治法　健胃和中，理气化滞。

（3）常见中成药及应用

保和丸

【主要成分】山楂（焦）、六神曲（炒）、半夏（制）、茯苓、陈皮、连翘、莱菔子（炒）、麦芽（炒）。

【功用】消食，导滞，和胃。用于食积停滞，脘腹胀满，嗳腐吞酸，不欲饮食。

【用法用量】口服，水丸一次6～9g，大蜜丸一次1～2丸，每日2次。

胃力康片

【主要成分】广藿香、麦芽（炒）、茯苓、六神曲（麸炒）、苍术、厚朴（姜汁制）、白术、清半夏、人参、豆蔻、吴茱萸、泽泻、甘草、木香、猪苓、陈皮。

【功用】健胃和中，顺气化滞。用于消化不良，胃脘嘈杂，呕吐胀满，肠鸣泻下。

【用法用量】口服，一次4片，每日2次。

养胃片

【主要成分】党参、白术、茯苓、苍术、香附、陈皮、厚朴、豆蔻、半夏曲、木香、六神曲、藿香油、甘草、麦芽、砂仁。

【功用】健胃消食，理气止痛。用于胃肠虚弱，消化不良，胸膈满闷，腹痛呕吐，肠鸣泄泻。

【用法用量】口服，一次4~8片，每日2次。

（4）辨证选药　此证可选中成药还有六合定中丸、和中理脾丸、开胃健脾丸，此类中成药的组方常以人参、党参、白术、黄芪、白扁豆、山药等补益脾气；配伍茯苓、薏苡仁健脾渗湿；藿香、陈皮、木香等理气化湿；麦芽、神曲、山楂消食化积，共奏健脾益气、化湿消滞止泻之效。

4. 肝郁脾虚证

（1）证候　腹痛即泻，泻后痛减，发作常和情绪有关，急躁易怒，善叹息，两胁胀满，纳少泛恶，舌淡胖有齿痕，舌边红，苔薄白，脉弦细。

（2）治法　疏肝理气，健脾止泻。

（3）常见中成药及应用

固肠止泻丸

【主要成分】乌梅、黄连、干姜、罂粟壳、延胡索。

【功用】调和肝脾，涩肠止痛。用于肝脾不和，泻痢腹痛。

【用法用量】口服。一次4g（36粒），一日3次。

痛泻宁颗粒

【主要成分】白芍、青皮、白术、薤白。

【功用】柔肝缓急，疏肝行气，理脾运湿。用于肝气犯脾所致的腹痛、腹泻、腹胀、腹部不适等症。

【用法用量】口服。一次1袋，一日3次。

（4）辨证选药　还可选用逍遥丸（颗粒、合剂）、四逆散、涩肠止泻散等。此类中成药的组方常以白术补脾燥湿以治土虚，配伍白芍柔肝缓急，柴胡、枳壳、木香疏肝理气、消积化滞，于土中泻木，抑木扶土，从而达到抑肝扶脾的功效。

5. 脾肾阳虚证

（1）证候　久泻不止，黎明腹痛即泻、便急，泻后则安，腹冷近热，时痛时胀，食少面黄，舌淡，苔白。

（2）治法　温补脾肾，固肠止泻。

（3）常见中成药及应用

固本益肠片

【主要成分】党参、炒白术、补骨脂、麸炒山药、黄芪、炮姜、酒当归、炒白芍、醋延胡索、煨木香、地榆炭、煅赤石脂、儿茶、炙甘草。

【功用】健脾温肾,涩肠止泻。用于脾虚或脾肾阳虚所致慢性泄泻,证见慢性腹痛腹泻、大便清稀、食少腹胀、腰酸乏力、形寒肢冷等。

【用法用量】口服,一次8片,每日3次。

四神丸

【主要成分】肉豆蔻、补骨脂、五味子、吴茱萸、大枣。

【功用】温肾散寒,涩肠止泻。用于肾阳不足所致的泄泻,症见肠鸣腹胀、五更溏泄、食少不化、久泻不止、面黄肢冷等。

【用法用量】口服。一次9g,每日1~2次。

补脾益肠丸

【主要成分】外层:黄芪、党参、砂仁、白芍、当归、白术、肉桂。内层:醋延胡索、荔枝核、炮姜、炙甘草、防风、木香、盐补骨脂、煅赤石脂。

【功用】益气养血,温阳行气,涩肠止泻。用于脾气虚所致的泄泻,症见腹胀疼痛、肠鸣泄泻。

【用法用量】口服。一次6g(至瓶盖内刻度处),每日3次。

(4) 辨证选药 此证多为久病久泻,脾肾气血阴阳均有虚损之象。温补脾肾,固肠止泻为主要治疗原则,可选中成药:四神丸(片)、肉蔻四神丸、固本益肠丸、肠胃宁片、补脾益肠丸。此类中成药的组方常以补骨脂、附子、肉桂温元阳;肉豆蔻温脾暖胃,涩肠止泻;吴茱萸温暖肝脾肾以散阴寒,同时辛热性燥亦可除湿以燥脾,从而达到温补脾肾的功效。脾虚明显者可增强健脾益气、温中散寒,选用温中止泻丸、补脾益肠丸,或四神丸配伍使用理中丸;肾虚偏重者配伍使用桂附理中丸、右归丸或金匮肾气丸等。

二、模拟情景对话

药师:您好!请问我能帮助您什么?

患者:我肚子痛,拉肚子,想来买点药。

药师:有多长时间了?

患者:昨天晚上开始。

药师:您昨天吃了什么东西?

患者:昨晚在外面吃了顿麻辣烫,结果半夜三更就开始肚子痛了。

药师:有没有其他人同您一起去吃,他们有没有出现像您这样的情况?

患者:我和我同事一起去的,但他们没事。

药师:肚子具体哪个部位痛?上腹部还是下腹部?(可作适当的按诊)

患者:脐周围疼痛。

药师:什么性质的腹痛?痛的时候能不能忍受?

患者:刚开始一阵一阵的隐痛,后来就痛得越来越厉害了,痛得我直冒冷汗,而且痛的时候就要上厕所。

药师:便后有什么感觉?肛门有没有灼热感?便后疼痛能不能缓解?

患者：便后感觉肚子舒服了一些，肛门没有灼热感。

药师：您要多长时间上一次厕所？

患者：时间不定，肚子痛时，有时候就想上。

药师：您从昨晚到现在上了几次厕所？

患者：大概七八次吧。

药师：每次大便量多不多？主要呈什么颜色？

患者：刚开始呈黄色糊状便，后为稀水样便。

药师：便中有没有夹杂食物残渣？

患者：有一些。

药师：有没有呕吐现象？

患者：有，痛得厉害时就想呕吐，但是吐不出来。

药师：有没有发热或怕冷的现象？

患者：没有。

药师：有没有自行服用什么药物？

患者：没有。

药师：也没去医院做过检查吗？

患者：没有，我以前也有过这样的情况，我只要饮食稍不注意，就会出现拉肚子。

药师：这可能是急性肠炎，您以前有没有什么药物过敏？

患者：没有。

药师：您有没有其他的疾病，如心脏病、高血压、糖尿病等？

患者：我一直有高血压，不过，一直在吃药。

药师：好的，您可以服用盐酸洛哌丁胺胶囊，其可治疗急慢性腹泻，其止泻作用强而迅速，一次 2 粒，一天两次。并同时服用丁溴东莨菪碱，以缓解腹痛，一次 1 片，一天 3 次。疼痛缓解后可减少用量，或停止用药。

患者：服用过程中，需要注意什么吗？

药师：盐酸洛哌丁胺胶囊副作用少，按说明服用，一般很少出现不良反应；丁溴东莨菪碱服用时注意，疼痛缓解后可停用，服用过程中可能出现口干、心悸、皮肤潮红、视物模糊、眩晕、头痛、恶心、呕吐、排尿困难等症状，一旦出现这些症状则应停止服药，停药后不良反应症状也会自然缓解。此外，用药期间，喝些白米粥，有利于疾病的康复，不要吃辛辣刺激的食物。

患者：有这么多不良反应啊，有没有中成药卖？

药师：中成药对于急性胃肠疾病的疗效不如西药来得快，当然您可以先服用西药，症状得到缓解后，改用中成药。您说您饮食稍不注意就容易引起胃肠病，从中医的角度来说，您这是脾虚，我推荐您服用补脾益肠丸，每次 6g，一日 3 次，它可以提高您的脾胃功能。

患者：好的，谢谢，那我还是买西药好了，前面讲的这药价格多少？

药师：两种药一共 15 元，服用药期间需要注意，用药 2 天，如果还没有缓解，请及时到医院就诊。

患者：好的，谢谢。
药师：请到前台付钱，谢谢，祝您早日康复。

三、疾病评估

患者，男，42岁，腹痛腹泻1天。日前因吃了麻辣烫后出现脐周阵发性疼痛，痛时引起排便感觉，排便后腹痛略有减轻，腹泻，一日排便七八次，初为黄色糊状便，后为稀水样便，并有不消化食物残渣，初步诊断为急性肠炎。

四、推荐及指导用药

（一）常用非处方西药

1. 蒙脱石

本品为天然蒙脱石的粉剂，其复方制剂为"思密达"。对消化道内的病毒、细菌及其产生的毒素、气体等有极强的固定、吸附作用，使其失去致病能力。此外，对消化道黏膜有很强的覆盖保护作用，可修复、提高黏膜的防御功能。具有平衡正常菌群和局部止痛作用。用于成人及儿童急、慢性肠炎、腹泻。

2. 鞣酸蛋白

本品在肠内经胰蛋白酶分解，缓慢释放出鞣酸，使肠黏膜表层蛋白质凝固，形成一层保护膜，而减轻肠内物对黏膜的刺激，降低炎性渗出物和减少肠蠕动，起到收敛止泻作用。用于急性胃肠炎及非细菌性腹泻。

3. 乳酸菌素片

本药在肠道形成保护层，阻止病原菌、病毒的侵袭；刺激肠道分泌抗体，提高肠道免疫力；选择性杀死肠道致病菌，保护、促进有益菌生长；调节肠黏膜电解质和水分的平衡；促进胃液分泌，增强消化功能。用于成人及小儿肠内异常发酵、消化不良、肠炎、腹泻。

4. 山莨菪碱

本品有选择性解除痉挛的作用，常用于胃肠绞痛，并能扩张血管、改善微循环，治疗感染性休克。口服每次5～10mg，一天3次。青光眼、脑出血者禁用。

5. 黄连素

本品抗菌谱较广，对大肠杆菌有较强的杀灭作用。适用于肠道细菌感染，对因食物不洁引起的急性胃肠炎初期及轻症患者疗效显著。剂量为每次0.1～0.3g，一天3次。儿童按每千克体重每日5～10mg给药，分3～4次服用。

6. 诺氟沙星

又名氟哌酸。抗菌谱广，抗菌作用强，对肠道细菌感染有显著疗效。剂量为每次0.1～0.2g，一天3～4次，空腹服用效果更好。儿童、哺乳期妇女忌用，肾功能减退者慎用。

7. 盐酸小檗碱片

又名盐酸黄连素片。本品有抑菌作用，用于菌痢、细菌性肠炎、腹泻，效果显著。

8. 多潘立酮

是一种作用较强的多巴胺受体拮抗药，具有外周阻滞作用，直接作用于胃肠壁，可增加食管下部括约肌张力，防止胃–食管反流，增强胃蠕动，促进胃排空，协调胃与十二指肠运动，抑制恶心、呕吐，并能有效地防止胆汁反流，不影响胃液分泌。适用于由胃排空延缓、胃食管反流、食管炎引起的消化不良症，如上腹部胀感、上腹疼痛、嗳气、肠胃胀气，恶心、呕吐、口中带有或不带有胃内容物反流的胃烧灼感。尚可治疗功能性、器质性、感染性、饮食性、放射性治疗或化疗所引起的恶心、呕吐等。

9. 丁溴东莨菪碱

别名解痉灵，为外周抗胆碱药。可缓解胃肠道、胰胆管平滑肌痉挛。用于治疗胃肠痉挛、蠕动亢进、胆绞痛、肾绞痛等。本品不良反应较阿托品和山莨菪碱小，有口干、心悸、皮肤潮红、视物模糊、眩晕、头痛、恶心、呕吐、排尿困难，并加重胃食管反流。使用时注意：① 青光眼、前列腺肥大、严重心脏病、麻痹性肠梗阻患者禁用；② 不能与促动力剂（多潘立酮等）合用；③ 不宜用于胃张力低下、胃潴留及胃–食管反流所引起的腹痛、烧心等症状。口服：10～20mg/次，每日 3 次。故腹痛者可选用。

10. 颠茄流浸膏

抗胆碱药，解除胃肠平滑肌痉挛，抑制腺体分泌。用于胃及十二指肠溃疡，胃肠道、肾、胆绞痛等。口服。常用量：一次 10～30mg，一日 30～90mg。极量：一次 50mg，一日 150mg。青光眼患者忌服本药。

11. 整肠生

地衣芽孢杆菌活菌胶囊，适用于细菌或真菌引起的急、慢性肠炎、腹泻。也可用于其他原因引起的胃肠道菌群失调的防治。本品以活菌进入肠道后，对葡萄球菌、酵母样菌等致病菌有拮抗作用，而对双歧杆菌、乳酸杆菌、拟杆菌、消化链球菌有促进生长作用，从而可调整菌群失调达到治疗目的。本品可促使机体产生抗菌活性物质、杀灭致病菌。此外可以通过夺氧效应使肠道缺氧，有利于大量厌氧菌生长。

（二）非处方中成药

参见本节中医药治疗。

五、用药指导

（1）急性胃肠炎患者应卧床休息，注意保暖。

（2）急性期患者常有呕吐、腹泻等症状，失水较多，因此需补充液体，可供给鲜果汁、藕粉、米汤、蛋汤等流质食物，酌情多饮开水、淡盐水。

（3）为避免胃肠道发酵、胀气，急性期应忌食牛肉等易产气食物，并尽量减少蔗糖的摄入。应注意饮食卫生。忌食高脂肪的油煎、炸、熏、腊的肉类，含纤维素较多的蔬菜、水果，刺激性强的饮料、食物和调味品等。

[实践部分]

一、讨论题目

1. 急性胃炎、急性肠炎、急性胃肠炎三者之间有什么区别？
2. 在用药过程中需要注意哪些问题？

二、处方分析

患者，女，53岁，因腹痛腹胀、呕吐、腹泻1日就诊。入院检查确诊后，医生开出以下处方，请分析该患者得了什么病？医生开的处方是否合理，为什么？

Rp：

蒙脱石散剂　　　3g×100

Sig.3g　　tid.　　po.

诺氟沙星片　　　0.1g×20

Sig.0.1g　　tid.　　po.

三、练习

请根据以下病案设计模拟药店问病荐药的情景对话。

男性，25岁，腹痛腹泻1天。患者前晚在街头与朋友露餐、饮酒。昨日开始上腹及脐周绞痛，无放射，并出现腹泻，最初为黄色糊状便，后为稀水样便，无脓血，6~8次/天，每次大便量在200ml以上，有里急后重。伴恶心、呕吐1次，腹胀，无食欲。体检：体温38.6℃，腹软，脐周压痛，肠鸣音每分钟10次，血常规：WBC 12×10^9/L。大便常规：WBC 6~10/HP，RBC 0~2/HP。

第十二节　骨质疏松的用药指导

[理论回顾]

一、疾病简介

骨质疏松症（OP）是一种以骨量降低和骨组织微结构破坏为特征，导致骨脆性增加而易于骨折的代谢性骨病。常见于绝经后的妇女、老年人；也见于有慢性内科疾病的患者，如类风湿关节炎、甲亢、糖尿病、皮质激素增多症等的患者。

(一)分类

骨质疏松症可分为以下两类。

1. 原发性骨质疏松症

原发性骨质疏松症占本病的 90% 以上,包括绝经后骨质疏松症(Ⅰ型)、老年性骨质疏松症(Ⅱ型)和特发性骨质疏松症(包括青少年型)三种。绝经后骨质疏松症一般发生在妇女绝经后 5~10 年内;老年性骨质疏松症一般指老人 70 岁后发生的骨质疏松;而特发性骨质疏松症主要发生在青少年,病因尚不明。

2. 继发性骨质疏松症

许多后天因素包括内分泌疾患:如甲状腺、甲状旁腺疾病,垂体、肾上腺皮质或性腺疾病、糖尿病;类风湿关节炎、肾病、肿瘤病变、胃肠道功能紊乱等均可造成继发性骨质疏松症。药物如肝素、免疫抑制剂、糖皮质激素长期应用;物理和力学因素如制动、失重等也是继发性骨质疏松症的原因之一。

(二)临床表现

疼痛、脊柱变形和发生脆性骨折是骨质疏松症最典型的临床表现。但许多骨质疏松症患者早期常无明显的自觉症状,往往在骨折发生后经 X 线或骨密度检查时才发现已有骨质疏松改变。

1. 疼痛

疼痛是骨质疏松症最常见、最主要的症状,患者可有腰背痛或周身酸痛,负荷增加时疼痛加重或活动受限,严重时翻身、起坐及行走有困难。

2. 脊柱变形

骨质疏松严重者可有身高缩短和驼背。椎体压缩性骨折会导致胸廓畸形,腹部受压,影响心脏功能等。

3. 骨折

轻度外伤或日常活动后发生骨折为脆性骨折。发生脆性骨折的常见部位为胸腰椎、髋部、桡、尺骨远端和肱骨近端。其他部位亦可发生骨折。发生过一次脆性骨折后,再次发生骨折的风险明显增加。

(三)西医治疗

1. 治疗原则

缓解疼痛,延缓骨量丢失,预防骨折是治疗骨质疏松的基本原则。

2. 治疗方法

骨质疏松症一般治疗分为两大方面。

(1)非药物治疗　非药物治疗是预防骨质疏松的关键要素,其可以阻止或延缓骨量丢失,增加骨量。常见的非药物治疗包括饮食治疗、营养治疗和运动治疗等。

① 饮食治疗 均衡饮食，不过分节食，多摄取钙质和维生素 D，如多吃含钙及蛋白质的食物，牛奶及豆制品含钙较多，鱼、鸡、牛肉蛋白质含量高。

② 运动治疗 "生命在于运动"，积极、适当的体育锻炼，对治疗骨质疏松症可起到很好的作用，可适当增加户外活动，接受阳光，有利于钙的吸收。

③ 营养治疗 主要是通过服用钙剂、维生素 D 或复方钙剂等来调节。

（2）药物治疗 包括西药治疗和中药治疗，西药治疗主要有骨吸收抑制剂（包括降钙素、双膦酸盐、激素替代疗法、选择性雌激素受体调节剂等）和促进骨形成制剂（如氟制剂）的应用。中药治疗目前在骨质疏松症方面也取得了较好的疗效。药物治疗一般需要在医生的指导下进行用药，故本章节就不给予介绍。

（四）中医治疗

中医对骨质疏松症的现代认识是近十年来才开始的。骨质疏松症根据中医辨证属于"骨痿""骨痹"等范畴。中医理论认为"肾主骨生髓""肾藏精，精生髓，髓养骨"，肾气足，肾精充实则骨髓生化有源，骨骼坚固，强健有力；若肾气不足，肾精亏虚，则骨髓生化乏源，骨骼失养，脆弱无力。按中医分型分为肝肾不足型、脾肾阳虚型、瘀血阻络型，总的趋势是肾虚，肾阴虚为主体。补肾壮骨、健脾益气、活血通络是骨质疏松症的治疗原则。补肾壮骨：虚者补之，肾精充足则髓有所充，骨有所养，髓充则骨坚。健脾益气：脾健则水谷可化，气血生化有源，气旺则精足，精足则髓充，髓充则骨得以养。活血通络：活血能使气血流通，经络通畅，通则不痛，四肢百骸得以濡养。

（五）中医证型

1. 肝肾不足型

（1）证候 腰脊疼痛，腰膝酸软少力，肢体麻木，筋脉拘急，甚者驼背，关节屈伸不利，形体消瘦，面色潮红，五心烦热，咽干口燥，眩晕耳鸣，双目干涩，视物不清，失眠健忘，齿摇发脱，便秘，舌红少苔，脉细数。

（2）治法 补肝肾，壮筋骨。

（3）常见中成药及应用

骨康胶囊

【主要成分】（少数民族药物）芭蕉根、酢浆草、补骨脂、续断、三七。

【功用】滋补肝肾，强筋壮骨，通络止痛。用于骨折、骨性关节炎、骨质疏松属肝肾不足、经络瘀阻者。

【用法用量】口服。一次 3～4 粒，每日 3 次。

仙灵骨葆胶囊

【主要成分】淫羊藿、续断、丹参、知母、补骨脂、地黄。

【功用】滋补肝肾，活血通络，强筋壮骨。用于肝肾不足、瘀血阻络所致骨质疏松症，症见腰脊疼痛，足膝酸软，乏力。

【用法用量】口服，一次 3 粒，每日 2 次；4～6 周为 1 个疗程。

（4）辨证选药　可选中成药尚有肾骨胶囊、骨松宝颗粒、强骨胶囊、金天格胶囊、复方补骨脂颗粒。

2. 脾肾阳虚型

（1）证候　腰脊疼痛，肌肉枯萎瘦削，神疲倦怠，肢体软弱乏力，食少便溏，或久泻不止，面色苍白，心悸失眠，甚者畏寒肢冷，脉细弱无力。

（2）治法　健脾和胃，强壮筋骨。

（3）常见中成药及应用

龙牡壮骨颗粒

【主要成分】党参、黄芪、山麦冬、醋龟甲、炒白术、山药、醋南五味子、龙骨、煅牡蛎、茯苓、大枣、甘草、乳酸钙、炒鸡内金、维生素 D_2、葡萄糖酸钙。

【功用】强筋壮骨，和胃健脾。用于治疗和预防小儿佝偻病，软骨病；对小儿多汗、夜惊、食欲缺乏、消化不良、发育迟缓也有治疗作用。

【用法用量】开水冲服，2 岁以下一次 5g，2~7 岁一次 7g，7 岁以上一次 10g，每日 3 次。

骨疏康胶囊

【主要成分】淫羊藿、熟地黄、骨碎补、黄芪、丹参、木耳、黄瓜子。

【功用】补肾壮骨，活血止痛。主治肾虚兼气血不足所致的原发性骨质疏松症，症见腰背疼痛、腰膝酸软、下肢痿弱、步履艰难、神疲乏力；原发性骨质疏松症；由糖尿病、甲状旁腺功能亢进等引起的继发性骨质疏松症。

【用法用量】口服，一次 4 粒，一日 2 次。疗程 6 个月。

（4）辨证选药　脾肾阳虚型需要通过健脾益气来达到补肾壮骨的目的，脾健则水谷可化，气血生化有源，气旺则精足，精足则髓充，髓充则骨得以养。方中以淫羊藿补肾强筋骨；熟地黄益精填髓，滋阴补血；丹参补血且散瘀滞；黄芪补气升阳，利水退肿，并具有免疫调节和抗衰老作用；骨碎补有补肾强骨、续伤止痛的功效。

3. 瘀血阻络型

（1）证候　全身骨节疼痛，刺痛为主，痛有定处，拒按，昼轻夜重，腰脊酸软，腰弯驼背，活动不利，甚或四肢关节变形，口唇爪甲面色晦滞，脉络异常，渴不多饮，舌质紫暗或有瘀斑、瘀点，舌下脉络迂曲扩张，脉沉涩。

（2）治法　补肾壮骨，活血化瘀，通络止痛。

（3）常见中成药及应用

骨愈灵片

【主要成分】三七、血竭、红花、乳香、大黄、当归、川芎、没药、白芍、熟地黄、赤芍、骨碎补、续断、自然铜（煅）、五加皮、硼砂。

【功用】活血化瘀，消肿止痛，强筋壮骨。用于骨质疏松症。

【用法用量】口服，一次 5 片，一日 3 次；饭后服用或遵医嘱。

骨松宝颗粒

【**主要成分**】淫羊藿、续断、知母、熟地黄、三棱、莪术、川芎、赤芍、牡蛎（煅）。

【**功用**】补肾活血，强筋壮骨。用于骨痿引起的骨折、骨痛、骨关节炎，以及预防更年期骨质疏松。

【**用法用量**】口服，一次1袋。治疗骨折及骨关节炎，一日3次；预防骨质疏松，一日2次，30天为一疗程。

（4）辨证选药 骨质疏松症多发于中老年人，老人身体功能衰退，多体虚、血瘀，治宜同时补脾肾壮骨，化瘀血止痛。肾阴亏虚偏甚者，可六味地黄丸或左归丸配伍活络效灵丹。

二、模拟情景对话

药师：老伯，您好，请问有什么可以帮到您呢？

患者：前段时间，我儿子带我去医院检查，医生说我骨质疏松，开了点药给我。我吃那些药时，腰背就没这么痛，但停药一段时间，现在又出现以前的症状，所以想来买点药。

药师：那您现在有什么不适的症状呢？

患者：老是觉得腰背痛，坐着时会比较舒服，站得久了就会比较痛。

药师：那么您会不会感觉白天没那么疼痛，晚上和清晨醒来时会比较疼痛一点，而且运动或者用力稍微大一点就会觉得疼痛加剧。

患者：对，就是这样，害我最近精神都不大好了。

药师：医生给您开了多久的药？

患者：一个月。

药师：那您有没有去复诊呢？

患者：儿子在上海工作，每天都很忙，我自己又觉得去医院看病太麻烦。所以来药店看看有什么好药，自己买点回去吃就算了。

药师：老伯，那么您除了上述症状以外，还有其他疾病吗？譬如风湿病之类的。

患者：没有其他不适，也没有什么风湿病之类的。

药师：那您还有没有吃其他的药？

患者：没有。吃完上次的药，到现在都没吃其他的药。

药师：老伯，那您停药多久了？

患者：大概半个月吧。

药师：根据您所说的情况，我认为您的骨质疏松还需要继续用药。骨质疏松这种疾病是以骨组织显微结构受损，骨矿物质和骨基质等不断减少，骨质变薄，骨小梁数量减少，骨脆性增加和骨折危险度升高为特征的一种全身骨代谢障碍性疾病。其发病缓慢，病程较长，一般来说，每个老年人都存在一定程度的骨质疏松，部分人可能无任何异常症状表现，而大多数人表现为腰膝酸痛或关节疼痛等症状。对于骨质疏松症，其治疗主要是对症治疗，需要长期用药。您刚才说的症状仍是骨质疏松症，您需要继续服用药物来减轻症状。

患者：哦，原来是这样，怪不得呢。

药师：现在我推荐您几种药，一个是钙尔奇 D，它不仅含钙量高，而且含有维生素 D，维生素 D 对于钙的吸收很有帮助。在中成药方面，我推荐金匮肾气丸给您。金匮肾气丸在六味地黄丸基础上加温阳之肉桂和附子二味药材，也称桂附八味丸。用六味地黄丸滋补肾阴，用肉桂、附子温补肾阳，则能补水中之火，温肾中之阳。中医根据辨证论治，以补肾、益精、温阳、养阴壮骨生髓，佐以健脾、活血之法，调整人体阴阳平衡，补髓壮骨，长期可缓解骨病，促进骨形成，降低骨折发生率，达到强骨延衰的目的。

患者：那些药怎样服用啊？还有它们的价格如何啊？

药师：钙尔奇 D 600mg×30 粒的价格是 34 元，每天一粒。而金匮肾气丸 6g×10 粒的价格是 11 元，每天两次，每次一粒。那老伯您喜欢中成药还是西药呢？

患者：中成药一天要吃两次这么麻烦，我还是买西药钙尔奇 D 算了，一天才吃一粒，方便，还挺划算。

药师：老伯，服用钙尔奇 D 要多喝水，多吃一些青菜和水果，防止便秘。还有平时要多去晒晒太阳，做适量的运动，食物方面多吃一些富含钙和蛋白质的食物，或者煲一些骨头汤，平时要保持一个乐观平常的良好心态，这样对于防治骨质疏松进一步发展很有帮助。还有，如果以后吃了药后症状还没有改善的话，我建议您去医院再看看。

患者：好的，谢谢。

药师：那麻烦您到那边柜台去付款。如果以后有什么问题要问的话，可以回来问我。祝老伯您早日康复！

三、疾病评估

患者，男，60 多岁，主诉因腰背疼痛半月余而来买药。患者自诉一个多月前去医院检查，医生诊断为骨质疏松症，服用药物后腰背疼痛症状好转，遂停药，停药后半个月，腰背疼痛症状复发，故本病仍诊断为骨质疏松症。

四、推荐及指导用药

1. 西药

（1）骨健康基本补充剂

① 碳酸钙复方制剂　以碳酸钙为主，其余可含维生素、氨基酸、微量元素。其是重要的骨代谢调节剂，并能维持神经与肌肉的正常兴奋性和降低毛细血管的通透性。此类制剂如钙尔奇 D、凯思立 D，有片剂、咀嚼片、泡腾片、胶囊剂、颗粒剂等制剂。用于防治骨质疏松症，一日一片，餐后服用。

② 维生素 D　有利于钙在胃肠道的吸收。维生素 D 缺乏可导致继发性甲状旁腺功能亢进，增加骨的吸收，从而引起或加重骨质疏松。成年人推荐剂量为 200～400IU（5μg）/d，老年人因缺乏日照以及摄入和吸收障碍常有维生素 D 缺乏，故推荐剂量为 400～800IU（10～20μg）/d。

（2）促骨形成药物

① 甲状旁腺激素（PTH） 特立帕肽有促进骨形成的作用，能有效地治疗绝经后严重骨质疏松，增加骨密度，降低椎体和非椎体骨折发生的危险，因此适用于严重骨质疏松症患者。一定要在专业医师指导下应用。治疗时间不宜超过2年。一般剂量是20μg/d，肌内注射，用药期间要监测血钙水平，防止高钙血症的发生。

② 活性维生素D 适当剂量的活性维生素D能促进骨形成和矿化，并抑制骨吸收。活性维生素D对增加骨密度有益，能增加老年人肌肉力量和平衡能力，降低跌倒的危险，进而降低骨折风险。老年人更适宜选用活性维生素D，它包括1α-羟维生素D（α-骨化醇）和1,25-双羟维生素D（骨化三醇）两种，前者在肝功能正常时才有效，后者不受肝、肾功能的影响。应在医师指导下使用，并定期监测血钙和尿钙水平。骨化三醇剂量为0.25~0.5μg/d；α-骨化醇为0.25~0.75μg/d。可单独服用，也可以与碳酸钙、枸橼酸钙、葡萄糖酸钙、乳酸钙等钙剂联合应用。

（3）抗骨吸收药物

① 双膦酸盐 有效抑制破骨细胞活性、降低骨转换。明显提高腰椎和髋部骨密度，显著降低椎体及髋部等部位骨折发生的危险。如阿仑膦酸盐，每周使用一次，每次70mg。

② 降钙素 抑制破骨细胞的生物活性和减少破骨细胞的数量。可预防骨量丢失并增加骨量。能降低椎体骨折。常用制剂有鲑鱼降钙素和鳗鱼降钙素类似物。鲑鱼降钙素50IU/次，皮下或肌内注射，根据病情每周2~5次，鲑鱼降钙素鼻喷剂200IU/d，鳗鱼降钙素20IU/周，肌内注射。

③ 选择性雌激素受体调节剂（SERMs） 有效抑制破骨细胞活性，降低骨转换至妇女绝经前水平。能阻止骨丢失，增加骨密度，明显降低椎体骨折发生率。只用于女性患者。如雷洛昔芬，推荐剂量是口服，每日一次，每次60mg（一片）。

④ 雌激素 此类药物只能用于有绝经期症状（潮热、出汗等）及/或骨质疏松症的女性患者。

2. 非处方中成药

本病常用中成药有六味地黄丸、金匮肾气丸、济生肾气丸、左归丸、强骨胶囊等。其他可参见本节中医药治疗。

五、用药指导

（1）骨质疏松症的病因复杂，应及时到医院查明原因，以免延误诊断和治疗。
（2）戒烟酒，饮食应低盐并摄入适量的蛋白质和钙，坚持适量的运动。

[实践部分]

一、讨论题目

1. 在何种情况下可以向患者推荐使用骨质疏松症的非处方药？

2. 反复使用治疗骨质疏松症的非处方药，疗效仍不佳时，如何处理？

二、处方分析

患者，女性，55岁，5年前绝经，感觉经常腰背疼痛，劳累后更甚，有慢性胃溃疡，并有长期饮用咖啡的习惯。入院检查钙含量低，雌二醇含量极低，双能X线骨密度测定仪检查骨密度值低。确诊后，医生开出以下处方，请分析该患者得了什么病？医生开的处方是否合理，为什么？

1.Rp:
　　阿法骨化醇软胶囊　　0.25μg×30粒
　　Sig.0.5μg　　qd.　　po.
　　碳酸钙 D_3　　600mg×60片
　　Sig.600mg　　qd.　　po.

2.Rp:
　　降钙素喷鼻剂　　20μg×14喷
　　Sig.20μg　　qd.　　喷鼻
　　阿仑膦酸钠片　　70mg×2
　　Sig.10mg　　qd.　　po.　ac.
　　维生素D滴剂　　400U×24粒
　　Sig.400U　　qd.　　po.

（1）上述处方适用于何种患者？
（2）处方是否合理？为什么？
（3）向患者说明各药用药目的。

三、训练题目

患者李某，女，60岁，因腰背部疼痛半年而来药店拿药，患者自诉有2型糖尿病病史3年，入院治疗后医生说血糖控制良好，双能X线骨密度测定仪检查有重度骨质疏松症。诊断为：2型糖尿病，骨质疏松症。遂给予药物治疗，3个月后疼痛症状有所缓解。最近患者自觉腰背疼痛症状加重，故来药店购药。请根据此病案设计问病给药的情景对话。

第十三节　缺铁性贫血的用药指导
[理论回顾]

一、疾病简介

缺铁性贫血（IDA）是指各种原因的缺铁导致红细胞生成减少所引起的低色素性贫

血，是临床最常见的贫血。缺铁性贫血是铁缺乏症的最终阶段，表现为缺铁引起的小细胞低色素性贫血。妊娠期和哺乳期女性、婴幼儿和儿童是缺铁性贫血的高危人群。

（一）常见病因

（1）铁摄入不足　多见于婴幼儿、青少年、妊娠期和哺乳期妇女，这部分人需铁量较大，若不补充含铁量较高的食物，易造成缺铁性贫血。

（2）铁吸收障碍　胃大部切除术后、萎缩性胃炎、慢性腹泻等均可影响铁的吸收。

（3）铁丢失过多　见于各种失血，如痔、胃十二指肠溃疡、食管或胃底静脉曲张破裂、消化道息肉、肿瘤、寄生虫等引起的胃肠道出血；肺结核、支气管扩张和肺肿瘤等引起的咯血；月经过多；血红蛋白尿等。

（二）临床表现

（1）贫血表现　乏力、易倦、头晕、耳鸣、心悸、气促、纳差等；皮肤、黏膜苍白、心动过速。

（2）组织缺铁表现　烦躁、易怒、注意力不集中等。

（三）西医治疗

1. 治疗原则

治疗原发病，去除导致缺铁的病因，加强营养，补充铁剂。血象恢复正常后，口服铁剂的补充仍要持续 2~4 个月后，方可考虑停药。

2. 铁剂治疗

（1）口服铁剂　常用的制剂为硫酸亚铁、富马酸铁（富血酸）、葡萄糖酸亚铁、枸橼酸铁铵、多糖铁复合物、力蜚能等。

（2）注射铁剂　一般尽量用口服药治疗，仅在下列情况下才应用注射铁剂：① 肠道对铁的吸收不良，例如胃切除或胃肠吻合术后、慢性腹泻、脂肪痢等；② 胃肠道疾病可由于口服铁剂后症状加重，例如消化性溃疡、溃疡性结肠炎、节段性结肠炎、胃切除后胃肠功能紊乱及妊娠时持续呕吐等；③ 口服铁剂虽经减量而仍有严重胃肠道反应。常用的铁注射剂有右旋糖酐铁及山梨醇铁。

（3）辅助治疗　加强营养，增加含铁丰富的食品。

（四）中医药治疗

中医将缺铁性贫血归属于"血虚""萎黄""虚劳"等范畴。中医学认为，心主血、肝藏血、脾统血、肾藏精，故贫血的发生与心、脾、肝、肾的功能失调，脏腑虚损密切相关。其中心、肝两脏与血的关系最为密切。若心血虚，可见心悸、失眠、多梦；肝血虚则表现为眩晕、耳鸣、视物模糊、手足震颤等。中医分型有气血两虚证、脾肾阳虚证、肝肾阴虚证、虫积。

1. 气血两虚证

（1）证候　面色萎黄或苍白，倦怠乏力，头晕耳鸣，心悸，失眠，眼花，头痛，毛发干脱，舌淡胖，苔薄，脉细。

（2）治法　益气健脾，补血强身。

（3）常见中成药及应用

生血宝颗粒

【主要成分】制何首乌、女贞子、桑椹、墨旱莲、白芍、黄芪、狗脊。

【功用】养肝肾，益气血。用于肝肾不足，气血两虚所致的神疲乏力、腰膝酸软、头晕耳鸣、心悸、气短、失眠、咽干、纳差食少等症。也可用于恶性肿瘤放化疗所致的白细胞减少。

【用法用量】开水冲服，一次8g，每日2~3次。

当归补血丸

【主要成分】当归、黄芪。

【功用】补养气血。用于身体虚弱，气血两亏。

【用法用量】口服，一次1丸，每日2次。

益中生血片

【主要成分】党参、山药、薏苡仁（炒）、陈皮、大枣、绿矾等。

【功用】健脾和胃，益气生血。用于脾胃虚弱，气血两虚所致的面色萎黄，头晕，纳差，心悸气短，食后腹胀，神疲倦怠，失眠健忘；缺铁性贫血见上述证候者。

【用法用量】口服。一次6片，每日3次，饭后服用。

复方阿胶浆（胶囊、颗粒）

【主要成分】阿胶、人参、熟地黄、党参、山楂。

【功用】补气养血。用于气血两虚，头晕目眩，心悸失眠，食欲缺乏及贫血。

【用法用量】口服，合剂：一次20ml，每日3次。胶囊：口服，一次6粒，一日3次。颗粒：开水冲服，一次4g，一日3次。

（4）辨证选药　现代同补气血的中成药已经开发出非常多的品种，如人参补膏、复方蛤蚧口服液、当归补血口服液（丸）、复方胎盘片、生血片、健脾生血颗粒、气血双补丸等。这些成药当中多含人参、黄芪、党参以补气，阿胶、当归、大枣、熟地黄以补血，何首乌、桑椹、杜仲、巴戟天以补肾填精。此类药物多滋腻碍气，脾胃虚弱者需增加健脾药，同时不宜服用藜芦、五灵脂、皂荚或其制剂；不宜喝茶和吃萝卜，以免影响药效。

2.脾肾阳虚证

（1）证候　面色萎黄或苍白无华，形寒肢冷，心悸气短，神疲肢软，便溏或五更泻，食欲缺乏，消化不良，小便清长，男子阳痿，女子经闭，舌质淡或有齿痕，脉沉细。

（2）治法　健脾温中，补肾益精。

（3）常见中成药及应用

复方蛤蚧口服液

【主要成分】蛤蚧、黄芪、枸杞子、肉苁蓉、杜仲、黄精、狗脊、巴戟天、白术、白芍、熟地黄、茯苓、山药、党参、鸡（去毛爪肠）。

【功用】补肝肾，益精血，壮筋骨。用于气血两亏，身体虚弱，精神不振，失眠健忘。

【用法用量】口服，一次10ml，一日2次。

乌鸡白凤丸（水蜜丸）

【主要成分】乌鸡（去毛、爪、肠）、鹿角胶、鳖甲、牡蛎、桑螵蛸、人参、黄芪、当归、白芍、香附、天冬、甘草、地黄、熟地黄、川芎、银柴胡、丹参、山药、芡实、鹿角霜。

【功用】补气养血，调经止带。气血两虚，身体瘦弱，腰膝酸软，月经不调，崩漏带下。

【用法用量】口服。一次1丸，一日2次。

生血丸

【主要成分】鹿茸、黄柏、山药、炒白术、桑枝、炒白扁豆、稻芽、紫河车。

【功用】补肾健脾，填精养血。用于脾肾虚弱所致的面黄肌瘦、体倦乏力、眩晕、食少、便溏等。

【用法用量】口服。一次5g，每日3次；小儿酌减。

（4）辨证选药 该证需脾肾同补方可奏效，可选中成药：升血灵颗粒、龟鹿二仙膏、蛤蚧补肾丸（胶囊）、人参鹿茸丸、龟甲胶（颗粒）、紫河车胶囊、鹿茸参鞭酒、脾肾双补丸、女金丸、鹿胎胶膏等。脾虚腹泻者可配伍使用四神丸或健脾丸；肾阳虚偏重者可选含有血肉之品的成药，如蛤蚧补肾丸、人参鹿茸丸、乌鸡白凤丸等。

3.肝肾阴虚证

（1）证候 面色苍白或萎黄，潮热盗汗，头晕目眩，耳鸣耳聋，肌肤甲错，舌红干瘦，脉细弱。

（2）治法 补肝肾，益精血。

（3）常见中成药及应用

大补阴丸

【主要成分】熟地黄、盐知母、盐黄柏、醋龟甲、猪脊髓。

【功用】滋阴降火。用于阴虚火旺，潮热盗汗，咳嗽，耳鸣遗精。

【用法用量】口服。一次6g，一日2~3次。

七宝美髯丹

【主要成分】赤何首乌、白何首乌、赤茯苓、白茯苓、牛膝、当归、枸杞子、菟丝子、补骨脂。

【功用】补肝肾，益精血。用于肝肾两虚，须发早白，牙齿摇动，盗汗，筋骨痿弱，腰腿酸软，带下清稀。

【用法用量】口服，一次 6g，一日 2 次；淡盐汤或温开水送服。

（4）辨证选药　此证可选中成药：大补阴丸、八珍颗粒、十全大补丸、四君子丸、当归补血冲剂、六味地黄丸、补肾益寿胶囊、黄芪精口服液等。

4. 虫积

（1）证候　除有贫血证候外，尚有腹胀、腹痛，或嗜食生米、茶叶、泥土等，苔薄，脉虚弱。

（2）治法　健脾补血，驱虫。

（3）常见中成药及应用

化虫丸

【主要成分】鹤虱、玄明粉、大黄、苦楝皮、雷丸、牵牛子、槟榔、芜荑、使君子（去壳）。

【功用】杀虫消积。用于虫积腹痛，蛔虫、绦虫、蛲虫等寄生虫病。

【用法用量】口服，一次 6~9g，一日 1~2 次。

乌梅丸

【主要成分】乌梅肉、青椒（去目）、细辛、黄连、黄柏、干姜、附子（炙）、桂枝、人参、当归。

【功用】温脏安蛔，用于治疗蛔厥，久痢，厥阴头痛，或脾虚引起的胃脘痛，肢体瘦弱。

【用法用量】口服，一次 2 丸，一日 2~3 次。

（4）辨证选药　对于虫积造成的贫血，可选中成药：化虫丸、乌梅丸、囊虫丸（主治脑囊虫及由脑囊虫引起的癫痫）、疳积散、肥儿宝颗粒。一般若患者全身情况差，则宜先补益气血，纠正贫血，待全身情况好转后，再行驱虫，驱虫后可联合抗寄生虫、抗蠕虫等西药，效果更佳。

二、模拟情景对话

药师：大叔，您好，请问有什么可以帮到您的吗？

患者：您好，我最近常感到头晕，四肢无力。看能不能买点什么药吃。

药师：先让我了解一下您的情况好吗？

患者：好的。

药师：您今年多大了？

患者：40 岁。

药师：您有高血压病史或者最近有没有测量过血压？

患者：前几天村里有个义诊活动，我也跑去测量了血压，血压正常，之前也一直都正常。

药师：大叔，我看您脸色苍白，唇甲色淡，还患有口角炎，平时胃口怎么样？

患者：不太好，只想吃一些比较清淡的，见到肉就提不起精神，感觉吞咽都有点困难。

药师：那您平时有没有出现耳鸣或眼花的现象？

患者：有，有时还感觉胸口闷闷的，走路吃力，甚至有时候感到恶心、腹胀、腹泻。

药师：那您之前有没有出血史、呕血、黑便、深咖啡色尿呢？

患者：这些都没有。

药师：那您这种情况出现多久啦？

患者：已经好一段时间了。

药师：那出现这种症状后，您有去医院看过医生吗？

患者：有啊，这是前两天去医院检查的单子，医生说是"缺铁性贫血"，但我到现在都不太懂，究竟什么是"缺铁性贫血"啊？

药师：我可以看看医院的检查单吗？

患者：好的，给您。

药师：我看看。

项目	结果	参考值
铁蛋白	45.1μg/L	男性 15～200μg/L；女性 12～150μg/L
不饱和铁结合力	45.4μmol/L	34.2～48.2μmol/L
血清铁蛋白（SF）	8.32μg/L	男性 15～200μg/L；女性 12～150μg/L
血清铁	8.2μmol/L	男性 11～30μmol/L；女性 9～27μmol/L
总铁结合力	67.7μmol/L	男性 50～77μmol/L；女性 54～77μmol/L
血清铁饱和度	14%	25%～35%
红细胞游离原卟啉（FEP）	1.6μmol/L	男性 0.56～1.00μmol/L；女性 0.68～1.32μmol/L

缺铁性贫血诊断标准：

（1）小细胞低色素性贫血：男性 Hb＜120g/L，女性 Hb＜110g/L；MCV＜80fl，MCH＜27pg，MCHC＜32%。

（2）血清铁＜8.95μmol/L，总铁结合力＞66.44μmol/L，转铁蛋白饱和度＜15%。

（3）骨髓铁染色显示骨髓小粒可染铁消失，铁粒幼细胞＜15%。

（4）血清铁蛋白＜12μg/L。

（5）红细胞游离卟啉（FEP）＞0.9μmol/L（全血），或 FEP/Hb＞4.5μg/g Hb。

（6）有明确的缺铁病因，铁剂治疗有效。

符合上述（1）～（6）条中任 2 条以上者可诊断，您的检验单结果符合缺铁性贫血的诊断标准。

缺铁性贫血是由于体内缺少铁质而影响血红蛋白合成所引起的一种常见性贫血。铁的需要量增加而摄入不足、铁的吸收不良、失血过多等都会导致人体缺铁。

患者：原来这样，那是不是吃多点"铁"就好了？

药师：对，补铁是关键。那医生有给您开过什么药吗？

患者：有的，但医院开的药都比较贵，所以就跑药店来看看了，您这有什么好点的药不？还要实惠。

药师：补铁的口服药主要有硫酸亚铁（片剂、缓释片剂、糖浆剂）、维铁片（又名福乃得，为硫酸亚铁、维生素C及B族维生素的复方制剂）、富马酸亚铁（片剂、胶囊剂、混悬剂、颗粒剂）、葡萄糖酸亚铁（片剂、糖浆剂、胶囊剂）、琥珀酸亚铁片、乳酸亚铁（胶囊剂、糖浆剂、口服液）等。

患者：太多了，那我该用哪种好呢？

药师：各种铁剂的作用有所不同，一般来说硫酸亚铁是目前治疗缺铁性贫血比较常用的药物，而富马酸亚铁（富血铁）口服后吸收较好，治疗效果较迅速而稳定。枸橼酸铁铵口服液，比较适合儿童或者不愿吞服药片的成人但久易染黑牙齿。还有那个琥珀酸亚铁和缓释铁就相对来说比较贵一点了。根据您的情况，我推荐您用硫酸亚铁或者富马酸亚铁（富血铁），这两个药效果不错价格也便宜些。

患者：那硫酸亚铁或富马酸亚铁的价格是多少？

药师：都是4块5左右，比较经济实惠。

患者：那这两种药，哪个效果更好些？

药师：服用硫酸亚铁容易引起胃肠不适、腹痛、腹泻或便秘等副作用，而富马酸亚铁（富血铁）是副作用较小的一种药物。

患者：那我就要富马酸亚铁（富血铁）吧，但是这个怎么用的？

药师：每次饭后口服0.2~0.4g，每日3次，服用时不要咀嚼药物，直接用水送服，以免染黑牙齿。还有，我建议您在使用这个铁剂的时候，同时服用维生素C等药物，因为这样可提高铁的吸收。

患者：那好，也给我拿些维生素C吧。

药师：好的。另外，在您服用铁剂期间，大便颜色会呈黑褐色，类似消化道出血，但您到时也不必紧张，停用铁剂后即可恢复正常了。如果您服药3~4周后还出现头晕或者自发性出血等情况的话，最好及时去医院就医查找原因。

患者：那在饮食方面，还要注意点什么吗？

药师：饮食上尽可能吃些有营养而又易于消化的食物。不要偏食、过度节食，不过量饮浓茶或嚼食茶叶等，应多进食富含铁的食物。食品中含铁量最高的是海带、发菜、紫菜、木耳、香菇、猪肝或其他动物肝脏，其次为肉类、豆类。另外，鱼、肉类可促进铁剂的吸收。建议您用铁锅炒菜、煮饭，这样也能得到一定量的无机铁。

患者：好的，谢谢您，如果以后有什么不舒服的话我再来找您可以吗？

药师：没有问题的，您随时过来。麻烦您到前面柜台结账，祝您早日康复，慢走。

患者：好的，谢谢。

三、疾病评估

患者，中年男性，既往无特殊病史，近期感觉头晕、四肢乏力，并伴有胸闷、口腔炎症，实验室检查提示血清铁 8.2μmol/L，总铁结合力 67.7μmol/L，转铁蛋白饱和度 14%，血清铁蛋白 14μg/L，诊断缺铁性贫血明确，治疗上主要以治疗原发病，去除导致缺铁的病因，加强营养，补充铁剂为主。

四、推荐及指导用药

1. 硫酸亚铁片

为矿物质类非处方药药品，本品每片含主要成分硫酸亚铁 0.3g（以铁计 60mg）。口服，成人预防用，一次 1 片，一日 1 次；治疗用，一次 1 片，一日 3 次。饭后服。如胃肠道症状明显，可先给予每天 0.1g，然后逐渐增加剂量，胃肠道症状会明显减轻。硫酸亚铁片还有含片、缓释片、糖浆供使用。

2. 富马酸铁片

为矿物质类非处方药药品，本品每片含主要成分富马酸亚铁 0.2g（相当于铁 66mg），口服。预防用，一日 1 片；治疗用，一次 1~2 片，一日 3 次。富马酸铁还有颗粒、咀嚼片、胶囊、胶丸供使用。

3. 葡萄糖酸亚铁片

为矿物质类非处方药药品，0.3g（以铁计 35mg），口服。成人一次 1~2 片，一日 3 次。葡萄糖酸亚铁还有胶囊和糖浆供使用。

4. 枸橼酸铁铵维 B_1 糖浆

为复方制剂，每毫升含枸橼酸铁铵 100mg，维生素 B_1 0.05mg，本品为棕黑色黏稠液体；味甜，略涩。口服。饭后服用。成人：每次 10~20ml，一日 3 次，预防量为治疗量的 1/5。儿童：每日 1~2 ml/kg，分 3 次服用。枸橼酸铁铵还有泡腾颗粒、糖浆供使用。

5. 多糖铁复合物胶囊（力蜚能）

本品的活性成分为元素铁，以多糖铁复合物分子形式存在。每粒胶囊含元素铁 0.15g，成人每日一次，每次口服 1~2 粒；儿童需在医生的指导下使用。

6. 右旋糖酐铁注射液

主要成分为右旋糖酐与氢氧化铁复合物，本品为深棕色的胶体溶液。右旋糖酐铁溶液可肌内、静脉注射或静脉滴注。每天 100~200mg 铁，根据补铁总量确定，1 周 2~3 次。右旋糖酐铁的主要不良反应为变态反应（过敏反应），可在给药后的几分钟内发生。因此建议在给予患者初次剂量前先给予 0.5ml 右旋糖酐铁（相当于 25mg 铁），如 60 分钟后无不良反应发生，再给予剩余的剂量。静脉滴注：100~200mg 右旋糖酐铁用 0.9% 氯化钠溶液或 5% 葡萄糖溶液稀释至 100ml。给予首次剂量时，应先缓慢滴注 25mg 至少 15 分钟，如无不良反应发生，可将剩余剂量在 30 分钟内滴注完毕。静脉注射：将相当于 100~200mg 铁（2~4ml）的右旋糖酐铁用 0.9% 氯化钠溶液或 5% 葡萄糖溶液 10~20ml 稀释后缓慢静脉推注，同样在初次给药时先缓慢推注 25mg（1~2 分钟），如无不良反应发生，再给予剩余的剂量（0.2ml/min）。肌内注射不需稀释。

7. 山梨醇铁注射液

为深棕色胶体溶液，2ml：50mg（以 Fe 计）。深部肌内注射。成人：一次 1～2ml，隔 1～3 日 1 次。儿童：体重大于 6kg，一次 1ml，一日 1 次；体重小于 6kg，一次 0.5ml，一日 1 次，贫血纠正后应继续使用一段时间以补充储存铁。

8. 非处方中成药

中医学中没有贫血的名称，但从患者临床所呈现的证候，归于"虚证"范畴。治疗贫血的常见中成药，包括生血宝颗粒、新血宝胶囊、复方阿胶浆等，其他参见本节中医药治疗。

五、用药指导

（1）铁剂最好在饭后服用，以减少胃肠道反应。

（2）铁剂不宜与牛奶、钙剂、浓茶同服。因牛奶中含磷量较高，牛奶中的磷、钙剂和茶中的鞣酸均可使铁剂沉淀，影响铁的吸收。

（3）为促进铁的吸收，可同时服用维生素 C。缺乏维生素 C 则铁就不能充分利用来生成血红蛋白。维生素 C 对骨髓生血也有促进作用。

（4）服用铁剂应遵医嘱，不可自行加大剂量。因剂量过大会使人中毒，出现恶心、呕吐、脸色苍白和神色不安，严重者可致昏睡、昏迷、胃肠道出血等症状。

（5）注射用铁剂应在患者不能耐受口服铁剂时才使用。

[实践部分]

一、讨论题目

1. 缺铁性贫血的临床症状主要有哪些？
2. 缺铁性贫血的治疗药物主要有哪些？各自的作用是什么？

二、处方分析

患者，女，45 岁，近 2 年来时常活动后心悸，伴面色苍白、神疲乏力、头晕、视物昏花、多梦而夜寐不酣、食欲减退、腹泻等症状。为明确诊断，前来就诊。既往有月经过多史。查体：T 36.5℃，P 80 次 / 分，R 18 次 / 分，BP 110/80mmHg。神志清，精神尚可，营养适中，形体偏瘦，毛发干脱，爪甲裂脆，唇甲色淡，心肺检查（−），肝脾肋下未触及，腹平软，无压痛，肠鸣音每分钟 4 次，周身皮肤无出血点，生理反射未见异常，病理反射未引出，舌淡胖，苔薄，脉细弱。实验室检查：红细胞计数 $3.1×10^{12}$/L，红细胞平均体积（MCV）60fl，血红蛋白（Hb）80g/L，红细胞平均血红蛋白浓度（MCHC）20%，网织红细胞计数 1.2%，血小板计数 $218×10^9$/L，血清铁蛋白 10μg/L，血清铁 7.74μmol/L，总铁结合力 80μmol/L。肝脾超声波（−）。心电图：正常。请分析该患者得了什么病？医生开的处方是否合理，为什么？

1.Rp:
　　硫酸亚铁片　　　0.3g×21
　　Sig.0.3g　　tid.　　po.
　　维生素 C 片　　　0.1g×21
　　Sig.0.1g　　tid.　　po.
2.Rp:
　　山梨醇铁注射液　　2ml/50mg×7
　　Sig.2ml　　qod.　　深部肌内注射

（1）上述处方适用于何种患者？
（2）处方是否合理？为什么？
（3）向患者说明各药用药目的。

三、练习

请根据以下病案设计模拟药店问病荐药的情景对话。

1.患者，女性，25岁，一年前无明显诱因头晕、乏力，家人发现面色不如从前红润，但能照常上班，曾到医院检查，显示血红蛋白低（具体不详），遵医嘱，口服硫酸亚铁，因服药后上腹不适，仅服药 1 天。近 1 个月来头晕、乏力加重伴活动后心悸，故来药店咨询买药。患者既往体健，无特殊病史。

2.患儿，男性，5岁，面色苍白 2 个月。家长反映，该童最近两个月以来，不喜动、经常哭闹、注意力不能完全集中，反应较慢，并且食欲不佳，时有腹泻，故来我店咨询。患儿既往体健，无药物过敏史。

第十四节　足癣的用药指导

～[理论回顾]～

一、疾病简介

手足癣是最常见的皮肤病之一，是由皮肤癣菌引起的手足部浅表皮肤真菌感染。主要累及指（趾）间、手掌、足跖及侧缘，严重时可波及手、足背及腕、踝部。致病菌主要有毛癣菌属、小孢子菌属和表皮癣菌属。中医称手癣为"鹅掌风"，足癣俗称"脚气""脚湿气""香港脚"。手、足癣根据症状不同分为三型：水疱型、糜烂型和鳞屑角化型。

（一）临床表现

1. 水疱型

足底或手掌出现群集或散在的小疱，针尖或米粒大小，疱壁较厚，内容清澈。可自行干涸，继发脱屑，瘙痒较重，往往由于搔抓而继发感染，可引起丹毒和淋巴管炎。

2. 糜烂型

主要见于足趾间，由于潮湿、浸渍而使表面发白，剥去白色表皮，为基底发红的糜烂面，瘙痒较重，在湿热条件下工作或生活的人多见。

3. 鳞屑角化型

此型以干性鳞屑、皲裂为主，皮肤角化较重，干燥、粗糙、皮肤纹理清楚，寒冷季节多见，多发生手足皲裂。

（二）西医治疗

1. 治疗原则

除有继发性感染的用抗菌药物控制感染以外，以局部外用药为主，应用足够的疗程。

2. 治疗药物

治疗药物分如下两类。

（1）口服药　时下各种抗真菌口服药异军突起，如伊曲康唑、氟康唑、特比萘芬等。但因为这类药必须达到真菌所寄生的甲板处才能发挥抗菌作用，而且在水中的溶解度低且慢，吸收代谢又很快，所以用药量大，用药时间长。另外，口服药均有副作用，且停药后易复发。

（2）外用药　常用的有，特比奈芬喷雾剂、酮康唑乳膏、咪康唑乳膏等。一旦发现有耐药现象应及时调整用药。有些癣病患者，涂抹某种糖皮质激素联合抗菌药，如曲安奈德益康唑乳膏，在开始时感到效果颇好，时间一长，却感觉"不灵"了。其实，这是由耐药性造成的。

（三）中医药治疗

中医治疗手足癣多以湿热证或血燥证治之，治法：清热利湿或养血润燥。内服外用，双管齐下，其中外用药物在治疗手足癣中的地位和作用不可忽视。下面重点介绍其外用药物。

（1）内服可选中成药：二妙丸、当归苦参丸、湿毒清胶囊。

（2）外用药物：丁芎癣药水、紫椒癣酊、擦癣药水、大风子油、癣湿药水、土槿皮酊、足光粉、硫黄软膏、顽癣净、消炎癣湿药膏等。常用品种如下。

丁芎癣药水

【主要成分】丁香酊、水杨酸、桃叶酊、川芎酊。

【功用】杀菌消炎，止痒。用于真菌感染引起的各种皮癣、湿疹、脚气等。

【用法用量】外用，洗净患处，每日涂搽2～3次。

紫椒癣酊

【主要成分】功劳木、五倍子、紫花地丁、苦参、花椒。

【功用】清热燥湿，杀虫止痒。用于足癣、手癣及体癣。

【用法用量】外用，消毒棉签蘸药液 10ml 搽于洗净的患处，每日 2 次。

擦癣药水

【主要成分】斑蝥、紫荆皮、花椒、百部、大风子（去壳）。

【功用】祛风，解毒，止痒。用于风癣、湿癣、金钱癣、牛皮癣等。

【用法用量】摇匀擦抹患处。

大风子油

【主要成分】大风子油、硼酸、冰片。

【功用】杀虫解毒，散风祛湿。用于血燥风湿，红肿疙瘩、雀斑粉刺、酒糟鼻、风湿疥癣、鹅掌风等。凡属风湿虫毒症患者，可选用本品，效果极佳。

【用法用量】调匀，涂患处。

癣湿药水

【主要成分】土荆皮、蛇床子、大风子仁、百部、防风、当归、凤仙透骨草、侧柏叶、吴茱萸、花椒、蝉蜕、斑蝥。

【功用】祛风除湿，杀虫止痒。用于风湿虫毒所致的鹅掌风、脚湿气，症见皮肤丘疹、水疱、脱屑，伴随不同程度的瘙痒。

【用法用量】外用，搽于洗净后的患处，每日 3~4 次；治疗灰指甲应先除去空松部分，使药易渗入。

（3）注意事项　外用药物切忌入口，皮肤溃烂破损慎用。

二、模拟情景对话

药师：小姐，您好！请问有什么可以帮到您的？

患者：我的脚近段时间非常痒，而且还起了小水疱。

药师：请问您有上医院检查过吗？

患者：还没有，因为这几天真的好忙没时间。

药师：那可以让我看看您的症状吗？

患者：嗯，好的，您看。

（药师检查患者的脚）

药师：您这样的症状持续多久了？

患者：一个多星期了。

药师：您开始是两只脚同时出现症状吗？

患者：不是，好像是右脚痒了三四天，左脚才开始痒的。

药师：好的。依您的症状来看，您可能是患了脚癣。脚癣是真菌感染引起，其皮肤损害往往是先单侧，即单脚，数天、数周或数月后才感染另一只脚。水疱主要出现在趾腹和趾侧，最常见于三四趾间，足底亦可出现。为深在性小水疱，可逐渐融合成大疱。脚癣的皮肤损害有一特点，即边界清楚，可逐渐向外扩展，但绝不会是弥漫性、边界不清楚的。因病情发展或搔抓，可出现糜烂、渗液，甚或细菌感染，出现脓疱等。

患者：那很严重吗？有什么药可以快点治好？

药师：您近期打算怀孕，或者已经处在妊娠期与哺乳期吗？因为那样很多药都不能用。

患者：呵呵，我现在还是单身。

药师：不好意思。脚癣治疗以外用抗真菌药物为主，主要有达克宁、兰美抒、环匹罗司胺、华陀膏这些。

患者：哪种见效快？实在是太痒了。

药师：那我推荐您达克宁软膏。作为广谱抗菌药，其作用机制是抑制真菌细胞膜的合成，以及影响其代谢过程，对皮肤癣菌、念珠菌等有抗菌作用，疗效不错。

患者：怎么使用的？

药师：外用，涂搽于洗净的患处，早晚各1次，症状消失后应继续用药7天，以防复发。

患者：有什么不良反应吗？

药师：会偶见过敏、烧灼感、充血或其他皮肤刺激症状。

患者：还有什么注意事项吗？

药师：不能搔抓，往往搔抓会引起继发感染，可引起丹毒和淋巴管炎。

只要您坚持用药和生活习惯上注意点，很快就会好的。平时要注重清洁，保持皮肤干燥，保持脚部清洁，天天清洗数次，勤换袜子。鞋子要透气良好，不宜穿运动鞋、旅游鞋等不透气的鞋子，以免造成脚汗过多，加重病情。勿吃轻易引发出汗的食品，如辣椒、生葱、生蒜等。不要用别人的拖鞋、浴巾、擦布等，不要在澡堂、游泳池旁的污水中行走。如果您用药4~5天后，症状没有得到改善或者更严重的话，就要去医院就诊。有什么不清楚的可以随时来问我。

患者：好的。

药师：祝您早日康复，那边买单。

患者：谢谢！

药师：不客气，慢走。

三、疾病评估

患者可能为浅部真菌感染，表现为足癣，手部也有轻微感染，长期未得到根治。

四、推荐及指导用药

无论何种药物治疗癣病，均需一定的疗程：体癣、股癣2周，头癣、手足癣4~6周；甲癣则需用12周以上。这是由真菌的生长繁殖规律和皮肤、指（趾）甲的生长速度、代谢过程决定的，任何新产品都无法改变这一事实，所以不能希望一次就根除。本例患者为浅部真菌感染，可考虑外用抗真菌药。

（一）西药非处方药

1. 盐酸特比萘芬乳膏

又称兰美抒，选择性地抑制麦角固醇合成中所必需的角鲨烯环氧化酶。用于治疗手足癣，一日 2 次涂于患处。其他剂型有溶液剂、凝胶剂、软膏剂等。

2. 复方十一烯酸软膏

本品能抑制真菌的繁殖，每 10g 中含十一烯酸 0.5g，十一烯酸锌 2g。用于手、足癣，涂于患处，一日 1～2 次。

3. 环吡酮胺软膏

又称环匹罗司胺。为广谱抗真菌药，对皮肤癣菌、酵母菌、霉菌等，具有较强抑制作用。均匀涂于患处，一日 2 次，涂后轻轻搓擦数分钟，2 周为一疗程。其他剂型有乳膏剂、涂膜剂等。

4. 复方苯甲酸软膏

本品有溶解角质和抗真菌作用。每支 10g，有浓、淡两种，分别含苯甲酸 1.2g 和水杨酸 0.6g，或苯甲酸 0.6g 和水杨酸 0.3g，涂于患处，一日 1～2 次。其他剂型有乳膏剂、酊剂（其中含有一定量的碘酊）。

5. 水杨酸复合洗剂

内含水杨酸、苯甲酸、硼酸、乳酸等。成分组成是 15g/包的粉溶液剂和 6g/瓶的溶液剂。外用前临时配制，将一包粉剂或一瓶溶液剂溶于 1000ml 沸水中，待温热后，将患手/足置入浸泡 30 分钟，一日 1 次，可用 2 次，用于真菌感染引起的鳞屑角化型手足癣，有消毒防腐以及溶解角质之作用。

6. 复方克霉唑软膏

本品中每克含克霉唑 0.015g，尿素 0.15g。用于手足癣，能抗真菌，防皲裂。涂于患处，一日 2～3 次。

7. 硝酸咪康唑乳膏

又称达克宁霜。是一种高效、安全、广谱抗真菌药。其抗真菌机制是抑制真菌细胞膜麦角固醇的合成，导致真菌死亡。其他剂型还有软膏剂、洗剂、外用散剂，浓度均为 2%，软膏剂、乳膏剂涂于患处，一日 2 次；散剂可用于足癣的擦烂型，浴后擦干，撒于趾间，急性渗出糜烂时可用洗剂湿敷，一日 1～2 次，疗程 2～4 周不等，症状消失后应继续用药 1 周以巩固治疗。

8. 硝酸益康唑软膏

用于皮肤真菌感染如手癣、足癣。涂于患处，早晚各 1 次，其他剂型有溶液剂、喷剂，浓度均为 1%，喷剂可以用于皮肤黏膜部分，喷在患处，每日 2～3 次。

9. 复方硝酸益康唑乳膏

又称派瑞松乳膏，每克含硝酸益康唑 10mg，醋酸曲安奈德 1.1mg。益康唑用于真菌感染的各种癣病，如手癣、足癣。曲安奈德为糖皮质激素，有抗炎、止痒及抗过敏作用，两成分合用，提高了疗效。用于手足癣、尿布性皮炎、口角炎、甲沟炎和真菌、细菌所致的混合感染。涂患处，早晚各1次，疗程不超过2周。

10. 酮康唑乳膏

用于皮肤浅表真菌病，如手、足癣，涂于患处，一日2~3次。

11. 联苯苄唑乳膏

又称孚琪、美克，能抑制真菌细胞膜的合成，用于手、足癣。涂于患处，一日1次，2~4周为一疗程。其他剂型有凝胶剂、乳膏剂、溶液剂等。

（二）中成药非处方药

1. 脚气散

主要成分为荆芥穗、白芷、枯矾。能燥湿、止痒。用于脚癣趾间糜烂，刺痒难忍。将本品少许撒于趾间，一日1~2次。

2. 愈裂贴膏

为尿囊素、白及、维A酸及苯丙咪唑掺入到普通氧化锌橡皮膏中制成的硬膏剂型。外用：贴手、足患处。

五、用药指导

（1）本类外用制剂，孕妇及哺乳期妇女慎用。

（2）应用药物时避免接触眼睛，切忌口服。

（3）用药部位如有烧灼感、瘙痒、红肿等，应停止用药后洗净。

（4）应用本类药物前，必须用温水洗净并擦干患处。

（5）真菌感染较顽固，治疗期长，易反复，故必须注意用药不要时断时续。

（6）请患者详细阅读说明书。

（7）您已患有手足癣，应注意个人、家庭及集体的卫生，不使用公用毛巾、拖鞋等。

（8）在应用上述非处方药治疗的同时，还应注意个人卫生，如手套、鞋袜最好左右分别穿戴，并经常洗换，保持干燥清洁。

（9）避免接触患癣的猫、狗等动物。

（10）如瘙痒严重，并由于抓挠而感染、化脓、自觉疼痛，应去医院诊治，以防并发丹毒或淋巴管炎。

[实践部分]

一、讨论题目

1. 手足癣病一般使用哪些外用药物治疗？
2. 手足癣治疗用酮康唑乳膏，涂于患处，一日2~3次。一周后感觉好了，能不能停药？为什么？

3. 如何预防手足癣病。

二、处方分析

患者，男，45岁，脚部瘙痒难忍，医生诊治为脚气，医生开出如下处方，请分析是否合理，为什么？

Rp:

  皮炎平　　1支

  Sig. 适量　　一天3次　　外用

三、练习

请根据以下病案设计模拟药店问病荐药的情景对话。

患者，男，23，学生，足底和手掌出现群集或散在的小疱，针尖或米粒大小，瘙痒，小疱搔抓后有水样物质流出，前来药店咨询购药，请根据此病案设计药师与患者间的情景对话。

第十五节　痤疮的用药指导

一、疾病简介

痤疮，俗称粉刺。是一种常见的毛囊、皮脂腺的慢性炎症性疾病，好发于青春期。痤疮的发作有很多影响因素，一般认为其主要原因为：青春期雄激素分泌增多，引起皮脂腺肿大，皮脂分泌增多，同时使毛囊、皮脂腺导管角化栓塞，皮脂淤积于毛囊形或脂栓，即粉刺。在厌氧环境下，痤疮丙酸杆菌等厌氧菌大量增生繁殖，产生溶脂酶，分离皮脂产生游离酸，刺激毛囊引起炎症，致使毛囊壁损伤破裂，淤积的皮脂进入真皮内，从而引起毛囊周围程度不等的炎症反应。另外，遗传、内分泌障碍、多脂多糖及刺激性饮食、高温及某些化学因素，对痤疮的发生发展也起一定的作用。

（一）分类

（1）非炎性痤疮即粉刺。

（2）炎性痤疮，即丘疹、脓疱、结节、囊肿及聚合性痤疮。

（二）临床表现

1. 粉刺

为毛囊漏斗部的上皮囊肿，是痤疮的早期阶段，粉刺并非寻常痤疮特有的症状，老年性痤疮、职业性痤疮、粉刺样痣都有此皮疹，临床所见的粉刺多是1～2mm的小丘疹。

粉刺又分为黑头粉刺（开放性粉刺）和白头粉刺（闭锁性粉刺）。黑头粉刺漏斗部扩张，其内充填着粗 0.5～3.0mm，长 1.0～2.0mm 的角栓，顶端呈黑色，角栓由角质、脂质和尘埃构成。之所以呈黑色是因为脂质氧化，尘埃或毛囊漏斗部的黑色素细胞产生黑色素过多，黑头粉刺可长期存在，然后角栓自然排出，皮疹吸收痊愈，但也有少部分转变成炎性丘疹、小脓疱，形成炎性痤疮。

白头粉刺是微突出表面的小丘疹，呈黄白色，如果挤压可见少量白色乳酪样物排出，其组成除角质、脂质外，尚有少量微生物，而色素减少，故呈白色，白头粉刺一部分自然消退，一部分变成黑头粉刺，大部分变成炎性丘疹和脓疱。

2. 炎性丘疹

和毛孔一致的，淡红或暗红色的小丘疹，直径 1～4mm，呈圆锥形，组织学可见真皮毛囊周围有不同程度的炎性反应。丘疹一部分经 2～3 周后消退，一部分经一段时间变成炎性结节和脓疱。

3. 脓疱

系直径为 1～6mm 含少量脓汁的小脓疱，周围绕以红晕，脓疱可分为深浅两种，浅在性脓疱无浸润，无痛，1 周左右干涸痊愈，或排出少量脓汁后残留潮红而痊愈。深在性脓疱深而大，有浸润，1 周左右一部分吸收痊愈，另一部分变成炎性丘疹或囊肿，深在性脓疱消退后通常留下小凹坑。

4. 结节

为直径 1～2cm 红色或暗红色肿物向真皮深部和毛囊周围浸润，触诊可感觉质地较硬并有热感。结节病程较长，可持续数月甚至 1 年以上，愈后遗留瘢痕。

5. 囊肿

大小在 1cm 以上，呈半球状隆起的伴有炎症的囊性肿物，触诊质地较软，时有波动感并有疼痛，囊肿由深在性脓疱或结节演变而来，在真皮内形成大的囊腔，其壁完整或缺损，如将波动者切开，流出白色乳酪样物和脓汁，随后囊肿缩小，但因囊壁残留，尚可复发。囊肿病程漫长，经久不愈，在病程中常继发感染也可互相穿通，此时治疗困难，囊肿愈后遗留瘢痕。

6. 聚合性

皮疹呈多形损害，病情复杂，有很多粉刺，丘疹脓疱结节和囊肿及瘢痕。

（三）西医治疗

1. 治疗原则

痤疮治疗原则为去脂、溶解角质、杀菌及消炎。调节皮脂的合成，疏通皮脂排泄管道；抑制痤疮杆菌和毛囊虫。可以全身给药，局部用药。早发现、早治疗，规范诊治，可以避免或减少皮肤的损害。

2. 治疗药物

（1）壬二酸　本品系天然存在的饱和直链二羧酸，对皮肤粉刺内各种需氧菌和厌氧菌有抑菌和杀菌活性。局部用 20% 壬二酸霜可使皮肤微球和滤泡内丙酸杆菌的密度明显降低，并使皮肤表面脂肪的游离脂肪酸含量减少。20% 壬二酸霜于 1989 年由德国 Schering AC 公司在法国上市，1996 年美国 FDA 批准其在美国销售用于治疗痤疮。

（2）西咪替丁　本品为组胺 H_2 受体阻滞剂，能抑制组胺或五肽胃泌素刺激引起的胃酸分泌，临床适用于治疗胃及十二指肠溃疡、上消化道出血等。近年来发现其还具有免疫调节、抗雄激素、抗病毒等多种作用，其治疗痤疮的机制为通过阻断二氢睾酮与毛囊受体的结合抑制皮脂腺分泌。其内服、外用均有效。临床常局部外用 2% 西咪替丁霜剂。

（3）过氧化苯甲酰　该药是一种有机过氧化物，具有很强的杀菌、角质剥脱、溶解粉刺和抑制皮脂分泌的作用，适用于丘疹性、脓疱性痤疮，常用浓度为 1%～10%。该药可单独使用或与其他抗痤疮药物联合应用。如山东德美克制药有限公司的"必麦森"凝胶为"5% 过氧化苯甲酰 +3% 红霉素"，吉林省东方制药有限公司的"痤疮平"为 5% 过氧化苯甲酰软膏。

（4）阿达帕林　是一种新的萘甲酸衍生物，属第三代维 A 酸类药物。能选择性结合于对皮肤角质细胞增长与分化有调节作用的维 A 酸受体，从而调节毛囊、皮脂腺上皮细胞的分化，减少粉刺的形成。同时，阿达帕林可以抑制人类多形核粒细胞的化学趋化反应，抑制花生四烯酸经脂氧化生成炎症介质，从而在治疗痤疮过程中起到抗炎作用，改善炎性皮损。如法国高德美公司的"达芙文"凝胶，系 0.1% 的阿达帕林凝胶。

（5）口服异维 A 酸类药　药品试验表明该品具有缩小皮脂腺组织，抑制皮脂腺活性，减少皮脂分泌以及减轻上皮细胞角化和减少痤疮丙酸杆菌的作用，适用于重型痤疮，尤其适用于结节囊肿型痤疮。如上海信谊延安药业有限公司的泰尔丝（异维 A 酸胶囊）。

（6）局部用维 A 酸类药　本品通过调节表皮细胞的有丝分裂和促进表皮细胞更新，使病变皮肤的增长和分化恢复正常。特别是能促进毛囊上皮更新，防止角质栓塞，抑制蛋白产生，使痤疮皮损消退。其常用浓度为 0.01%～0.1%。如山东德美克制药的"维特明"霜/凝胶系 0.025% 的维 A 酸霜/凝胶，重庆华邦制药的邦力牌"迪维"霜，系 0.1%、0.025% 维 A 酸的霜剂。

（7）维胺酯，维 A 酯类药　本品局部使用具有促进上皮细胞分化与生成、调节角化过程、抑制皮脂分泌、抑制痤疮丙酸杆菌、抗炎等作用，如重庆华邦制药的邦力牌"痤疮王"为 0.3% 维胺酯维 E 乳膏。

（8）口服锌制剂　目前对锌制剂治疗痤疮的机制尚有争议。有人认为口服锌制剂治疗痤疮的机制是由于青春期可能有一种绝对或相对锌缺乏，致使雄激素合成酶系统紊乱。也有人认为锌缺乏使维生素 A 转运激素合成酶系统紊乱，使血清中维生素 A 水平降低，组织可利用的维生素 A 不足，从而影响表皮的正常分化。还有人认为，口服锌制剂治疗痤疮能使皮脂减少及锌本身具有抗炎作用有关。目前常用的口服锌制剂有硫酸锌、葡萄糖酸锌、甘草酸锌。

（9）口服避孕药　该类药具有较强的抗雄激素作用。在皮脂腺部位与双氢睾酮发生竞争对抗作用，阻止了双氢睾酮对皮脂腺的影响，使皮脂腺分泌减少。如德国先灵药厂的达英 -35 为"环丙孕酮＋炔雌醇"，美国 FDA 也批准 ortho 公司的诺孕酯／炔雌醇用于治疗痤疮。

（10）抗生素类药　该类药的主要机制为杀灭痤疮丙酸杆菌所产生的炎性介质，常用于局部治疗的抗生素有红霉素、克林霉素、甲硝唑、氯霉素、氯洁霉素。如美国普强药厂生产的"特丽仙"暗疮水系 1% 的磷酸氯洁霉素，桂林集琦"肤炎宁"搽剂系 2% 氯霉素搽剂，昆明滇虹药业的"痤康王"为"克林霉素＋甲硝唑"复方搽剂。山东德美克的"必麦森"凝胶系"3% 红霉素 +5% 过氧化苯甲酰"。英国斯蒂菲尔公司的复方异维 A 酸凝胶系"2% 红霉素 +0.015% 异维 A 酸"，常用口服治疗痤疮的抗生素四环素、红霉素、罗红霉素、米诺环素、多西环素、克林霉素、甲氧苄啶 - 磺胺甲噁唑。

（11）其他治疗药物　国内一些医疗单位用雄激素拮抗剂（如螺内酯、已烯雌酚、苯甲酸雌二醇）＋微量激素（如地塞米松）＋抗生素联合应用，局部外用于治疗痤疮，也取得较好的临床效果。

（四）中医药治疗

肺风粉刺多由青春期肺热、血热、过食肥甘或脾胃蕴湿积热等，而致颜面、胸、背等部皮肤发疹。俗称青春痘、壮疙瘩。

1. 肺经血热证

（1）证候　面部潮红，有丘疹，色红，分布在鼻周，油性皮肤多见，且瘙痒。甚者有散在脓疱，疼痛。舌质红，苔薄黄，脉细数。

（2）治法　清热宣肺，解毒止痒。

（3）可选中成药　防风通圣丸、丹花口服液、皮肤病血毒丸。简介如下：

皮肤病血毒丸

【主要成分】茜草、赤芍、地肤子、牡丹皮、大黄（酒炒）、土茯苓、金银花、赤茯苓、白鲜皮、白茅根、苦地丁、皂角刺等 39 味。

【功用】清血解毒，消肿止痒。用于经络不和、湿热血燥引起的风疹，湿疹，皮肤刺痒，雀斑粉刺，面赤鼻衄，疮疡肿毒，脚气疥癣，头目眩晕，大便燥结。

【用法用量】口服，一次 20 粒，每日 2 次。

丹花口服液

【主要成分】金银花、连翘、土茯苓、荆芥、防风、浮萍、白芷、桔梗、皂角刺、牡丹皮、牛膝、何首乌、黄芩。

【功用】祛风清热，除湿，散结。用于肺胃蕴热所致的粉刺（痤疮）。

【用法用量】口服，一次 10ml，每日 3 次，饭后服，4 周为 1 个疗程。

防风通圣丸

【主要成分】防风、荆芥穗、薄荷、麻黄、大黄、芒硝、栀子、滑石、桔梗、石膏、川芎、当归、白芍、黄芩、连翘、甘草、白术（炒）。

【功用】解表通里，清热解毒。用于外寒内热，表里俱实，恶寒壮热，头痛咽干，小便短赤，大便秘结，风疹湿疮。

【用法用量】口服。一次 1 袋（6g），每日 2 次。

2. 热毒炽盛证

（1）证候　面部、胸背部或臀部皮疹较多，红肿明显，有结节及多数大小脓疱，或有疼痛感。口干欲饮，大便干结，小便短赤，舌质红，苔黄。

（2）治法　清热解毒。

（3）可选中成药　消痤丸。简介如下：

消痤丸

【主要成分】柴胡、麦冬、野菊花、黄芩、玄参、生石膏、石斛、龙胆、大青叶、金银花、竹茹、蒲公英、淡竹叶、夏枯草、紫草。

【功用】清热利湿，解毒散结。用于湿热毒邪聚结肌肤所致的粉刺，症见颜面皮肤光亮油腻，黑头粉刺，脓疱，结节，伴有口苦，口黏，大便干；痤疮。

【用法用量】口服，一次 30 丸，每日 3 次。

3. 血瘀痰凝证

（1）证候　囊肿质软圆滑，甚者脓肿破溃成多个窦道和瘢痕，容易留下瘢痕。舌质暗红，有瘀点或瘀斑。

（2）治法　活血祛瘀，化痰散结。

（3）可选中成药　化瘀散结丸、化瘀祛斑胶囊。简介如下：

化瘀祛斑胶囊

【主要成分】柴胡、薄荷、黄芩、当归、红花、赤芍。

【功用】疏风清热，活血化瘀。用于黄褐斑、酒渣、粉刺。

【用法用量】口服，每日 2 次，一次 5 粒。

4. 外用药物

复方硫黄洗剂、大枫子油、外涂金黄膏。内服外用，增加疗效。

二、模拟情景对话

药师：小姐，您好！请问有什么可以帮到您的吗？

患者：嗯，我想买点祛痘的药，您有什么建议吗？

药师：请问您的痘痘长在什么部位呢？

患者：脸部和背部都有，又疼又痒。很难受。

药师：我先看一下您的痘痘可以吗？

患者：好的，请看。

药师：您的痘痘大部分是红色的小疱，医学术语称她为红色丘疹，有的已经开始化脓了，我们称它为脓丘疹。

药师：请问您的痘痘长了多久了？

患者：3 年前，我 30 岁又开始长的，以前 16 岁的时候也曾长过，持续有五六年。

药师：痘痘会在什么季节比较多吗？

患者：夏季，特别是这几天那么热，更加严重了。

药师：您是做什么工作的？

患者：OL，平常也化点淡妆，毕竟这是工作的礼仪，不可避免。

药师：您的家人在年轻的时候也有过痤疮吗？

患者：有啊！

药师：您近期的血压是否正常？

患者：正常。

药师：您平时的饮食习惯如何？

患者：我一般都不吃辛辣食物，只是有时无聊会吃一小袋糖果什么的，这些应该没什么影响吧？

药师：其实痘痘也叫痤疮，痤疮是一种毛囊皮脂腺结构的慢性炎症性疾病。（痤疮加重或诱发的因素有：① 长期接触油脂；② 接触某些化学物质，如氯、溴等；③ 使用某些药物如雄激素、皮脂激素、锂剂、硫唑嘌呤、利福平等；④ 所有能增加皮肤炎症的因素如酒精、辣椒等）由于您平时要化妆，而化妆品会堵塞毛孔，也是诱发痤疮的原因之一。它的好发年龄是 12～25 岁，但也有 10～13 或 30 岁初发的，所以您的这种情况属于正常现象。只要及时处理好就没有什么大碍。（目前认为造成临床复发率较高的原因是痤疮丙酸杆菌增殖、免疫反应、遗传及心理因素、环境及饮食污染，都是痤疮发生的重要因素）

患者：那我该怎么处理呢？

药师：您之前有用过什么药吗？

患者：三九牌皮炎平。

药师：皮炎平作为目前市场治疗皮炎、湿疹、皮肤瘙痒症的首选药物，来自它止痒迅速、疗效确切。三九皮炎平以醋酸地塞米松、合成樟脑、薄荷脑为主要成分，三味主药之间协同互补，充分发挥消炎、止痒、抗过敏的功效，同时配合独特基质，使有效成分迅速扩散、透皮吸收并且细腻、滑润，不浸染衣物。具有消炎、止痒、抗过敏作用。用于各型湿疹、皮炎、瘙痒等皮肤疾病，但一般不用于痤疮。

患者：我现在都不敢用那个了，感觉刺激性太强。

药师：那我推荐几个药给您吧。

患者：好的。

药师：复方炔诺酮、痤康王（克林霉素甲硝唑搽剂）、顺峰康美痤疮王（维胺酯维 E 乳膏）。

患者：那请您给我具体介绍一下吧。

药师：炔诺酮是一种孕激素，并具轻度雄激素和雌激素活性［炔诺酮能抑制下丘脑促黄体释放激素（LHRH）的分泌，并作用于垂体前叶，降低其对 LHRH 的敏感性，从而阻断促性腺激素的释放，产生排卵抑制作用。炔雌醇能抑制促卵泡成熟素（FSH）的分泌，使卵泡发育受到抑制。两药合用为一可靠的短效避孕药]。从月经周期第五天开始服药，于每日晚饭后服药 1 片，连服 22 天，不能间断，服完等月经来后第五天继续服药（少数妇女可有恶心、呕吐、头晕、乏力、嗜睡等类早孕反应及不规则出血、闭经、乳房胀、皮疹等。一般可自行消失。有子宫肌瘤、高血压及肝、肾病史患者慎用。肝病、肾炎、乳房肿块患者忌用。服药期间的妇女应避免吸烟，因有可能并发心血管疾病。100 粒/瓶）。

患者：这个好像有点麻烦，其他的呢？

药师：痤康王（克林霉素甲硝唑搽剂）为复方制剂，其组分为每毫升含盐酸克林霉素（以克林霉素计）10.0mg、甲硝唑 8.0mg。用于痤疮（特别是脓疱性、囊肿性重度痤疮）、中耳炎、鼻窦炎、毛囊炎及其他多种细菌性皮肤感染的治疗。对脂溢性皮炎及酒渣鼻也有辅助治疗作用。剪去瓶尖圆顶（或将瓶口铝箔穿一小孔），直接滴 1~2 滴于患处或滴（或蘸取）适量药液于棉签上，涂抹患处。每日 3 次，2 周为 1 个疗程，必要时重复 1 个疗程（偶见局部灼痒等刺激反应，罕见变态反应）。20ml 一瓶的 10 元 9 毛。

患者：那顺峰康美痤疮王呢？

药师：顺峰康美痤疮王含维胺酯 0.3%、维生素 E 0.5%。用于各型痤疮（青春痘）、脂溢性皮炎、酒渣鼻、毛囊炎及其他多种细菌性皮肤感染的治疗和预防。每日 1~2 次，2 周为 1 个疗程，必要时重复 1 个疗程。

注意事项：① 外用，不得内服。② 对本品有过敏史者忌用。③ 眼部禁用。④ 不宜与红霉素联合使用。20ml/瓶，28 元一瓶。

患者：那我就要痤康王。

药师：平时您就注意一下饮食，尽量少吃那些比较油腻、辛辣、温热的食物，如动物肥肉、芝麻、花生、浓茶、咖啡、龙眼、鲤鱼、羊肉。多吃一些清凉祛热的食物，如苦瓜、冬瓜、芹菜、绿豆、豆腐、西瓜、瘦猪肉、木耳。还有就是多留意一下卫生方面的细节。时常进行局部清洁（预防应从以下几方面着手。① 局部清洁：防止毛囊皮脂腺的阻塞，内衣、被褥勤洗。② 特别是有家族史的青年，包括父母叔舅在青春期阶段有病史更应注意，生活有规律，不食肥甘油腻等。③ 皮脂腺分泌旺盛者不要应用油性化妆品，皮肤爱过敏者不要用香气过重的化妆品）。如果服用 1 个疗程之后还不见好的话请及时停药并到医院就诊。

患者：好的，谢谢！

药师：不客气，麻烦您到前面柜台结账吧，祝您早日康复，慢走。

三、疾病评估

患者脸部和背部有红色的小疱，而且又疼又痒，有的已经开始化脓了，为脓丘疹，3 年了，故判断为痤疮。

四、推荐及指导用药

（1）应少吃刺激性食物，常用温水洗涤患处，用含有硫黄的肥皂效果更好。嘱咐患者避免用手挤捏皮损,避免使用含油脂较多的化妆品和长期服用碘化物、溴化物等药物。

(2) 本案例患者是以粉刺、丘疹、脓疱为主的痤疮患者;可仅局部外用治疗,常用的有内含硫黄、雷锁辛等具有去脂及溶解角质作用的制剂如复方硫黄洗剂;抗生素制剂如1%林可霉素醑、2%~4%红霉素酒精;5%~10%过氧苯甲酸凝胶或霜剂,过氧苯甲酸有杀菌及抑制皮脂分泌的作用,可明显减少痤疮丙酸杆菌数量,还有抑制粉刺形成的作用,外用后对皮肤有轻度刺激作用,若明显潮红则应暂停使用。0.05%~0.1%维A酸霜有角质溶解及剥脱作用,使粉刺表面的角质易于去除,脂栓易于排出。外用后对皮肤也有一定的刺激作用,如潮红、脱屑等。以上外用药应视皮损情况单独或配合使用。

(3) 以结节、囊肿性损害为主,或皮损数量多、炎症明显的重症痤疮患者,除局部治疗外,可酌用以下方法。

① 内服抗生素　常用四环素类药物,如四环素,开始量为2.0g/d,炎症明显消退后减至0.25~0.5g/d,连续服用数周。美满霉素的脂溶性好,易于穿透进入皮脂腺,因而抗菌作用更为显著,服法为100mg/d,炎症消退后减为50mg/d维持;强力霉素,200mg/d,以后改为100mg/d维持。四环素类药物均有光敏作用,一旦发生光敏性皮炎应立即停用。其他抗生素也可选用,如红霉素0.5g/d。

② 异维A酸胶丸　对皮脂腺的分泌有较强的抑制作用,还对痤疮丙酸杆菌有抑制作用。口服,开始量为0.5~1.0mg/(kg·d),一般30~60mg/d,取得显著疗效后减量维持,需服用3~4个月。服药后可出现口唇干燥、皮肤脱屑、脱发、血脂升高等不良反应,肝肾功能不良者慎用。本药有致畸作用,育龄期男女服药期间应避孕,停药半年后方可怀孕。

③ 类固醇皮质激素　对严重的结节性、囊肿性及聚合性痤疮患者,内服泼尼松30~40mg/d有一定疗效。对个别的皮损可选用曲安西龙混悬液(10mg/ml)或泼尼松龙。

五、用药指导

面部是人体皮脂腺最多的地方,故痤疮好发于面部,尤其是前额、双颊、颈部,其次是胸背部,常疏散对称分布,严重者密集成片。

(1) 注意面部清洁　常用温水洗脸,因为冷水不易去除油脂,热水促进皮脂分泌,不用刺激性肥皂,硫黄皂对痤疮有一定好处,不要用雪花膏和其他油脂类的化妆品。

(2) 合理饮食　多吃蔬菜和水果,少吃脂肪、糖类和辛辣刺激性食物,保持大便通畅。

(3) 不要用手去挤压粉刺,以免引起化脓发炎,脓疱破溃吸收后形成瘢痕和色素沉着,影响美观。对感染较重者可使用抗菌药物进行治疗。

(4) 劳逸结合,保持精神愉快,对痤疮的治疗十分有益。长了痤疮心理不要产生负担,以免引起神经内分泌功能紊乱,使痤疮加重。如觉得自己脸上的粉刺并不碍事,也不一定要用药,可等其自然消退,因粉刺消退后一般不会留下任何痕迹。但痤疮较重者,应到医院皮肤科诊治,不要盲目用药。

[实践部分]

一、讨论题目

1. 痤疮有哪些常见的诱发因素？
2. 如何预防痤疮？

二、处方分析

患者，男，21岁，自幼体壮，3年前开始，面部出现红色丘疹及黑头粉刺，近1年红色丘疹、脓疱此起彼伏，有所加重，入院检查确诊后，医生开出以下处方，请分析该患者得了什么病？医生开的处方是否合理，为什么？

1.Rp:
美满霉素胶囊　　50mg×14
Sig.50mg　bid.　po.
葡萄糖酸锌片　　10mg×21
Sig.10mg　tid.　po.
维生素 B_6　　10mg×21
Sig.10mg　tid.　po.
痤疮霜　　30g
Sig. 外擦

2.Rp:
西咪替丁片　　0.2g×100
Sig.0.4g　bid.　po.
甲硝唑片　　0.2g×50
Sig.0.4g　tid.　po.
复合维生素 B 片　　100 片
Sig.2 片　tid.　po.
维生素 E 胶丸　　50mg×60
Sig.100mg　bid.　po.

三、练习

请根据以下病案设计模拟药店问病荐药的情景对话。

李某，33岁，男，面部炎性、脓性丘疹3余年，每当饮酒过多，吃辣椒及高脂食物后加重。检查可见鼻部、鼻翼两侧、眉间、两颊、口周围皮肤潮红、粗糙不平，散在密集小丘疹及脓疱。前来药房咨询，请设计情景对话。

第十六节 药膳与合理进补咨询

[理论回顾]

一、概述

药膳是根据防病、治病、保健强身的需要,在中医药学、烹饪学和营养学理论指导下,严格按药膳配方,将中药与某些具有药用价值的食物相配伍,采用我国独特的饮食烹调技术和现代科学加工方法,制作而成的一种兼有药物功效和食品美味的特殊膳食。它是中国传统的医学知识与烹调经验相结合的产物。它"寓医于食",既不同于一般的中药方剂,又有别于普通的饮食,既将药物作为食物,又将食物赋以药用,药借食力,食助药威;既具有营养价值,又有助于防病治病及疾病康复。

二、模拟情景对话 1

药师:您好,需要什么帮助吗?
患者:我想看看这里有什么药适合我的父亲。
药师:您父亲多大年龄,老人家哪里不舒服?
患者:我父亲今年 62 岁,他半年前做了胃癌切除手术,现在还是感觉身体比较虚弱,另外,经常会腹胀,上腹部有烧灼感,有时还会有点恶心、呕吐。
药师:请问他手术以后有没有进行化疗或是接受其他药物的治疗?
患者:术后进行了四次化疗,现在在吃医生开的驴胶补血冲剂。
药师:请问最近老人有做过血常规检查吗?
患者:上周去查过,医生说红细胞和白细胞都稍偏低,所以开了驴胶补血冲剂。
药师:老人的饮食情况怎么样?
患者:总说不想吃东西,所以吃得比较少。
药师:那他的大便情况怎么样?
患者:不好,3 天左右才解一次。
药师:根据您说的情况,我给您父亲推荐一些药物。首先,是人参,它一方面可以提高老人的免疫力,另一方面可以促进骨髓的造血功能,改善老人多种血细胞减少的情况。
药师:驴胶补血冲剂和人参可以一起用吗?
患者:可以的,从中医的角度来说,驴胶主要是补血的,人参主要是补气的。
药师:那人参怎么服用?
患者:可以炖服,将人参切成薄片,放在有盖的瓷杯中,加适量的水泡三小时左右,然后置锅中隔水蒸炖三十分钟左右,早饭前半小时服,或用它炖鸡肉。
患者:好的。
药师:另外,还需要给老人补充铁剂,因为胃切除术后胃酸缺乏,影响铁的吸收,可导致缺铁性贫血。可以给老人买点硫酸亚铁片服用。

患者：这药怎样用？

药师：一次 4 片，一日 3 次，饭后口服。

患者：好的。

药师：此外，老人手术后，残胃的运动功能受损，排空变慢，吃进去的东西难以消化、吸收，排出去也很困难，所以会出现腹胀、便秘等症状。还有，老人上腹部有烧灼感提示他可能存在反流性胃炎。因此，您可以给他买点增加胃动力的药物吗丁啉吃。

患者：以前医生开过吗丁啉，但他吃药后总说想睡觉，还感觉头晕，所以后来就没吃。

药师：哦，这是吗丁啉的不良反应。既然这样，那我建议老人试用一下保和丸，这是一种中成药，不良反应少，它的主要成分是山楂，不但对于脘腹胀满效果好，还能增加老人的食欲。

患者：好的。这种药怎么服用？

药师：口服。一次 1～2 丸，一日 2 次。

患者：那我就买这种药吧。

药师：其实除了药物的辅助治疗，老人这种情况其实自身调养也非常重要，尤其是饮食要特别注意。少食多餐，以清淡易消化的食物为主。这里还给您介绍一种饮食疗方：一种健脾胃的药膳粥，如山药薏仁粥，做法是把薏苡仁和粳米煮半熟时，加入山药熬熟即可。这种粥易消化，而且其中的薏苡仁，不仅有健脾补气的作用，还有抗癌功效，可提高老人的免疫力。

患者：山药、薏苡仁、粳米的比例是怎么样的？薏苡仁哪里有卖？

药师：比例是 1∶1∶5，比如山药 20g、薏苡仁 20g、粳米 100g，薏苡仁我们药店就有。

患者：另外，要多吃新鲜蔬菜和水果，避免辛辣刺激食物及过冷、过热饮食。多吃动物肝脏、豆类、菠菜、红枣等含铁量丰富的食物。而且无论吃什么，都要耐心嚼碎，多用舌头辅以唾液搅拌，以口腔代替胃的部分消化功能，有助于营养素的吸收和利用。

药师：好的，谢谢，这些我们以后会注意的。

药师：老人平时会进行一些什么样的户外活动或是锻炼呢？

患者：由于总感觉头晕、无力，所以他户外活动少，仅在家里会稍微走动一下。

药师：应该鼓励老人量力而行地进行一些室外活动及体育锻炼，如散步、打太极拳，因为这样可以促进胃肠蠕动，促进消化、吸收，改善他腹胀、便秘等症状。还有，如果每晚临睡前，顺时针方向按摩腹部 100～200 次，也能帮助排便。

患者：您的这些建议都非常好，非常感谢。那我就在这买点人参、硫酸亚铁片、保和丸及薏苡仁吧。

药师：不用客气，如果用药过程中出现什么问题，请您再过来咨询。

模拟情景对话 2

药师：您好，请问您需要什么帮助吗？

患者：我想买点滋补药。

药师：给您自己吗？

患者：是的。

药师：请问您有什么不舒服？

患者：我从前年生完小孩后总是感觉浑身无力，经常头晕、眼花，容易疲倦，也容易出汗，活动一下就感觉喘不过气来，食欲也不好。去医院检查除了有点贫血，其他检查都没发现什么异常。医生开了点生血源口服液给我，但我服药后总感觉胃部不适，有时有点恶心和腹痛，我服了一周就自己停药了。

药师：您的脸色确实看起来不大好，有点萎黄和苍白，您月经情况怎么样？

患者：月经周期不太规律，每次月经量比较少，颜色也比较淡，白带比较多。

药师：请问您睡眠情况怎么样？

患者：睡得也不太好，总是睡不着，而且梦也比较多。

药师：请问您有多高，体重是多少啊？

患者：我1.60米，体重40千克。

药师：您很瘦啊，一直是这样吗？

患者：差不多，怀孕时胖过一段时间，但生完小孩又瘦回来了。

药师：您嘴唇的颜色比较苍白，那么请您伸出舌头让我看看？

患者：好的。

药师：舌头比较胖，边上有些齿痕，颜色很淡，也没什么津液。请您再伸出手，让我看看您的指甲情况？

患者：好的。

药师：您的甲床也比较苍白。这些情况表明您有气血两虚。

患者：什么是气血两虚啊，那我应该怎么办？

药师：气虚的表现一般有全身疲倦乏力，声音低沉，动则气短，易出汗，头晕，面色萎黄，食欲不振，舌淡而胖。血虚的表现一般有头昏、眼花、面色苍白、口唇甲床苍白、失眠、多梦、月经不调、月经量少而淡，另外身体瘦弱。由于这两方面的症状您都有，所以您需要用一些补气和补血的药物。

患者：那我可以用一些什么样的药物呢？

药师：常用补气的中药有人参、黄芪、党参等。常用补血的中药有当归、藏红花、熟地黄、川芎、白芍、阿胶等。本来补血口服液含有葡萄糖酸亚铁，也是补血的，但您服用后却出现了胃肠道的不良反应，所以这种药物对您不太适用。针对您气血两虚的情况，我倒是建议您服用北京同仁堂的乌鸡白凤丸，因为这种药物中含有乌鸡、人参、黄芪、当归等，可以补气养血、调经止带，非常适合气血两亏的患者。

患者：好的，那我试试，只服用这一种药吗？

药师：您可以先服用这一种药，同时结合饮食来调理。补气虚的食品有牛肉、鸡肉、猪肉、糯米、大豆、大枣、鲫鱼、鲤鱼、鹌鹑、黄鳝、虾、蘑菇等。您可以经常交替选服。补血虚的食品有乌鸡、黑芝麻、胡桃肉、龙眼肉、鸡肉、猪血、猪肝、红糖、赤豆等。水果可选用桑葚、葡萄、红枣、桂圆等。当然也可以用上面提到的中药和补血的食物一起做成可口的药膳，如当归生姜羊肉汤、阿胶炖黄酒、药膳鸡等，都有很好的滋补作用。

患者：好的，谢谢您。

药师：您平时会参加些什么体育锻炼吗？

患者：很少参加，因为我的工作从早到晚都是坐着的，回家后又总觉得特别疲劳，所以都不愿意活动。

药师：您应该积极参加一些适宜您的体育锻炼，体育活动能促进您的消化、吸收功能，增加您的食欲，从而有利于从食物中补充所需的营养。对改善您的体质有非常好的作用。

患者：好的，您提的这些建议对我帮助非常大，非常感谢。那给我拿乌鸡白凤丸吧。

药师：一盒十丸，一次 1 丸，一日 2 次。请问您要买几盒？

患者：先拿两盒吧。

药师：好的，服药期间不要喝茶和吃萝卜，也不要吃生冷的食物，因为这样会影响药效。

患者：好的。谢谢您耐心的指导。

药师：不用客气，用药过程中如果有什么问题，欢迎您随时过来咨询。

[实践部分]

讨论题目

1. 是否所有疾病都适合中药进补？
2. 药膳的作用有哪些？

第十七节　药物依赖的用药咨询

[理论回顾]

一、概述

非出于医疗、预防和保健目的而间断或不间断地自行过量用药的行为称作药物滥用，其特点是用药的无节制和反复性，可导致对用药人个人精神和身体的危害，并进而酿成对社会的严重危害。

1. 药物依赖性

药物依赖性包括身体依赖性、精神依赖性和交叉依赖性。身体依赖性是指由于滥用药物造成一种特殊的身体状态，即一旦中断用药，用药者会发生严重的身体症状，他会感到异常痛苦，甚至可能危及生命，即出现药物戒断综合征。出现戒断综合征的同时，滥用者有渴求再次用药的心理体验和觅药行为。精神依赖性又称为心理依赖性，是药物滥用所造成的一种特殊精神状态，用药者产生欢愉和满足感。这种欣快情绪驱使用药者希求周期性地或连续地用药以满足欢愉感或避免不适，并出现强迫性用药行为。

2. 药物耐受性

人们反复用药时所形成的对一种药物的反应性逐渐减弱的状态。一旦出现此种状态，如果仍然使用原来的剂量，药物产生的效应明显减弱，必须增加剂量才能获得和原来剂量相同的效应。药物依赖性常常和药物耐受性同时出现。反复多次用药后可以导致机体快速的生理适应性改变，即快速耐受性。随着药物耐受性的形成，药物的药理效应逐渐降低，机体对药物的药理作用形成一种新的平衡，导致长时程的适应性改变。

3. 致依赖性药物的分类

（1）麻醉药品　①阿片（鸦片）药类：包括天然来源的鸦片以及其中所含的有效成分，如吗啡、可待因，也包括半合成或人工合成的化合物，如海洛因、杜冷丁、美沙酮、芬太尼及二氢埃托啡等。② 可卡因、古柯叶和古柯糊。③ 大麻及大麻制剂。

（2）精神药物　①镇静催眠药和抗焦虑药：如苯巴比妥类、苯二氮䓬类（安定类）。② 中枢兴奋剂：如苯丙胺（安非他明）、甲基苯丙胺（冰毒）、亚甲二氧甲基苯丙胺（迷魂药、摇头丸、MDMA）、哌甲酯（利他林）等。③ 致幻剂：如麦角酰二乙胺（LSD）、麦司卡林（北美仙人球碱、墨仙碱）、裸盖菇素、苯环己哌啶（PCP）等。

（3）其他　① 挥发性有机溶剂：如汽油、醇类、酮类、芳香烃类、亚硝酸酯类、四氯化碳等。② 烟草。③ 酒精。

4. 戒毒综合征

中断滥用阿片类药物后可出现一系列戒断症状，称为戒断综合征（俗称发瘾）。戒断症状有流鼻涕、体毛竖起、出汗、腹痛、腹泻、全身酸痛、自发射精、头晕、头痛、血压上升、心动过速、脉搏加快、发热、失眠、焦虑、烦躁、恐惧、紧张等，及在痛苦中哀求或威胁给药、扯头发、撞头、打滚，甚至出现不自主的震颤、四肢抽搐、瞳孔扩大，严重时出现血压下降、虚脱、休克。戒断综合征在出现的第三天逐渐减轻，一周后主要症状徐缓消除，失眠、焦虑、烦躁和不适感会迁延较长一段时间。

二、模拟情景对话

药师：您好，请问有什么可以帮忙的？

患者：您好，我侄子今年才17岁，一年多前开始和朋友同学一起喝联邦止咳露，好像上瘾了，每天都要喝，不喝就难受。这到底是怎么回事啊？

药师：联邦止咳露中主要成分磷酸可待因是一种中枢性镇咳药，具有较强大的镇咳和镇痛功能，其作用强度为吗啡的四分之一，能起到兴奋呼吸中枢神经的作用，大量服用会产生快感和幻觉，让人有一种飘飘欲仙的感觉。现在，青少年滥喝联邦止咳露的社会现象日趋严重，严重影响到了青少年身心健康和社会稳定问题。联邦止咳露虽然不属于海洛因、摇头丸等毒品，但长期滥喝同样会引起生理和精神上的依赖，并能出现食欲不振，精神差和其他症状。

患者：难怪他还说喝那个就觉得舒服，有精神。也就是说这个跟毒品差不多了？

药师：可以这么理解。每瓶联邦止咳露容量为 120ml，一瓶 120ml 的联邦止咳露含有 120mg 的可待因成分，如果一次性服用可待因剂量超过 800mg 极可能会导致死亡。因此，从 1998 年开始，国家药监局针对"止咳药水"进行重点监控（就包括滥用联邦止咳露），药品经营单位需凭处方销售。

患者：自从他父母发现后，就对他严加看管，不让他再去碰那东西，可是却发现他经常出汗、手抖、坐立不安和焦虑烦躁，这又是怎么回事呢？

药师：您侄子长期服用后，已经对止咳露产生依赖，也就是成瘾，突然停用后可能出现戒断症状，像精神萎靡、行为反常等。

患者：啊？那喝也不行，不喝也不行，那我们可怎么办呢？

药师：由于止咳药水成瘾在国内相对而言是一种新型的疾病，目前的综合性医院对其认识尚很少，几乎没有有效的治疗方法。如果去戒毒机构就诊，现在一般是强制患者停止服用止咳药水，并通过一些辅助用药来减轻戒断症状。也可以试用渐进法戒断，即将联邦止咳露倒出 1/4，然后用水补满，然后等习惯以后再改为一半，习惯以后再减到 1/4，最终完全戒掉。但毕竟还是需要柔和的治疗以及自己的恒心毅力才行。

患者：我们一定帮他戒掉！谢谢您啦。

药师：不客气，如有需要请再来咨询。

[实践部分]

讨论题目

1. 致依赖性药物的种类有哪些？其危害是什么？
2. 一旦形成药物依赖性后，突然停药会出现什么现象？

（于志瀛、孔俏玲、胡玉琴、陈碧桃、王珺、陈桂滨）

第五章 医院药学工作

第一节 医院药师的岗位职责

一、实训目标

1. 基本情况介绍及参观

了解医院药学部管理制度，参观及介绍药学部及其所属各科室的工作任务及工作情况。

2. 掌握医院计算机信息管理系统的使用方法

二、实训场地

医院药学部、模拟的医院药房。

三、考核标准

1. 对药学部药师岗位职责的熟悉程度。
2. 对药房环境、药品管理的熟悉程度。
3. 对药学部信息管理系统的了解及使用能力。

四、实训内容

（一）医院药学部门组织机构与职责

【概述】

医疗机构药学部门主要指药学部（二级医院称药剂科），根据医疗机构规模，药学部门可设置调剂部门、制剂部门、药品质检部门、临床药学室、药库等部门，分别处理医院药学的日常工作，各班部门的日常事务由组长管理、科主任负责。

1. 调剂部门

医院药学调剂部门的主要工作职责包括处方审核、处方调配、药品核发及用药干预。药师调剂处方时必须做到"四查十对"：查处方，对科别、姓名、年龄；查药品，对药品名称、剂型、规格、数量；查配伍禁忌，对药品性状、用法用量；查用药合理性，对临床诊断。

药师应当按照操作规程调剂处方药品：认真审核处方，准确调配药品，正确书写药袋或粘贴标签，注明患者姓名和药品名称、用法用量，包装；向患者交付药品时，按照药品说明书或者处方用法进行用药交代与指导，包括每种药品的用法、用量、注意事项等。

处方审核是根据相关法律法规、规章制度与技术规范对处方的合法性、规范性和适宜性进行审核。处方审核后，药师认为存在用药不适宜时，应当告知处方医师，建议其修改或重新开具处方。若发现严重不合理用药或者用药错误时，应当拒绝调剂，及时告知处方医师并记录，按照有关规定报告。

药师对不规范处方、不适宜处方及超常处方应进行干预并及时汇总分析，反馈至临床，并定期总结分享干预案例和成果，发现药物不良反应及时上报。

2. 制剂部门

医院制剂部门的职责为根据自身临床、科研、教学的需要生产符合工艺规程和质量标准的药物制剂。医院制剂生产过程中严格执行制剂配制的标准操作规程，保证制剂质量，严格执行分装、包装记录与核对检查制度。制剂部门还应设药品质检部门，按照药品标准、操作规程对每批医院制剂进行质量检验。

3. 药库

医疗机构药库的职责为严格遵循本院的药品采购、验收、配发、储存养护等管理制度，承担药品采购和药品保管的任务。药库部门需要根据本院医疗和科研需要，按照本机构《基本用药目录》和《药品处方集》采购药品，编制药品采购计划，按规定购入药品，保证供应。急救药品和特殊购药需及时采购并尽快送到临床。药品保管过程中，须采取必要的储存措施，如冷藏、防冻、防潮等，保证药品质量。

4. 临床药学室

临床药学室的工作主要包括药学信息资料的收集和提供咨询服务、实施治疗药物监测及参与制定个体化给药方案、药品不良反应监测及管理、药物相互作用分析、深入临床实践参与临床查房、会诊、药物治疗方案讨论等。同时，临床药学室还承担教学任务，负责药学院校学生实习和药学人员进修的带教任务。此外，临床药学还需结合临床开展药学科研工作。

（二）医院药学部药师岗位职责

卫生部 2011 年发布的《医疗机构药事管理规定》中对医院药师职责有明确的规定。

其中第三十六条指出医疗机构药师工作职责,包括负责药品采购供应、处方或者用药医嘱审核、药品调剂、静脉用药集中调配和医院制剂配制,指导病房(区)护士请领、使用与管理药品;参与临床药物治疗,进行个体化药物治疗方案的设计与实施,开展药学查房,为患者提供药学专业技术服务;参加查房、会诊、病例讨论和疑难、危重患者的医疗救治,协同医师做好药物使用遴选,对临床药物治疗提出意见或调整建议,与医师共同对药物治疗负责;开展抗菌药物临床应用监测,实施处方点评与超常预警,促进药物合理使用;开展药品质量监测,药品严重不良反应和药品损害的收集、整理、报告等工作;掌握与临床用药相关的药物信息,提供用药信息与药学咨询服务,向公众宣传合理用药知识;结合临床药物治疗实践,进行药学临床应用研究,开展药物利用评价和药物临床应用研究,参与新药临床试验和新药上市后安全性与有效性监测等。

(三)药房、药库的环境管理

【概述】

药品储藏环境对药品的质量具有极大影响,因此必须对药房、药库的环境加强管理。保持库房的卫生清洁,通风设备良好,根据药品的要求,按规定的温度、湿度储存药品,做到分门别类地、整齐整洁地存放药品,消灭死角。药品的稳定性及效能随环境条件的改变而改变。为使药品按规定储藏、养护,在有效期内保持性能稳定,确保用药安全、有效,库房、门诊、住院药房调配室均按要求配置冷藏柜、空调机、温湿度计、消毒喷雾器及遮光药架等设施;西药库通过改造储药间为冷藏间,用以储存用量较大而又不能拆零的一些整件品种。以上设施每天由专人调控、维护、记录,使常温库(区)温度保持在10~30℃;阴凉库(区)温度保持在2~20℃;冷藏库(区)、柜温度保持在2~10℃;湿度均保持在35%~75%。

(四)药品管理

【概述】

1. 对麻醉药品、精神类药品、医疗用毒性药品和放射性药品的管理

对这类药物的管理要小心谨慎,严格做好出入库的登记。医疗用毒性药品、麻醉药品是药房管理的重点,管理上要实行"五专"即专人管理、专柜保管、专用账册、专用处方、专册登记,麻醉药品处方应保存3年备查,毒性药品处方应保存2年备查。

2. 有效期药品管理

请领药品到药房后,专人对药品进行外观质量检查和效期检查,对效期较近的药品应进行登记,以备经常查看。药品存储通常采取"先进先出、推陈储新"的原则,以免造成药品的积压和过期。库房需要每月检查库存药品的有效期,列出本月过期和近6个月内过期的药品,为药物的购入和调配使用提供信息。对抗菌药物、生物、生化制剂等药品坚持"先进先出、近期先发、易变先出"的出库原则,建立效期药品一览表并及时登记,定期对药品进行外观质量检查和药品效期检查,根据不同季节对室内温度进行调节，保证药品有适宜的储存条件，让患者安全、有效、放心地使用药品。

3. 药品不良反应登记制度

建立药品不良反应登记制度是必要的，发现问题及时向上一级的药品不良反应监测部门汇报，尤其是在使用新药的过程中，应随时警惕新药的副作用和不良反应的出现。

（五）计算机信息管理系统

【概述】

医院信息系统（hospital information system，HIS）是利用电子计算机和通信设备，为医院所属各部门提供患者诊疗信息，具备行政管理信息的收集、存储、处理、提取和数据交换的能力，满足所有用户的功能需求。它包括多种系统功能模块：住院收费管理子系统、住院护士工作站、医嘱管理子系统、手术麻醉管理子系统、中西药库子系统、住院药房子系统、门诊患者注册管理子系统、门诊医生工作站、门诊中西药房子系统、院长查询子系统、大厅查询子系统等。其中药品管理系统主要包括药库管理子系统、门诊中西药房管理子系统和住院药房管理子系统。为使医院现代化管理做到一体化，药品管理系统不仅必须做好药学部各部门（如药库、门诊药房、住院药房）之间的接口，还应该为其他科室如医生工作站、护理站、财务科等提供接口，以便数据共享。药房信息管理系统见图5-1。

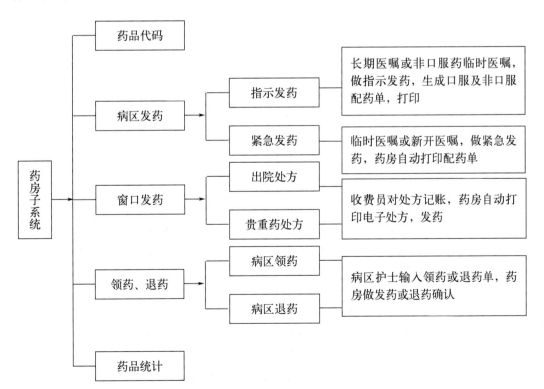

图 5-1 药房信息管理系统

【讨论题目】

1. 医院信息系统的优势有哪些？
2. 医院药师的岗位职责主要有哪几项？需要掌握哪些专业知识？
3. 麻醉药品"五专"包括哪些内容？
4. 药品有效期管理有哪些措施？

【训练题目】

1. 实践操作医院信息系统，进行药品录入、发药核对和确认。
2. 查找近期药品，建立提醒标记。

第二节　药品采购及药库管理

一、实训目标

1. 了解药品采购的途径、收货验收的内容及要求。
2. 掌握药品库存管理和维护方法。

二、实训场地

医院药学部药库。

三、考核标准

1. 对药品采购途径、收货验收内容的了解程度。
2. 对库存药品的维护方法掌握的程度。

四、实训内容

【概述】

保障药品供应是医院药学部最基本的职能之一，药品进入医院需经过采购、验收等步骤才能经调剂部门发放给患者或临床科室，在这些步骤中，需遵照一定的工作流程和要求，以保障药品质量。

（一）药品采购

医院药品采购按照《中华人民共和国药品管理法》《医疗机构药品集中招标采购工作规范（试行）》等有关规定和要求，在医院药事管理与药物治疗学委员会的监督管理下，根据药品集中招标采购目录实施采购。药品采购可分为新药采购和常规药品采购，新药进入医院前还需经过一定的流程审议和批准。

（二）药品检查验收的内容

（1）药品的内、外包装　药品包装应清洁、完整、无渗漏、包装外观字迹清楚。

（2）标签和说明书　药品包装、标签及所附说明书上应印字规范、清晰，符合《药品说明书和标签管理规定》的有关规定。

（3）特殊管理药品、外用药品、非处方药应有标识。处方药品标签、说明书上有相应的警示语或忠告语。特殊药品应双人验收。

（4）进口药品还应检查药品包装是否注明中文名称、生产企业、批号、有效期、主要成分、中文说明书，是否有符合规定的《进口药品注册证》或《医药产品注册证》《进口药品检验报告书》或《进口药品通关单》等，并盖有供货企业质量管理机构原印章。

（5）首营药品应有该批号药品出厂检验报告书。验收整件包装应附有产品合格证。

（6）药品数量。

（三）药品储存注意事项

（1）药品储存管理　药品应严格按照要求储存，包括药品储存环境、储存方式、效期、药品质量、账物相符情况等，并做好记录。药品养护人员应当做好药库、药房、药柜的温湿度监测和管理。温湿度超出规定范围时，应及时采取调控措施，并做好记录。储存药品的冷库（柜）温度应当保持在2~10℃；阴凉库温度不应超过20℃；常温库温度应当保持在0~30℃；药库及药房的相对湿度应保持在35%~75%。储存药品的设施与地面、墙、顶、散热器之间、药品堆垛之间应当有一定的间距或者采取相应的隔离措施。药品与屋顶（房梁）的间距不得小于30cm，与墙、地面的间距不得小于10cm。生活区和工作区应分开，工作环境内部不应放置私人物品。

（2）药库保管员在保管过程中对储存条件要定期检查，详细记录。定期对药品有效期进行检查，出入库时严格遵守"先进先出"的原则。

（四）药品效期管理

（1）建立监控药物失效期的程序。

（2）药品采购原则　对有效期在6个月内的近效期药品不得采购。片剂药品有效期≤3个月、注射剂有效期≤1个月的药品原则上不进入调剂部门调配发药。如特殊需要，应贴上"首先使用"的提示标签。

（3）每月定期公布近效期（6个月）药品目录，加快内部调剂使用并联系经销商更换，避免药品失效。

（4）一个月内过期药品退回药库应存放于红色退药区并上报质量监控部门处理。

（5）失效药品报废应按照药品质量监控程序要求，分析和上报报废原因。吸取经验教训，防止类似事件发生。

【讨论题目】

1. 药品验收的内容有哪些？

2. 药品储藏的注意事项有哪些?

【训练题目】

熟悉药品分类摆放,找出所在实习医院药库分类摆放中存在的不足。

第三节 住院药房管理及药学服务

一、实训目标

1. 了解住院药房药品调配的流程和方法。
2. 掌握住院药房药品的管理和维护方法,特别是特殊药品(精神药品、麻醉药品、医疗用毒性药品、放射性药品)的管理。

二、实训场地

医院药学部住院药房。

三、考核标准

1. 对住院药房药品调配的流程和方法的了解程度。
2. 对住院药房药品特别是特殊药品的管理规定。

四、实训内容

【概述】

住院药房主要负责各病区的口服药、针剂及出院带药的调配,有对外服务的窗口,为患者提供药品咨询服务。

(一)医嘱审核

用药医嘱审核,医嘱若有错误或疑问之处,必须联系医生进行干预,并记录干预内容和结果。内容包括:

(1)给药途径、用药剂量、给药次数、疗程是否正确。
(2)有无重复用药。
(3)联合用药是否合理,有无药物相互作用和配伍禁忌。
(4)注射剂溶剂选择是否合理。
(5)医师有无特殊用药交代。
(6)患者有无药物过敏史。

（7）使用特殊药品是否规范，抗菌药物使用是否符合相关规定。

（二）住院患者的处方调配

1. 长期医嘱
一般采取每天调配的方式发放长期医嘱药品。
（1）住院患者口服药按每次用药包装，包装上应注明患者姓名和服药时间。
（2）需提示特殊用法和注意事项的药品，应由药师加注提示标签，或向护士特别说明。

2. 临时医嘱
临时医嘱的药品发放，需要急配急发。

3. 医嘱变更
医嘱变更后，须将药品退回药房，不能辨认的药品应作报废处理。

4. 麻醉药品
麻醉药品使用后须将注射剂包装交还药房检查，集中作销毁处理。

（三）出院带药的处方调配
（1）审核出院带药处方，包括患者姓名、病案号、药名、剂量、用法用量、疗程、重复用药、配伍禁忌等。
（2）加注服药指导标签。逐步开展出院患者用药教育，提供书面或面对面的用药指导。
（3）在药品外包装袋上应提示患者疗效不佳或出现不良反应时，及时咨询医生或药师。告知患者医院及药房电话号码。

（四）住院药房调剂注意事项
（1）核对患者姓名、年龄，最好询问患者所就诊科室以帮助确认患者身份以便药师审核不同年龄患者的给药剂量是否合适。
（2）核对药品数量、规格、外观质量、有效期等。
（3）核对用法用量是否正确，发现不合理用药应进行干预。
（4）尽量使用通俗易懂的语言或文字向患者交代药品用法用量和注意事项，贴好标签。药品的储存是否需要冷藏；药品的使用方法，如胰岛素笔芯、外用喷雾剂、混悬液的使用方法；服药的注意事项，如餐前服、餐中服、餐后服、空腹服、早晨服、睡前服、必须咀嚼用或必须整粒吞服等注意事项。活菌剂应避免与抗生素合用。如活菌剂与抗生素合用，活菌可被抗生素灭活或抑制，因此两者应分开使用，先用抗生素治疗，停用抗生素后再用活菌剂，以达到各自的治疗目的。
（5）药师审核处方时，发现药品超剂量或用药不合理，应及时与病区联系并登记在案，分析原因，以便日后学习讨论。

【讨论题目】

1. 处方调配、出院带药调配有哪些注意事项？
2. 常见的用药交代有哪些？

【训练题目】

利用医院信息管理系统打印出病房的药品医嘱申领单，照药品申领单调配药品。

第四节 门、急诊药房管理及药学服务

一、实训目标

1. 了解门、急诊药房药品管理方法。
2. 掌握门、急诊药房药品处方审核、调剂方法和发药交代事项。

二、实训场地

医院药剂科门、急诊药房。

三、考核标准

1. 对门、急诊药房药品管理方法的了解程度。
2. 对门、急诊药房药品处方审核、调剂方法和发药交代事项的掌握程度。

四、实训内容

（一）审核处方

1. 处方种类的认识

（1）普通处方　印刷用纸为白色，供门诊患者使用。

（2）急诊处方　印刷用纸为淡黄色，右上角标注"急诊"，供急诊患者使用。

（3）儿科处方　印刷用纸为淡绿色，右上角标注"儿科"，供门诊、急诊患儿使用。

（4）第一类精神药品处方　印刷用纸为淡红色，右上角标注"精一"，供患者购买第一类精神药品使用。

（5）第二类精神药品处方　印刷用纸为白色，右上角标注"精二"，供患者购买第二类精神药品使用。

（6）麻醉药品处方　印刷用纸为淡红色，右上角标注"麻"，供患者购买麻醉药品使用。

（7）毒性药品处方　印刷用纸为白色，右上角标注"毒"，供患者购买毒性药品使用。

2. 处方审核内容

（1）四查十对　查处方，对科别、姓名、年龄；查药品，对药名、剂型、规格、数量；查配伍禁忌，对药品性状、用法用量；查用药合理性，对临床诊断。

（2）皮试　凡是药品说明书中规定需做皮试的药品，药师在审核处方时必须确认处方上标注有不过敏的皮试结果才可以发放药品。

（二）处方调配

处方调配操作规范如下。

（1）调配处方前应严格审核处方，发现处方错误或有疑问时，应立即与处方医师联系沟通，核实更改。

（2）按处方药品顺序调配。药品配齐后，根据处方逐条核对药名、剂型、规格、数量和用法等。

（3）调配完成后，将药品传递给发药药师校对，并在处方指定位置签字。

（4）在处方调配实践中，应熟悉药品属性、药品名称、药品包装、药品的标签。

（三）窗口药物的发药交代

1. 基本概念

（1）每日1次　每日的同一时间服用。

（2）每晚1次　通常在睡前用药。

（3）每日2次　每日早、晚各1次。

（4）每日3次　每日早、午、晚各1次。

（5）每日4次　每日早、午、晚及睡前各1次。

（6）空腹　餐前1小时或餐后2小时。

（7）餐前　指餐前10~30分钟。

（8）餐后　指餐后15~30分钟。

（9）睡前　指睡前15~30分钟。

（10）舌下含服　放在舌下溶解和吸收，不可咀嚼或吞服，在药片被吸收前不可吞咽唾液。

（11）足量水送服　用250ml水送服。

（12）两药摄入时间应隔开　若无明示隔开多长时间，则一般为1~2小时。

2. 服药时间的交代

药剂人员在调剂工作中应运用语言或文字将所配发药品的用法、用量、禁忌及注意事项等明确地告诉患者，这对于患者正确执行医嘱，发挥药物的最佳效应，避免和减少不良反应，提高治疗水平至关重要。

（1）适宜清晨空腹服用的药物 勺型高血压患者的血压通常在清晨和下午各出现1次高峰，为有效控制血压，宜在晨起7～8时服用1次长效抗高血压药物，有下午高峰者宜在下午4时再补充1次中效抗高血压药物；人体内激素的分泌高峰出现在清晨7～8时，此时服用糖皮质激素可避免药物对激素分泌的反射性抑制作用，减轻对下丘脑-垂体-肾上腺皮质的抑制，减少不良反应；抑郁症患者的忧郁、焦虑、猜疑等症状常常表现为晨重晚轻，因此抗抑郁药一般主张在清晨服用；驱虫药宜空腹晨服，以迅速进入肠道，增加药物与虫体的直接接触，增强疗效；质子泵抑制剂可抑制胃酸分泌，常在早晨空腹服药。

（2）在餐前、餐中、餐后给药 药物的餐前、餐后服用应根据各药的理化性质、剂量、服用目的而定。很多降糖药餐前服用疗效好，血浆达峰时间比餐中服用提前，可使药效与体内血糖浓度变化的规律适应，收到显著的治疗效果，并使药物的副作用降到最低程度，但有的在餐中服用可减少对胃肠道的刺激和不良反应；为了更好地发挥药效，消化系统药物大都在餐前服用，空腹服用可使药物充分作用于胃黏膜；多数抗菌药物的吸收受食物的影响，空腹服用吸收迅速，生物利用度高，药物通过胃时不被食物稀释，达峰快，疗效好；抗真菌药与脂肪餐同服可促进胆汁的分泌，促使微粒型粉末溶解，便于人体吸收，提高血药浓度；非甾体抗炎药与食物同服可使镇痛作用持久，减少胃黏膜出血的概率；有的餐后服用可减少对肠胃的刺激；肝胆辅助用药于早、晚进餐时服用，可减少胆汁、胆固醇的分泌，利于结石中胆固醇的溶解；抗血小板药进餐时服用可提高生物利用度并减轻胃肠道不良反应；分子靶向抗肿瘤药、抗结核药进餐时服用或与大量水同服可减少对消化道的刺激。

（3）睡前给药 他汀类降脂药通过抑制羟甲基戊二酸辅酶A（HMG-CoA）还原酶阻碍肝内胆固醇的合成，同时还可增强肝细胞膜低密度脂蛋白受体的表达，使血清胆固醇及低密度脂蛋白胆固醇浓度降低，由于胆固醇主要在夜间合成，所以晚上给药比白天给药更有效。止痛药以夜晚临睡前服用效果更佳，因为人的痛觉以上午最为迟钝，而午夜至凌晨最为敏感；钙磷代谢调节药宜睡前服，因为人的血钙水平在后半夜及清晨最低，睡前服用可得到更好的利用；抗组胺药因服用后易出现嗜睡、困乏，睡前服用有助于睡眠；平喘药以睡前服用效果最佳，因为凌晨1～2点是哮喘患者对引起支气管痉挛的乙酰胆碱和组胺反应最为敏感的时段，哮喘多在凌晨发作。

3. 服药方法的交代

（1）特殊剂型的药物 有些药品剂型如肠溶衣片（胶囊）、缓（或速释）、控释制剂应整片（粒）吞服，绝不可咀嚼。肠溶衣片（胶囊）可使制剂在胃液中2小时不会发生崩解或溶解，为的是满足药物性质及临床需要；缓（或速释）、控释制剂具有特殊的渗透膜、骨架、泵、储库、传递孔道等结构，若嚼碎后服用，将破坏上述剂型特殊结构，失去控制或延缓药品释放的价值；微生态制剂绝大多数为细菌和蛋白，服用时不宜用热水送服，宜选用温开水，不宜与抗生素、黄连素、药用炭、鞣酸蛋白、铋剂、氢氧化铝同服，以免杀灭菌株或减弱药效，服药时间可错开约2小时。

(2) 特殊用药途径的药品　血管扩张剂硝酸甘油片需要舌下含服才能快速起效；口含片如复方地喹氯铵、复方草珊瑚含片、银黄含片等只能含化，吞服无效，含后 30 分钟内不宜吃东西或饮水；铝碳酸镁片（胃达喜）、硫糖铝片等应咀嚼后吞服。

(3) 注射剂和外用栓剂类药物　局部外用搽剂、洗剂、软膏应交代用于何处，给药途径、方法与每次用量，如复方硫磺洗剂、炉甘石洗剂等用前要摇匀；注射剂要提醒轻拿轻放，防止破损以及药品特殊的输注要求和保存条件。

4. 药物常见的不良反应的交代

(1) 可能引起眩晕、倦怠、嗜睡、视物不清等不良反应的药物　镇静催眠药、抗癫痫药、抗精神病药、抗抑郁药、抗胆碱药、麻醉药、麻醉性镇痛药都会不同程度地损害人体的认知功能，应交代患者服药期间不要驾车、操作机器和高空作业。

(2) 对于光敏感性强的药物　服用喹诺酮类抗生素、磺胺类药品等后易发生光敏反应，引起光敏性皮炎，服用后应避免长时间日晒。

(3) 可引起体位性低血压的药物　服用血管扩张剂甲基多巴、硝普钠等易引起体位性低血压而跌倒、眩晕，服药后注意休息，患者起床时动作宜缓慢，避免突然站立。

(4) ACEI 类抗高血压药　服用后可引起非特异性气道高反应性、呼吸困难、支气管痉挛和哮喘等，最常见的反应就是咳嗽，若咳嗽厉害可考虑暂停用药或更换其他药物。

(5) 某些药物不可骤然停用　在服用激素类药物、抗抑郁药物时应视病情的好转情况在医生的指导下逐步减量，不可突然停药以免发生病情反弹现象。

五、讨论题目

1. 窗口发药交代有哪些？
2. 如何更好地与患者沟通，提高他们用药依从性？

第五节　临床药学服务及药物不良反应监测

一、实训目标

1. 了解临床药学服务的内容和方法。
2. 掌握药物不良反应监测和报告制度。

二、实训场地

医院药学部。

三、考核标准

1. 对临床药学服务的内容和方法了解的程度。

2. 对药物不良反应报告的熟悉掌握程度。

四、实训内容

【概述】

临床药学服务的主要任务是促进临床合理用药。合理用药（rational use of drugs）包括4个基本环节：正确选药、剂量适当、正确的给药方法、联合用药合理。合理用药的目的是充分发挥药物的作用，保证药物使用安全、及时、有效，并尽量减少药物对人体所产生的毒副作用，从而达到正确治疗的目的。

（一）临床药师的具体职责

（1）参与相关科室的临床查房，对负责的患者建立药历。

（2）参与临床会诊、医嘱审核、病例讨论，对患者使用药物的疗效、不良反应等提出意见。

（3）对患者进行用药教育，为医护人员提供药物咨询。

（4）参与临床处方的调查和分析工作，对处方进行点评，保障合理用药。

（5）完成药品不良资料的收集、录入、管理、电子表上报工作，并向相关地区药品不良反应中心报告。

（6）参与完成药学部相关刊物编写工作。

（7）实施治疗药物监测及参与制定个体化给药方案。

临床药师参与临床药物治疗，实施药学监护，医院药学工作模式的转变对药师的专业技能提出了更高的要求。药师必须加强学习，积极调整自己的知识结构，提高自身的专业素养，努力适应这种改变。

（二）药品不良反应临床表现与分类

药品不良反应指的是合格药品在正常用法用量下出现的与用药目的无关的或意外的有害反应（adverse drug reaction，ADR）。主要包括副作用、毒性作用、后遗效应、变态反应、继发反应、特异质反应性、药物依赖性、致癌、致畸、致突变作用等。我国《药品不良反应和监测管理办法》中明确指出："为加强上市药品的安全监管，规范药品不良反应报告和监测的管理，保障公众用药安全，根据《中华人民共和国药品管理法》制定本办法。"因此，加强对上市药品的安全监管，确保人体用药安全有效就是药品不良反应监测的目的。

1. 临床表现

总的来说，药品的不良反应可能涉及人体的各个系统、器官和组织，其临床表现与常见病、多发病的表现很相似。主要包括：

（1）副作用 一种药物常有多种药理作用，在正常剂量情况下，伴随其治疗作用而出现的与用药目的无关的反应称为副作用（side effect），广义上说也是药品不良反应。

它是药物的固有反应，在疾病的预防和治疗中几乎必然出现。一般来说，该类反应多为可逆性功能变化，停药后通常较快消退。如抗肿瘤药物导致的食欲缺乏、恶心呕吐，糖皮质激素引发的高血糖等。

（2）毒性作用　毒性作用（toxic effect）是指用药剂量过大或时间过长，有时用药量不大，但是患者存在着某些遗传缺陷，或患有其他疾病以及对此种药物的敏感性较高，而出现的一些症状。如长期大量服用氨基糖苷类抗生素（卡那霉素、庆大霉素等）所引起的听神经损伤，也叫药物中毒性耳聋，就是药物毒性作用的结果。

（3）变态反应　变态反应（allergic reaction）是致敏患者对某种药物的特殊反应。药物或药物在体内的代谢产物作为抗原与机体特异抗体反应或激发致敏淋巴细胞而造成组织损伤或生理功能紊乱。该反应仅发生在少数患者身上，和已知药物作用的性质无关，和剂量无线性关系，变态反应不易预知，一般不发生于首次用药。

（4）继发反应　继发反应（secondly reaction）不是药物本身的效应，而是药物主要作用的间接结果，如广谱抗生素长期应用可改变正常肠道菌群的关系，使肠道菌群失调导致二重感染；噻嗪类利尿药引发的低血钾可以使患者对强心药地高辛不耐受；青霉素类引起的赫氏反应也属于继发反应。

（5）后效应　后效应（after effect）是指停药后血药浓度已降至最低有效浓度以下，生物效应仍存在。比如抗生素后效应，就是指细菌与抗生素短暂接触，当药物浓度下降，低于最低抑菌浓度（minimum inhibitory concentration，MIC）或消除后，细菌的生长仍受到持续抑制的效应。

（6）特异质反应　特异质反应（idiosyncratic reaction）又称特异质遗传素质反应。是个体对有些药物的异常敏感性，该反应和遗传有关，与药理作用无关，大多是由于机体缺乏某些酶，使药物在体内代谢受阻所致。如阿司匹林引起的荨麻疹、哮喘，青霉素引起的过敏性休克；又如服用巴比妥类催眠药后，次晨出现乏力、困倦现象。

（7）其他　药品不良反应的临床表现还有首剂效应、停药综合征、药物依赖性、致癌、致突变和致畸作用等。

2. 分类方法

最常用的是传统分类法：1977 年，Rwalins 和 Thompson 设计的药品不良反应分类法由于简单、实用，故多年来被广泛采用，此分类根据药品不良反应与药理作用有无关联而将其分为 A 型、B 型和 C 型三类。

（1）A 型不良反应　又称为剂量相关型不良反应（dose-dependent），它有如下特点：① 由于药品的药理作用增强所致，通常与剂量相关；② 可以预测，停药或减量后症状减轻或消失；③ 一般发生率高、致死率低；④ 与药物制剂的差异、药代动力学差异及药效学差异等因素有关。副作用、毒性反应、继发反应、后遗效应、首剂效应和撤药反应等均属 A 型不良反应。

（2）B 型不良反应　又称为剂量无关型不良反应（dose-independent），它有如下特点：① 与正常药理作用无关；② 通常与使用剂量无关；③ 难以预测；④ 发生率低、死亡率高；⑤ 该反应可为药物有效成分或其代谢产物、药物添加剂、增溶剂、赋形剂等所引起，也可由于遗传因素导致的个体差异所引发。药物变态反应和特异质反应属于 B 型不良反应。

（3）C 型不良反应　是一类比较少见的不良反应，不能归为 A 型或 B 型，可以将他们归为 C 型或更多分型。此类 ADR 往往表现在自发报告系统中，发生率升高的特点有：背景发生率高、反应不典型、无药代动力学的时间关系、通常潜伏期长、发生机制难以确定、重现性差。如致畸、致癌。

（三）影响药品不良反应发生的因素

1. 机体方面的因素

包括用药者的种族和民族、性别、年龄、血型、病理状态、饮酒和食物及个体差异对药品不良反应的影响。

2. 环境因素

3. 药物相互作用与配伍

包括药剂学的相互作用、药代动力学的相互作用、药效学的相互作用。

4. 药品特殊赋形剂的不良反应

（四）收集和上报药品不良反应信息

1. 医院内不良反应监测

（1）医师有责任对不良反应的原因进行分析研究，有利于提高医生合理用药水平，特别注意联合用药中药物相互作用引起的 ADR。

（2）药师通过观察用药过程中出现的 ADR 情况，与医生共同分析 ADR 发生因素，并与医生合作拟订合理的用药方案。

（3）药物的配制和应用与护理人员密切相关，且许多药物的 ADR 都是由护理人员发现的，因此，药品不良反应监测工作可提高护理人员的业务水平，增强护理单元的护理质量。

2. 药物不良反应报告时限

（1）一般病例逐级、定期报告，应在发现之日起 1 个月内完成上报工作。

（2）新的、严重的应于发现之日起 15 日内报告。

（3）死亡病例须及时报告，必要时越级报告。

3. 报告内容

填报《药品不良反应/事件报告表》（表 5-1）。

制表单位：国家食品药品监督管理总局

表 5-1 药品不良反应 / 事件报告表

首次报告□　　跟踪报告□　　　　　　　　　　　　　编码：_____

报告类型：新的□　严重□　一般□

报告单位类别：医疗机构□　经营企业□　生产企业□　个人□　　　其他□_____

患者姓名：	性别：男□女□	出生日期：　年　月　日 或年龄：	民族：	体重（kg）：	联系方式：

原患疾病：	医院名称： 病历号 / 门诊号：	既往药品不良反应 / 事件：有□　无□　不详□ 家族药品不良反应 / 事件：有□　无□　不详□

相关重要信息：吸烟史□　饮酒史□　妊娠期□　肝病史□　肾病史□　过敏史□　其他□

药品	批准文号	商品名称	通用名称（含剂型）	生产厂家	生产批号	用法用量（次剂量、途径、日次数）	用药起止时间	用药原因
怀疑药品								
并用药品								

不良反应 / 事件名称：　　　　　　　　　　不良反应 / 事件发生时间：　年　月　日

不良反应 / 事件过程描述（包括症状、体征、临床检验等）及处理情况（可附页）：

不良反应 / 事件的结果：痊愈□　好转□　未好转□　不详□　有后遗症□表现： 死亡□　直接死因：　　　　　死亡时间：　年　月　日

停药或减量后，反应 / 事件是否消失或减轻？　　　　　　是□　否□　不明□　未停药或未减量□ 再次使用可疑药品后是否再次出现同样反应 / 事件？　　是□　否□　不明□　未再使用□

对原患疾病的影响：不明显□　病程延长□　病情加重□　导致后遗症□　导致死亡□

关联性 评价	报告人评价：　　肯定□　很可能□　可能□　可能无关□　待评价□　无法评价□　签名： 报告单位评价：肯定□　很可能□　可能□　可能无关□　待评价□　无法评价□　签名：
报告人 信息	联系电话：　　　　　　　职业：医生□　药师□　护士□　其他□ 电子邮箱：　　　　　　　　签名：
报告单位 信息	单位名称：　　　　　联系人：　　　　电话：　　　报告日期：　年　月　日
生产企业 请填写信 息来源	医疗机构□　经营企业□　个人□　文献报道□　上市后研究□　其他□
备注	

【讨论题目】

1. 药品不良反应有哪些？其中哪些是严重的不良反应？
2. 如何填写药品不良反应报告？

【训练题目】

患者，男，58岁。在急性尿道炎后遵医嘱口服磺胺嘧啶0.5g，每日3次，首剂加倍，服药1天后出现周身荨麻疹，从面颈部开始，依次波及上肢、躯干和下肢，伴有轻度发热和剧烈瘙痒，自行停药后缓解，请分析该患荨麻疹的原因。

如为药品不良反应，属于哪种类型，该如何填写药品不良反应报告？

患者，男，58岁。因拔牙术后预防感染于2010年4月1日予甲硝唑0.4g，每日3次，口服。否认有泌尿系统及血液病史，无创伤史，无药物过敏史，用药前及用药期间未服其他药物。服用甲硝唑第2天患者出现腰痛，伴肉眼血尿，遂再次就诊。体格检查：体温36.8℃，脉搏101次/分，血压30/90mmHg，一般状况良好，无压痛及肾区叩击痛。尿常规检查：红细胞（++）。肾功能检查：血清尿素氮5.4mmol/L，血肌酐84μmol/L，检查示膀胱及前列腺均无异常。考虑血尿可能与服用甲硝唑有关，停用甲硝唑，改服其他抗感染药物。

请回答：① 要对该病例进行关联性评价，还需追溯核实哪些要素信息？② 请就该病例填写《药品不良反应/事件报告表》。

第六节　医院制剂室药品生产及质量控制

一、实训目标

1. 了解医院制剂管理制度。
2. 了解医院制剂的主要任务。

二、实训场地

医院制剂室。

三、考核标准

1. 对医院制剂管理制度的了解程度。
2. 对医院制剂主要任务的了解程度。

四、实训内容

【概述】

医院制剂出现在20世纪50年代，随着医院的发展而发展壮大，一些临床长期应用、安全有效的处方、协定处方配成制剂应用于临床。我国传统中医药中一些经验方、保密方，疗效确切，用量大，极受患者欢迎，但一时又无力开发成新药的，也由制剂室配制成制剂使用。医院制剂是市场的重要补充。我国西药上市品种仅 6000 余种（美国有 10 余万种，德国有 6 万余种，日本有 4 万余种），可供选择的药物品种、规格有限，再加上我国地区间差别很大，制药工业还不是很发达，一些性质不稳定、效期短或销量少、利润低的药品制药厂无法或不愿生产，为满足临床需要，这些药品必须由医院制剂提供。

长期以来，一些医院为了追求经济效益，不管制药厂有无生产、市场有无供应，只要自己能配制就配制，盲目扩大生产，但又无法形成规模效益，使得制剂成本居高不下。随着我国制药工业的迅速发展，原来一些药厂供应不足的品种现已逐渐趋于饱和（如大输液），从市场的角度限制了医院制剂室大输液的发展；而新修订的《中华人民共和国药品管理法》规定，"医疗机构配制的制剂，应当是本单位临床需要而市场上没有供应的品种"，这又从法规上限制了医院制剂的配制范围。

医院制剂系本单位临床需要而市场上没有供应的品种。在此前提下，还必须是固定处方制剂。固定处方制剂系指处方固定不变，配制工艺成熟，并可在临床上长期适用于某一病症的制剂。我国药品生产曾经长期处于供不应求的状态，为了保证正常医疗工作的开展，医院药学技术人员在十分困难的条件下建立了制剂室，一批疗效好、价格低、用途广的医院制剂被研究开发出来。根据《中华人民共和国药品管理法实施条例》的规定，从 2002 年 9 月 15 日起，各类医院制剂都不能在市场上销售，仅限于本医院内部使用。

根据我国新修订的《中华人民共和国药品管理法》第七十四条规定，"医疗机构配制制剂，应当经所在地省、自治区、直辖市人民政府药品监督管理部门批准，取得医疗机构制剂许可证。无医疗机构制剂许可证的，不得配制制剂。"医疗机构自配制剂的申请应向省级药品监督管理部门提出，经其审核同意后，发给《医疗机构制剂许可证》。

（一）制剂室环境

（1）区（室）内的空气、场地、水质应符合制剂要求。

（2）区（室）内主要道路畅通，路面平整，无物资堆放，区（室）周围绿化区内不得种植产生花絮的树木。不宜种花，以防花粉污染。

（3）区（室）内基本达到四无：无积水、无杂草、无垃圾、无蚊蝇滋生地。

（4）区（室）内整体布局合理，生产区域与行政、生活和辅助区域分开。

（5）洁净区要远离交通要道。

（6）制剂区内应远离散发粉尘、烟气和腐蚀性气体的区域，如实在不能远离时，区（室）应建在严重空气污染源的上风侧。

（二）制剂室布局

（1）制剂室面积与制剂规模相适应，有充分空间放置设备和物料，以便清洁保养，避免混杂和污染。

（2）区（室）应按工艺流程及所要求的洁净级别合理布局，人流、物流应有与之相适应的自净设施,流向合理。

(3) 应设置与制剂相适应的检测场所,并根据检测需要,分别设置防尘、防震、防潮、净化等设施。

(三) 区(室)内设施

(1) 洁净区墙、地面、顶棚的表面应平整光滑,无颗粒物质脱落。

(2) 房内的输送管道及电线宜暗装。

(3) 照明设备应便于清洁,更换方便,密封性好,主要工作室照明度不低于 300 勒克斯。

(4) 洁净区的门、窗、顶棚密封性好,传递柜外应设缓冲设施。

(5) 洁净区使用的地漏应有避免污染的措施。

(6) 灭菌工序、待灭区和已灭区要严格分开,以防混淆。

(四) 空气净化调节

(1) 洁净区使用的净化空气,应按制剂工艺和制剂质量要求,达到《药品生产质量管理规范》(简称 GMP) 规定的洁净级别。灌封岗位的洁净级别应为 100 级,稀配、滤过和直接接触药品的包装材料的最终处理岗位为 10000 级,浓配、称量、配料等岗位应为 10 万级。

(2) 空气过滤器应按规定检查,清洗和更换并做记录。高效过滤器的风量减至原风量的 70% 或出现无法修补的泄漏应更换。

(3) 洁净区的温度和相对湿度应与制剂工艺要求相适应,洁净室温度应控制在 18~26℃,相对湿度应控制在 45%~65%(工艺有特殊要求的除外)。

(4) 空气洁净度等级不同的相邻房间的静压差应大于 5 帕,洁净室(区)与室外大气的静压差应大于 10 帕,并应送入一定比例的新风。

(五) 医院制剂质量管理

质量管理是质量管理体系建设与实施的重要环节,最大限度地控制制剂生产过程中污染、交叉污染以及混淆、差错等风险,确保持续稳定地生产出安全、有效、可控的制剂。医院需成立医院制剂质量管理组织,在医院党委及药事管理与药物治疗委员会领导下开展工作,负责制定、审核、批准制剂配制管理相关规章制度和操作规程等管理文件。医院制剂室设药品检验室,负责制剂配制全过程的检验。药品检验室应与制剂室分设,制剂室和药检室的负责人不得互相兼任。

(六) 医院制剂室常见制剂

1. 酊剂

酊剂系指将药物用规定浓度的乙醇浸出或溶解而制成的澄清液体制剂,也可用流浸膏稀释制成,供口服或外用。

酊剂在生产与储藏期间应符合下列有关规定。

（1）除另有规定外，含有毒剧药品的酊剂，每100ml应相当于原药物10g；其他酊剂，每100ml相当于原药物20g。

（2）含有毒剧药品配剂的有效成分，应根据其半成品的含量加以调整，使符合各该配剂项下的规定。

（3）酊剂可用溶解法、稀释法、浸渍法或渗漉法制备。

① 溶解法或稀释法　取药物的粉末或流浸膏，加规定浓度的乙醇适量，溶解或稀释，静置，必要时滤过，即得。

② 浸渍法　取适当粉碎的药材，置有盖容器中。加入溶剂适量，密盖，搅拌或振摇，浸渍3～5日或规定的时间，倾取上清液，再加入溶剂适量，依法浸渍至有效成分充分浸出，合并浸出液。加溶剂至规定量后，静置24小时，滤过，即得。

③ 渗漉法　照流浸膏剂项下的方法（2020版《中华人民共和国药典》四部通则0189），用溶剂适量渗漉，至流出液达到规定量后，静置，滤过，即得。

（4）酊剂久置产生沉淀时，在乙醇和有效成分含量符合各品种项下规定的情况下，可滤过除去沉淀。

（5）酊剂应遮光密封，置阴凉处储存。

2. 栓剂

栓剂系指药物与适宜基质制成供腔道给药的固体制剂。

栓剂在生产与储藏期间均应符合下列有关规定。

（1）栓剂常用基质为半合成脂肪酸甘油酯、可可豆脂、聚氧乙烯硬脂酸酯、聚氧乙烯山梨酯、聚糖脂肪酸酯、氢化植物油、甘油明胶、泊洛沙姆、聚乙二醇类或其他适宜物质。

（2）常用水溶性或水能混溶的基质制备阴道栓。

（3）除另有规定外，供制栓剂用的固体药物，应预先用适宜方法制成细粉，并全部通过六号筛。根据施用腔道和使用目的的不同，制成各种适宜的形状。

（4）根据需要可加入表面活性剂、稀释剂、吸收剂、润滑剂和防腐剂等。

（5）栓剂中的药物与基质应混合均匀，栓剂外形要完整光滑；塞入腔道后应无刺激性，应能融化、软化或溶化，并与分泌液混合，逐渐释放出药物，产生局部或全身作用；应有适宜的硬度，以免在包装或储存时变形。

（6）除另有规定外，应在30℃以下密闭储存，防止因受热、受潮而变形、发霉、变质。

3. 软膏剂、乳膏剂、糊剂

（1）软膏剂　系指药物与油脂性或水溶性基质混合制成的均匀的半固体外用制剂。因药物在基质中分散状态不同，有溶液型软膏剂和混悬型软膏剂之分。溶液型软膏剂为药物溶解（或共熔）于基质或基质组分中制成的软膏剂；混悬型软膏剂为药物细粉均匀分散于基质中制成的软膏剂。

（2）乳膏剂　系指药物溶解或分散于乳状液型基质中形成的均匀的半固体外用制剂。乳膏剂由于基质不同，可分为水包油型乳膏剂与油包水型乳膏剂。

（3）糊剂　系指大量的固体粉末（一般25%以上）均匀地分散在适宜的基质中所组成的半固体外用制剂。可分为单相含水凝胶性糊剂和脂肪糊剂。

软膏剂、乳膏剂、糊剂在生产与储藏期间均应符合下列规定。

（1）软膏剂、乳膏剂、糊剂选用基质应根据各剂型的特点、药物的性质、制剂的疗效和产品的稳定性。基质也可由不同类型基质混合组成。

软膏剂基质可分为油脂性基质和水溶性基质。油脂性基质常用的有凡士林、石蜡、液状石蜡、硅油、蜂蜡、硬脂酸、羊毛脂等；水溶性基质主要有聚乙二醇。乳膏剂常用的乳化剂可分为水包油型和油包水型。水包油型乳化剂有钠皂、三乙醇胺皂类、脂肪醇硫酸（酯）钠类（十二烷基硫酸钠）和聚山梨酯类；油包水型乳化剂有钙皂、羊毛脂、单甘油酯、脂肪醇等。

（2）软膏剂、乳膏剂、糊剂基质应均匀、细腻，涂于皮肤或黏膜上应无刺激性。混悬型软膏剂中不溶性固体药物及糊剂的固体成分，均应预先用适宜的方法磨成细粉，确保粒度符合规定。

（3）软膏剂、乳膏剂根据需要可加入保湿剂、防腐剂、增稠剂、抗氧剂及透皮促进剂。

（4）软膏剂、乳膏剂应具有适当的黏稠度，糊剂稠度一般较大。但均应易涂布于皮肤或黏膜上，不融化，黏稠度随季节变化应很小。

（5）软膏剂、乳膏剂、糊剂应无酸败、异臭、变色、变硬，乳膏剂不得有油水分离及胀气现象。

（6）除另有规定外，软膏剂、糊剂应遮光密闭储存；乳膏剂应遮光密封，宜置25℃以下储存，不得冷冻。

4. 糖浆剂

糖浆剂系指含有药物的或芳香物质的浓蔗糖水溶液。单纯蔗糖的近饱和水溶液称为单糖浆。糖浆剂供口服用。

糖浆剂在生产与储藏期间应符合下列有关规定。

（1）糖浆剂含蔗糖量应不低于45%（g/ml）。

（2）除另有规定外，一般将药物用新煮沸过的水溶解后，加入单糖浆；如直接加入蔗糖配制，则需加水煮沸，必要时滤过，并自滤器上添加适量新煮沸过的水至处方规定量。

（3）根据需要可加入附加剂。如需加入防腐剂，山梨酸和苯甲酸的用量不得超过0.3%（其钾盐、钠盐的用量分别按酸计），羟苯甲酸酯类的用量不得超过0.05%；如需加入其他附加剂，其品种与用量应符合国家标准的有关规定，不影响产品的稳定性，并应避免对检验产生干扰。必要时可加入适量的乙醇、甘油或其他多元醇。

（4）除另有规定外，糖浆剂应澄清。在储存期间不得有发霉、酸败、产生气体或其他变质现象。

（5）糖浆剂应密封，在不超过30℃处储存。

5. 膜剂

膜剂系指药物与适宜的成膜材料经加工制成的膜状制剂。供口服或黏膜用。

膜剂在生产与储藏期间应符合下列有关规定。

（1）成膜材料及其辅料应无毒、无刺激性、性质稳定、与药物不起作用。常用的成膜材料有聚乙烯醇、丙烯酸树脂类、纤维素类及其他天然高分子材料。

（2）药物如为水溶性，应与成膜材料制成具有一定黏度的溶液；如为不溶性药物，应粉碎成极细粉，并与成膜材料等混合均匀。

（3）膜剂外观应完整光洁、厚度一致、色泽均匀、无明显气泡。多剂量的膜剂，分格压痕应均匀清晰，并能按压痕撕开。

（4）膜剂所用的包装材料应无毒性、易于防止污染、方便使用，并不能与药物或成膜材料发生理化作用。

（5）除另有规定外，膜剂应密封储存，防止受潮、发霉、变质。

6. 口服溶液剂、口服混悬剂、口服乳剂

（1）口服溶液剂　系指药物溶解于适宜溶剂中制成供口服的澄清液体制剂。

（2）口服混悬剂　系指难溶性固体药物，分散在液体介质中，制成供口服的混悬液体制剂。也包括干混悬剂或浓混悬液。

（3）口服乳剂　系指两种互不相溶的液体，制成供口服的稳定的水包油型乳液制剂。用滴管以小体积或以滴计量的口服液体制剂（也）称为滴剂。

口服溶液剂、口服混悬剂、口服乳剂在生产与储藏期间均应符合下列有关规定。

（1）口服溶液剂的溶剂、口服混悬剂的分散介质常用纯化水。

（2）根据需要可加入适宜的附加剂，如防腐剂、分散剂、助悬剂、增稠剂、助溶剂、润湿剂、缓冲剂、乳化剂、稳定剂、矫味剂以及色素等，其品种与用量应符合国家标准的有关规定，不影响产品的稳定性，并避免对检验产生干扰。

（3）不得有发霉、酸败、变色、异物、产生气体或其他变质现象。

（4）口服乳剂应呈均匀的乳白色，以半径为 10cm 的离心机每分钟 4000 转的转速（约 $1800 \times g$）离心 15 分钟，不应有分层现象。

（5）口服混悬剂的混悬物应分散均匀，放置后有沉降物经振摇应易再分散，并应检查沉降体积比。

（6）口服滴剂包装内一般应附有滴管和吸球或其他量具。

（7）单剂量口服混悬剂、口服乳剂的含量均匀度等应符合规定。

（8）除另有规定外，应密封，遮光储存。

（9）口服混悬剂在标签上应注明"用前摇匀"；以滴计量的滴剂在标签上要标明每毫升或每克液体制剂相当的滴数。

7. 洗剂、冲洗剂、灌肠剂

（1）洗剂　系指含药物的溶液、乳状液、混悬液，供清洗或涂抹无破损皮肤用的液体制剂。

（2）冲洗剂　系指用于冲洗开放性伤口或腔体的无菌溶液。

（3）灌肠剂　系指灌注于直肠的水性、油性溶液或混悬液，以治疗、诊断或营养为目的的液体制剂。

洗剂、冲洗剂、灌肠剂在生产与储藏期间均应符合下列有关规定。

（1）上述制剂均应无毒、无局部刺激性，冲洗剂应无菌。

（2）洗剂在储藏时，如为乳状液有可能油相与水相分离，但经振摇后易重新形成乳状液；如为混悬液放置后的沉淀物，经振摇应易分散，并具足够稳定性，以确保给药剂量的准确。易变质的洗剂应于临用前配制。

（3）冲洗剂可由药物、电解质或等渗调节剂溶解在注射用水中制成，也可以为注射用水，标签注明为供冲洗用。

通常冲洗剂应调节至与血液等渗。冲洗剂在适宜条件下目测，应澄清。

冲洗剂容器应符合注射剂容器的规定。

（4）冲洗剂不能用于注射，并注明该制剂仅能使用1次，未用完的均应弃去；大体积的灌肠剂用前应将药液热至体温。

（5）除另有规定外，洗剂应密闭，冲洗剂应严封，灌肠剂应密封储存。

8. 搽剂、涂剂、涂膜剂

（1）搽剂　系指药物用乙醇、油或适宜的溶剂制成的溶液、乳状液或混悬液，供无破损皮肤揉擦用的液体制剂。

（2）涂剂　系指含药物的水性或油性溶液、乳状液、混悬液，供临用前用纱布或棉花蘸取或涂于皮肤或口腔与喉部黏膜的液体制剂。

（3）涂膜剂　系指药物溶解或分散于含成膜材料溶剂中，涂搽患处后形成薄膜的外用液体制剂。

搽剂、涂剂、涂膜剂在生产与储藏期间均应符合下列有关规定。

（1）搽剂、涂剂、涂膜剂应无毒、无局部刺激性。

（2）搽剂或涂剂在储藏时，如为乳状液有可能油相与水相分离，但经振摇易重新形成乳状液；如为混悬液放置后的沉淀物，经振摇应易分散，并具足够稳定性，以确保给药剂量的准确。易变质的搽剂或涂剂在临用前配制。

（3）搽剂常用的溶剂有水、乙醇、液状石蜡、甘油或植物油等；涂剂大多为消毒或消炎药物的甘油溶液，也可用乙醇、植物油等作溶剂。

（4）搽剂中所含药物有些为表皮所吸收，用时须加在绒布或其他柔软物料上，轻涂患处。所用的绒布或其他柔软物料必须洁净。涂膜剂用时涂布于患处，有机溶剂迅速挥发，形成薄膜保护患处，并缓慢释放药物起治疗作用。涂膜剂一般用于无渗出液的损害性皮肤病等。涂膜剂常用的成膜材料有聚乙烯醇、聚乙烯、咯烷酮、乙基纤维素和聚乙烯醇缩甲乙醛等；增塑剂有甘油、丙二醇、邻苯二甲酸二丁酯等；溶剂为乙醇等。

（5）应无酸败、变色等现象，根据需要可加入防腐剂或抗氧剂。

（6）除另有规定外，应遮光，密闭储存。

（7）除另有规定外，涂剂、涂膜剂在启用后最多可使用4周。

（8）在标签上应注明"不可口服"。

【讨论题目】

1. 国家对医院制剂的方针政策方向是什么？
2. 常见医院制剂有哪些？

【训练题目】

1. 练习进入洁净区的程序，注意换衣等事项。
2. 制备一种常见制剂。

（于志瀛、李瑞明）

第六章
医疗器械基本知识

第一节 医疗器械概述

一、医疗器械的概念

所谓医疗器械,是指单独或者组合使用于人体的仪器、设备、器具、材料或者其他物品,包括所需要的软件。

二、医疗器械的基本质量特性

根据产品质量法的解释,产品质量是指产品满足需要的有效性、安全性、适用性、可靠性、维修性、经济性和环境等所具有的特征和特性的总和。不同产品的质量特性的侧重点也不相同。医疗器械是关系人民生命健康的特殊产品,它的基本质量特性就是有效性和安全性。

1. 医疗器械的安全性

医疗器械是使用于人体的特殊商品,医疗器械的安全性直接关系到人体的生命安全。因此对于医疗器械来说,安全性是极其重要的。

医疗器械的具体产品,门类繁多,涉及范围很宽。这些不同的产品,对安全性要求的内涵虽有区别,但最基本的有以下两点。

(1)对使用电源(交流电源或直流电源)驱动的医疗器械的安全要求:这类设备我们通常称之为医用电气设备,例如心电图机、心电监护仪等。这类设备的安全性主要是电气安全,其中包括防电击危险和防机械危险等,由专门的医用电气设备安全标准加以规定。

(2)对无电源驱动的医疗器械的安全要求(包括植入人体的医疗器械和一次性医疗用品等):它们主要考虑的是生物相容性和细菌感染的安全要求。当然,有的医用电气设备用于人体的部分也存在无菌和生物相容性问题需要考虑这类安全性。

2. 医疗器械的有效性

医疗器械的使用性能也就是临床上使用的有效性。其有效性的核心是：它是否真正能达到使用说明书所示的有效地防病、诊治之目的。

三、医疗器械产品的质量保证

1. 医疗器械的注册产品标准

标准是对重复性事物和概念所做的统一规定。它以科学技术和实践经验的综合成果为基础，经有关方面协商一致，并由主管机构批准，以特定形式发布，作为共同遵守的准则和依据。

根据《医疗器械监督管理条例》配套规章《医疗器械注册与备案管理办法》和《医疗器械标准管理办法》的规定，生产医疗器械应当符合国家食品药品监督管理总局复核的注册产品标准。注册产品标准，国家已制定标准的，可以直接采用医疗器械产品国家标准；国家没有制定标准的，可以直接采用医疗器械产品行业标准；对于既没有国家标准，又无行业标准的，企业应自行制订适合该产品的注册产品标准。此外，企业也可制订高于国家标准、行业标准的医疗器械注册产品标准。

2. 医疗器械生产企业的质量体系

医疗器械生产企业能否按注册产品标准连续生产出合格的医疗器械产品，关键在于生产企业有无好的质量保证体系。也就是说，产品的整个生产过程从产品的设计、原材料选购、生产工艺、质量检测、产品包装、运输、储藏等环节，必须通过企业自身的质量管理体系、按照标准加以有效管理和控制，以确保企业能稳定生产合格的医疗器械产品。

四、医疗器械产品的分类

医疗器械产品的门类与品种繁多，单从大类划分就达 30 多个门类，而其品种则超过 3000 种，规格在 10000 种以上。为能有效地监督管理医疗器械产品，国家对这些产品实行一、二、三类的分类管理。这三类划分的原则及包含的主要品类是：

第一类：为通过常规管理足以保证其安全性、有效性的医疗器械。如大部分手术器械、听诊器、医用 X 线胶片、医用 X 线防护装置、全自动电泳仪、医用离心机、切片机、牙科椅、煮沸消毒器、口罩、创可贴、纱布绷带、弹力绷带、橡皮膏、拔罐器、手术衣、手术帽、集尿袋等。

第二类：为对其安全性、有效性应当加以控制的医疗器械。如体温计、血压计、避孕套、助听器、制氧机、针灸针、心电诊断仪器、无创监护仪器、光学内窥镜、便携式超声诊断仪、全自动生化分析仪、恒温培养箱、医用脱脂棉、医用脱脂纱布、牙科综合治疗仪等。

第三类：为用于植入人体或支持维持生命，对人体具有潜在危险，对其安全性、有效性必须严格控制的医疗器械。如植入式心脏起搏器、人工晶体、人工心脏瓣膜、人工肾、一次性使用无菌注射器、一次性使用输液器、体外震波碎石机、患者有创监护系统、有创内窥镜、超声手术刀、彩色超声成像设备、激光手术设备、高频电刀、微波治疗仪、医用核磁共振成像设备、X 线治疗设备、200mA 以上 X 线机、医用高能设备、人工心肺机、内固定器材、呼吸麻醉设备、CT 设备等。

五、医疗器械的监督管理

（一）产品注册

依据《医疗器械监督管理条例》规定：国家对医疗器械实行产品生产注册制度。在中国境内销售使用的医疗器械，均应申报产品注册；未经核准注册的医疗器械，不得销售使用。

医疗器械产品注册实行分类注册制度：

（1）一类产品实行申报备案制度。备案属例行审查，如对产品名称、企业通讯地址、法人等内容进行登记。备案的目的是一旦产品出现问题，能够及时找到产品质量负责人，以使问题能及时得到补救。一类产品由设区的市级人民政府药品监督管理部门审查批准后发给产品注册证书。

（2）二类、三类产品履行产品注册，程序中多为实质性审查。鉴于我国企业开发力量、生产技术装备、技术管理薄弱的现实，新产品实行批量生产需相当长的过渡时间，执行中把二类、三类产品注册分为试产品和准产品注册制度。

① 试产品注册主要审查产品，衡量产品是否达到基本要求，产品与标准的差距由产品的实物检测来体现，产品的临床效果由临床试验来验证。由于医疗器械的特殊性，尤其是设备类产品，进行大批量生产必须具备成熟的工艺装备。没有产品投入后的效益回报，经营者很难做大投入。试产品注册后，企业经过小批量试生产，证明临床疗效稳定，便可申请准产品注册。

② 准产品注册的审查重点从产品转向对企业质量体系的考核，核实企业生产场地、技术装备、人员水平和管理能力等是否满足批量生产的要求。

（3）二类产品的产品注册，由省、自治区、直辖市人民政府药品监督管理部门审查批准发给产品注册证书；三类产品的产品注册，由国务院药品监督管理部门审查批准并发给产品注册证书。

此外，对于进口医疗器械，必须由国务院药品监督管理部门审查批准并发给进口医疗器械产品注册证书。

（二）监督抽查

（1）评价性监督抽查　对同一种品种或同类产品进行质量考核和综合评价。

（2）针对性监督抽查　对有质量投诉、举报或质量监督抽查检验中有不合格记录等的医疗器械进行的监督抽查。

监督抽查分国家级监督抽查和省、自治区、直辖市级监督抽查。国家级监督抽查，由国务院药品监督管理部门负责全国范围内的医疗器械监督抽查；省、自治区、直辖市级监督抽查，由省、自治区、直辖市人民政府药品监督管理部门负责本省、自治区、直辖市范围内的医疗器械监督抽查。

（三）广告管理

医疗器械广告，必须经省级以上人民政府药品监督管理部门审查批准；未经批准的医疗器械广告，不得刊登、播放、散发和张贴。

医疗器械广告的内容，必须以国务院药品监督管理部门或者省、自治区、直辖市人民政府药品监督管理部门批准的使用说明书为准。

第二节　家庭常用医疗器械的基本知识

一、卫生材料及敷料

（一）医用纱布

1. 医用纱布的构成

医用纱布，是由未经重复加工的成熟种子的棉纤维，经纺纱织造成平纹棉布，再经脱脂、漂白、精制而成供医疗用的脱脂纱布。医用纱布制品一般有折叠式和卷筒式等形式。

2. 用途

主要适用于医院、医务室的外科手术及家庭保健等的一次性吸血、敷药用。

3. 基本质量要求

白度：医用纱布的白度应不低于80度。

经纬密度：经密（根/10cm）×纬密，差值不超过明示标称值的±5%。

水中可溶物：在100ml的供试液中遗留残渣应不得大于0.3%。

酸碱度：在100ml的供试液中加酚酞指示剂不得显粉红色，加溴甲酚紫指示剂不得显黄色。

吸水时间：应在10秒内沉入液面以下。

醚中可溶物：在100ml的供试液中遗留残渣应不得大于0.5%。

表面活性物质：供试液中的表面活性物质（泡沫）高度不得超过2mm。

4. 选购和使用注意事项

选购医用纱布首先要看成品的包装标识和产品说明书。一般出厂供应的成品有两种方式，一种是非无菌方式，另一种是无菌方式。

无菌方式包装的医用纱布可以直接使用，而以非无菌方式包装的纱布必须经高温高压蒸汽或环氧乙烷等方法消毒后方可使用；对于用无菌方式包装的医用纱布，包装标志中必须写明灭菌有效期、出厂日期或生产批号、包装破损禁用说明或标识、一次性使用说明或禁止再次使用标识，便于用户选购时核对产品有效期。如发现包装破损或超过有效期，则不再选购或使用。

选购医用纱布时要看产品的外观。产品应色泽纯白、柔软、无味、无臭，不含有其他纤维和加工物质，在紫外灯光下不应显示强蓝色的荧光。

（二）医用棉花

1. 医用棉花的构成

医用棉花，是采用锦葵科草棉属植物成熟种子的棉纤维，经除去夹杂物、脱脂、漂白加工而成的医用脱脂棉。

2. 用途

医用棉花主要供医院临床作敷料用。

3. 基本质量要求

白度、酸碱度、吸水时间、醚中可溶物、表面活性物质的基本质量要求同医用纱布。吸水量：每克试样的吸水量应不少于23g。

4. 选购和使用注意事项

同医用纱布。

（三）医用绷带

1. 基本构成

医用绷带分全棉纱布绷带和弹性绷带两种。所谓全棉纱布绷带，系用纯棉纱织成的平纹原布，经脱脂、漂白、精制、裁剪而成的纱布带。所谓弹性绷带，系采用全棉纱与氨纶包芯纱经圆形经编机织造而成。

2. 用途

全棉纱布绷带，主要用于医院外科及家庭的体外创口敷药后的包扎、固定。而弹性绷带，则主要用于下肢静脉曲张、骨伤科等患者的固位包扎，以改善血液循环，防止肢体肿胀。也能代替手术后的多头腹带，用于人体不同部位的加压包扎或一般创伤包扎。

3. 基本质量要求

全棉纱布绷带在经纬密度、吸水时间、酸碱度、水中可溶物、醚中可溶物等的主要质量要求与医用纱布基本相同。而弹性绷带的质量要求则是：伸展率不小于1.8倍，回缩差不大于10cm。

4. 选购和使用注意事项

医用绷带，无论是全棉纱布绷带还是弹性绷带，由于它的用途主要是包扎或固定，因此厂方一般都以非灭菌医疗产品出售。使用时应考虑与创口隔离使用。

选购医用绷带时要看产品的外观。产品应洁白、无黄斑、无污染、无严重织疵或断丝。

（四）医用橡皮膏

1. 基本构成

医用橡皮膏，是以织物为基材，上涂以氧化锌与橡胶为主要原料的膏浆所制成。产品分有衬垫材料和无衬垫材料两种形式，衬垫材料为硬纱布、无毒高分子材料或防粘纸。根据不同长宽尺寸，配以不同大小纸盒包装出售。

2. 用途

产品供一般外科手术绊创或其他医疗粘贴固定用。

3. 基本质量要求

剥离强度应不低于 $1.1N/cm^2$；持粘性不大于 2.0mm；氧化锌含量应不低于 10.0%；含膏量应不低于 $115g/m^2$。

4. 选购和使用注意事项

应选购洁净不渗膏，膏布卷齐平整的橡皮膏。

（五）创可贴

1. 基本构成

传统的创可贴，是以医用橡皮膏为载体，配以呋喃西林止血纱布，将伤口敷料和医用橡皮膏合而为一的药物性敷料。新一代创可贴在载体和垫材上作了改进，载体以带有膏黏剂的塑料薄膜作基材，上附一层吸收性强的保护性复合垫所组成。

2. 用途

将创可贴的吸收垫覆盖在伤口，具有止血、护创等功能。用于小创伤、擦伤等患处，有助于防止细菌和异物侵入，保护伤口卫生，加速伤口愈合。

3. 基本质量要求

新一代创可贴是一次性使用产品，大多以无菌产品要求生产，它的质量要求如下。剥离强度：随不同规格而定。生物性能：无菌、无细胞毒性、不致敏、无皮肤刺激性。

4. 选购和使用注意事项

选购首先要看产品的包装标识和产品说明书。包装上应有"无菌"字样或图形符号，一次性使用说明或图形符号，应有包装破损禁用说明或标识。启封后切忌用手接触中间复合垫。

二、一次性使用无菌医疗器械

（一）一次性使用无菌医疗器械的概念

所谓一次性使用无菌医疗器械，是指在符合规定的洁净厂房内，按一次性使用无菌器械的生产工艺流程要求组织生产。经灭菌消毒后才能销售、使用的产品。本类产品一旦启封就应立即使用，用后也必须销毁以防继续留用。

由于目前国际上某些血源性传染病（特别是性传播疾病、获得性免疫缺陷综合征）传播形势严峻，故在我国推广使用一次性使用无菌医疗器械，防止疾病的交叉感染，已成为不可或缺的手段之一。

（二）一次性使用无菌注射器和注射针

1. 基本构成

一次性使用无菌注射器的型式按结构分有二件型和三件型两种。其中，三件型注射器是由外套、芯杆和橡胶活塞组成，而二件型注射器则去掉了橡胶活塞，只有外套和芯杆（芯杆的头部起活塞作用）两件组成。再则，在三件型注射器的橡胶活塞上涂有很薄的一层医用硅油，而在二件型注射器外套内含有润滑剂，以减轻杆芯滑动的阻力。

在各种型号注射器的外套上，均刻有标示注射容量的刻度线。刻度的公称容量根据不同规格分别刻以 1ml、5ml、10ml、20ml、50ml 等。

在一次性使用无菌注射器的小包装中，通常配有相配套的无菌注射针。

2. 用途

适用于抽吸药液，并立即进行皮下、皮内、肌内或静脉注射等。

3. 基本质量要求

一次性使用无菌注射器的质量标准中，除对生物性能要求无菌、无热原、无溶血反应、无急性全身毒性外，其他的检查项目还包括：器身密合性、容量容差、金属含量、酸碱度、易氧化物、环氧乙烷残留量；一次性使用无菌注射针的质量标准中，除对生物性能要求无菌、无热原外，其他的检查项目还包括：注射针针座与针管的连接牢固度、注射针针尖的锋利度、酸碱度、金属含量等。

4. 选购和使用注意事项

在选购时，首先要看产品包装，单包装上应标有公称容量、无菌、无热原、一次性使用、失效日期的年和月；应注明注射针规格；注射器应清洁，无异物，不得有毛边毛刺、塑料缺损等缺陷，注射器内表面（包括橡胶活塞）不得有明显可见的润滑剂。

在使用前，应检查每一单包装是否破裂，如果已经破裂，必须停止其使用。包装完好的产品，用后应立即予以销毁。

（三）一次性使用输液器

1. 基本构成

一次性使用输液器分进气式输液器和非进气式输液器两种。其中，进气式输液器是由瓶塞穿刺器、空气过滤器、进气器件、滴斗、药液过滤器、软管、流量调节器、外圆锥接头组成。而非进气式输液器除不带空气过滤器外，其余配件与进气式输液器基本相同。

在一次性使用输液器的小包装中，通常配有与其相配套的静脉输液针器件。

2. 用途

适用于重力输液式的一次性静脉输液用。

3. 基本质量要求

一次性使用输液器的质量标准中，除对生物性能要求无菌、无热原外，其他的检查项目还包括：微粒污染、连接强度、输液流速、静脉针的连接牢固度、药液过滤器滤除率、静脉针的密封性、易氧化物含量、紫外吸光度、酸碱度、环氧乙烷残留量等。

4. 选购和使用注意事项

选购时首先要看产品包装，单包装上应说明内装物，包括"只能重力输液"字样；应标明输液器无菌、无热原、一次性使用、失效日期的年和月；使用说明包括检查包装密封完整性和有关保护套脱落情况的警示，滴管滴出 20 滴或 60 滴蒸馏水相当于 1ml±0.1ml（1g±0.1g）的说明；应注明注射针规格；注射器应清洁，无异物，不得有毛边毛刺、塑料缺损等缺陷。在使用前应检查每一单包装是否破裂，如果已经破裂，应立即停止使用。

三、体温计

（一）水银体温计

1. 基本构成

水银体温计，是由感温泡（水银球）、细径（毛细管）、真空腔组成。根据用途不同，体温计有三角形棒式（口腔用、肛门用两种）、新生儿棒式（口腔、腋下、肛门用三种）、元宝形棒式口腔用和内标式腋下用四种。三角形棒式、元宝形棒式口腔用和内标式腋下用体温计的测量范围都是 35～42℃；新生儿棒式体温计的测量范围在 30～40℃。口腔用体温计与肛门用体温计的全长虽均在 110mm 左右，但前者感温泡细而长，而后者却粗而短。

2. 用途

用于测量人体或动物体温。

3. 基本质量要求

感温泡：泡内不得有明显的气泡。
玻璃管：不得有爆裂现象。
示值：新生儿棒式体温计示值允差 ±0.15℃，其余体温计允差 −0.15～+0.10℃。
体温计感温液柱：不应中断，不应自流，不应难甩。

4. 选购和使用注意事项

① 先检查玻璃泡有无裂纹，以免在应用时水银溢出，引发水银中毒。② 测体温前要将水银柱甩到 35℃以下。③ 幼儿、精神失常、高热神昏及不能用鼻呼吸者都不可测口温，而测肛温。④ 用后须先用冷水冲洗干净，而后浸泡在 70% 乙醇中备用。也可用肥皂水洗净后保存备用。再次使用前还须用酒精棉球擦拭消毒。

（二）电子体温计

1. 基本构成

电子体温计由半导体热敏电阻作为感温元件、1.5V纽扣电池和液晶显示元件组成。

2. 用途

测量人体及动物温度。

3. 基本质量要求

测温误差：±0.1℃（36.0～39.0℃），±0.2℃（＜36.0℃或＞39.0℃）。
精密度：±0.05℃（35.00～39.00℃），±0.2℃（＜35.00℃或＞39.00℃）。
分辨力：0.1℃（精密0.01℃）。
自动断电：不小于8分钟。
被测体显示值保留时间：当体温计离开被测体时，显示屏上显示值能保留到自动断电。

4. 选购和使用注意事项

目前，市场上可供选购的电子体温计有塑料封装和玻壳封装两种类型，其中以塑料封装型最常见。此种体温计对液体的密封性稍差，用后消毒时不能将其浸在酒精里，以免液体渗入体温计内，造成电路故障。而玻壳封装型电子体温计市场上则较少见到，在对它消毒时虽不用担心酒精的渗入，但其玻壳却易碎，尤其对儿童要注意使用安全。

四、血压计

（一）水银（汞）血压计

1. 基本原理与构成

血压是推动血液在血管内流动的动力。心脏收缩时血液从心脏进入动脉，动脉内血压就升高，这时的血压叫收缩压，一般叫"高压"。心脏舒张时，血液继续向前流动，血压就下降，这时的血压叫舒张压，一般叫"低压"。在医学上常用毫米汞柱的高度（mmHg）作为血压的计量单位。

临床上，通常都使用水银血压计加听诊器来间接测量动脉血压，这种方法目前在国际上仍然是经典而常用的方法，也称之为柯氏音法。测血压时，先把扎在被测者臂上的臂带打入足够的空气，直到臂动脉在空气压强下压启，放入臂带下的听诊器听不到声音后，通过打开气球阀门放气后臂带内的压强逐渐减小，这时听诊器中可以听到血液的流动撞击声。当第一声出现时血压计上所示的高度即为收缩压（高压），臂带内的空气继续放出，听诊器内的声音也随之减弱，当由洪亮的"咯咯"声变为模糊或混声时，水银柱所示的高度就是舒张压（低压）。

水银血压计主要由打气球、打气臂带、水银槽、刻度尺和刻度玻璃管组成。

刻度尺：采用双刻度（kPa和mmHg）标尺，水银柱的高低由刻度尺读出。

水银槽：又名储槽。当测量血压时，通过臂带内的气体压力将水银槽内的水银压入刻度玻璃管内。测量血压后，臂带内的空气放出，水银靠本身的重量再回入水银槽。

打气臂带：呈长条形，一般为长 22.5cm，宽 12cm。

打气球：又名橡胶球。球上有两个气孔，前气孔装一个金属制的三通活塞，后气孔装有一气阀。打气时气阀闭塞，空气从前气孔通过三通活塞进入臂带。打气球复原时，三通活塞闭塞同时气阀打开，空气进入。放气时将三通侧面的放气螺帽拧松即可。

2. 基本质量要求

血压计示值的允许误差为 ±0.5kPa（±3.75mmHg），血压计应有良好的气密性，且不应漏水银。

3. 选购和使用注意事项

（1）要选水银柱上升灵活、无断开，不泄漏水银的血压计。

（2）使用时打气不要过猛，搬动水银血压计应竖直（即水银槽在下面），用后及时将血压计往右倾斜 45 度，然后关闭水银阀。否则水银柱很可能溢出，造成水银污染。

（二）电子血压计

1. 基本原理与构成

电子血压计，是在水银血压计的基础上引入微电脑技术进行自动血压测量显示的一种电子式血压测量仪。现在市场上销售的各类自动电子血压计多由微电脑数字压力表和臂带所组成，而半自动电子血压计还另有加压球。无论自动还是半自动电子血压计，均先以传感器将脉搏转换成电信号，再经电脑处理后显示为血压值，替代了传统的水银式血压计加听诊器法。自动与半自动电子血压计的主要区别之一是：前者的臂带加压是由设在微电脑数字压力表内的自动压力泵来完成，而后者的臂带加压则须由手工按捏加压球而完成。

电子血压计与水银血压计相比，电子血压计的优点是结构轻巧、易于携带、使用方便，便于自我测量，作为家庭保健的一种手段，经常量一量血压，看一看自己血压的变化趋势，对于及时就诊或控制病情是很有意义的。因此适用于家庭保健，尤其是出差和旅游。

但由于在临床上至今仍将水银式血压计加听诊器的血压测量法作为测量基准来使用，因此目前医师测血压使用的都是传统的水银式血压计。若将电子血压计与临床上医师测得的血压值相比可能会有一定的误差。只是这种相对误差不要太大（一般不要超过 10mmHg）就可以了。

2. 基本质量要求

血压计示值的允许误差值为 ±0.5kPa（±3.75mmHg）。脉搏数的允许误差值为 ±5% 以内。

3. 选购和使用注意事项

看品牌：要选品牌好的电子血压计，其产品说明书上应有计量许可标志和药品监督管理部门颁发的产品注册证，以及产品正确使用方法的详细说明。

看测量结果的重复性：按产品说明书的正确使用方法，在血压正常者身上重复测几次，看结果的平均值与各次测量的误差值。误差太大的，说明该产品的重复性不好。

看测量结果的正确性：将同一血压正常者身上测得的结果与医院测得的结果相比较，看结果的误差值。如果误差不太大，可作为今后自己测量时的参考。

五、手持式家用血糖分析仪

1. 基本原理与构成

手持式家用血糖分析仪，是基于生物传感器原理，即血液中的葡萄糖在由导电介质碳和葡萄糖氧化酶等组成的羰基酶电极上产生氧化还原反应，当酶电极两端施加一恒电位时，不同浓度的葡萄糖在电化学催化反应下产生不同的电流，通过测定电流大小与葡萄糖浓度的线性关系来判断血液中的葡萄糖浓度的高低。

该仪器由测量显示器、测试条以及附件采血针组成。用采血针针刺手指，将血采在测试条上，然后插入测量显示器内，经测量显示器测量、显示血糖的数值。由于仪器的测量数据与传统的葡萄糖氧化酶法比在一定范围内相关性较好，再加上它测的是人体末端的微血管血，具有采血量少、使用方便又快速的优点，现在该仪器已普遍用于糖尿病患者自我血糖监控及医院临床的快速血糖测试参考和糖尿病筛选。

2. 基本质量要求

仪器测试范围：40～500mg/dl。

仪器重复性：标准偏差（SD）≤3。

满量程测量绝对误差：≤±1%F.S。

测试条重复性：相对标准偏差（CV）≤9.5%。

测试条准确性：相关系数（γ）≥0.9。

3. 选购和使用注意事项

应选择经过药品监督管理部门注册批准的产品；血糖试条必须和其适配的血糖仪一起使用，患者购买时要注意一定要购买和自己的血糖仪相适应的试条；血糖试条有使用期限，患者购买和使用时一定要注意标签上的有效期，并注意按规定温度保存；更换新批号试条时，一定要先用制造商提供的核准试条或质控液进行校准后再测血糖。

使用前应仔细阅读使用说明书，需在专业人员指导下使用。并定期对仪器进行校正，检查血糖仪的准确性。由于家用血糖分析仪由非专业人员使用，制造商一般都通过设置校准代码、提供校准试片等方式方便患者进行血糖仪的校准。患者只需通过血糖仪输入校准代码，或通过测试校准试片，即可将制造商为每个批次的试纸条所设置的校准参数等信息输入到血糖仪中，从而实现血糖检测的校准。

六、制氧机

（一）化学制氧机（氧立得）

1. 基本原理与构成

化学制氧机（氧立得）的基本原理是过氧化物在水中通过催化剂的作用分解形成氧

气。其基本组成有发生器（启普发生器型）和过氧化物（药）。其中，发生器包括水箱和阀门，辅件有吸氧管和吸氧面罩。该机型的特点是：体积小；成本低；产氧快；使用方便，便于携带；噪声小。不足之处是：不适宜长期使用，有一定副作用。

2. 基本质量要求

（1）产氧量：一般小于 1L/min。

（2）氧浓度：≥ 90%。

（3）使用时间：每包药 10～20 分钟。

3. 选购和使用注意事项

要选择有生产许可证与市场准入证的正规厂家生产的发生器和药品；此产品最好只做应急用或外出时使用；使用时先看说明书，切勿将管路和阀门堵死。

（二）医用保健制氧机

医用保健制氧机按控制氧方式不同可分为三种，即分子筛变压吸附方式制氧机、膜分离方式制氧机和电解水方式制氧机。

1. 分子筛变压吸附方式制氧机

此种机型目前国内外普遍采用。此类型制氧机的最大特点是：以一般交流电源为能源，以空气为原料，制氧成本低；产氧快，打开电源，2 分钟后即可产出氧气；安全可靠，使用方便，移动便利，可连续使用；其缺点是有噪声。

（1）基本原理与构成　基本原理是采用分子筛变压吸附（Pressure Swing Adsorption，PSA）原理，通过物理方式将空气中的氧气与氮气分离，提取出 ≥ 90%（体积分数）的高纯度氧气。其构成一般为主机和辅件。主机主要由压缩机、气体分配阀、控制系统、分子筛桶、机箱、流量计等组成。辅件有吸氧管（或面罩）和湿化瓶。

（2）基本质量要求

产氧量：分 3L/min、4L/min、5L/min 等规格机型。氧浓度：≥ 90%。氧气输出压力：40～50kPa。

氧气理化指标：符合医用氧的指标要求。噪声：按行业标准不大于 85dB，一般厂家指标为 50～55dB。安全性：机器工作不正常时应自动报警；电气安全应符合 GB 9706.1 的要求。

（3）选购和使用注意事项　要选用有生产许可证与市场准入证的正规生产厂家产品。选购时要察看机器的外观及质量；了解机器开启后震动大小；辨听机器运转时的声音大小及是否有异声。

仔细阅读使用说明书，了解机器的使用方法及所购机型是否能满足自己需要。如 3L 机或 5L 机，带雾化或不带雾化，是否有定时等。注意使用中的安全要求和使用环境要求，若在不同海拔高度使用最好选择由压力控制系统组成的机器。

2. 膜分离方式制氧机

此种机型主要用于氧保健。其特点是：以电为能源，空气为原料，成本低；产氧快；

安全可靠，使用方便，移动便利，可连续使用。其最大缺点是：氧浓度低，所产的氧气浓度一般不大于30%，并有噪声。

（1）基本原理与构成　基本原理是通过具有一定孔隙的膜将空气中的氧与氮分离。其主要由主机及附件构成，主机主要由压缩机、膜及箱体组成。附件为吸氧面罩。

（2）基本质量要求　氧产量：2L/min、3L/min。氧浓度：30%。噪声：50～55dB。电气安全应符合GB 9706.1的要求。

（3）选购和使用注意事项　同选购分子筛变压吸附方式制氧机。

3. 电解水方式制氧机

此机型的特点是以交流电为能源、水为原料，能耗大；电极损耗大，成本高；产氧量小；噪声小。

（1）基本原理与构成　基本原理为通过电解水的方式产生氧气，是一种化学反应过程。其构成包括主机和附件。主机由水槽和电极板组成。附件为吸氧面罩。

（2）基本质量要求　产氧量：有1L/min、2L/min等规格。氧浓度：≥90%。功率：一般比较大。电气安全应符合GB 9706.1的要求。

（3）选购和使用注意事项　同选购分子筛变压吸附方式制氧机。

七、助听器

1. 基本原理与构成

助听器，是一种为听觉障碍的患者补偿听力用的医疗器械，属电声专业类的产品。助听器将患者周围的各种声音放大并进行处理后送入耳道内，使失聪患者能听得到、听得清，并能适应不同的声学环境。这种处理包括对信号进行不同种类的压频特性的调整、噪声的消除、声反馈的抑制、设置适应不同环境的程序、音量（增益）的调节等。助听器级别的高低取决于以上处理程序的多少和处理水平的差异。

助听器的主要组成有传声器（俗称麦克风）、电子线路印刷版、耳机，其他还有机壳、电池仓、耳钩（耳杯式助听器）等部件。电子线路分模拟电路和数字电路，某些全数字电路助听器还可以选配无线遥控器对助听器的各种功能进行调控转换。

助听器可以分为盒式（袋装式）、耳背式和耳内或。耳内式又依据尺寸分为甲腔式、耳道式、深耳道式。从内部电子电路来分类可分为模拟式、全数字式。

2. 基本质量要求

其主要技术指标是：

（1）最大声输出　指助听器最大可放大到的声压级，单位为分贝（dB）。

（2）满档声增益　指助听器最多可以增加到的声压级，单位为分贝（dB）。

（3）总谐波失真　指助听器对输入的原声保真的能力。用相对百分比表示，越小越好。

（4）等效输入噪声　指助听器内部产生的噪声水平，单位为分贝（dB）。一般要求小于30dB。

（5）电池电流　指在规定条件下测量助听器消耗的电流，单位为毫安（mA）。此值越小越好。

（6）电磁感应线圈灵敏度　在规定条件下所测量的对电磁场信号的最大放大量，单位为分贝（dB）。反映使用助听器听电话时的灵敏度。

（7）电气安全　应符合 GB 9706.1 的要求。

以上技术指标的测试需要使用专用的助听器分析仪。由于这种分析仪价格比较昂贵，故一般的助听器验配中心或专营店无此设备，但制造商应向他们提供相关检验报告，供专业验配师和消费者使用及查询。

3. 选购和使用注意事项

助听器是一种特殊的医疗器械产品，对患者来说不仅要注意选购，还要注意选配，其佩戴效果不仅取决于助听器的性能和质量，更重要的是取决于有无科学、专业的验配。

首次佩戴助听器的人，在声音的放大量上可以设置稍低一些。佩戴时间从一天 2 小时逐步增加，从室内环境到室外嘈杂环境逐步过渡。助听器使用时要注意防潮、防水、防震、防尘、防宠物接近。不使用时要将电池取出。

耳背式助听器要定期清洗耳膜（患者自己操作时应用中性洗涤液洗后阴干）；耳内式助听器要定期清除耳垢，梅雨季节时要经常把助听器放入盛有干燥剂的盒内进行干燥处理。

不同听力障碍的患者在失聪程度、听力损失类型、听力曲线性状上有很大的差异。单耳与双耳、耳背与耳内、大功率与小功率、压缩模式与压缩参数等方面的选择因人而异，需要验配师的专业知识和工作经验。助听器能否对患者有良好的效果，需要为患者正确地选择合适的电声学参数的机型，并依据听力学的专业知识和技术性能，将助听器的各项技术参数和功能调试到最佳状态。这往往需要多次调试才能完成。

患者应选择具有专业水平的助听器验配中心或专营店，最好验配中心能为患者提供助听器的试戴服务，在调试过程中达到患者的最佳适应程度。

八、天然胶乳橡胶避孕套

天然胶乳橡胶避孕套（以下简称避孕套）是在性交时戴在阴茎上的用于避孕和防止性传播疾病的医疗器械。避孕套主要类型有：平面、螺纹、凸点，包括各种颜色和香型。

1. 基本质量要求

尺寸：长度不小于 160mm；宽度应在标称值 ±2mm 范围内，避孕套标称宽度用 W 表示，例如：W52mm。

针孔：应无可见和不可见针孔及撕裂。

可见缺陷：正常或矫正视力下应无可见针孔或撕裂。

包装完整性：包装应完整。

包装标志：单个包装、消费包装、消费包装的附加说明应符合标准。

2. 选购和使用注意事项

市场上所售产品有非卖品和卖品之分。市场上避孕套品牌近千种，质量参差不齐。选择时要注意选择具有一定规模企业的品牌，要选择有强制性产品认证制度（CCC认证）和经过医疗器械产品注册的正规产品。产品说明书上应有正确的使用方法和使用禁忌证。

因为每一批避孕套的每一个项目是根据一定合格质量水平判定的，因此在一批中允许有一定数量的不合格品，使用前要进行检查，按正确的方法使用，并特别注意说明书中的注意事项。

九、拔罐器

拔罐器，是拔罐法常用的器具。所谓拔罐法，是指利用燃烧、抽吸、挤压等方法排出罐内空气，造成负压，使罐吸附于体表腧穴或患处产生刺激，以防病治病的方法。古代常以筒形兽角作罐具，且多用燃烧火力排气拔罐，故又称"角法""吸筒法""火罐法"。由于其具有操作简便、使用安全、适应广泛等优点，故临床应用十分广泛。

（一）传统罐具

1. 竹罐

用坚韧成熟的青竹，按节锯断一端，留节作为底，一端去节作罐口，将外形磨制成两端稍小、中间稍大，且平整光滑的腰鼓状，罐长度与口径比例适度，规格据材而定，大小不等。其罐取材容易，制作简便，吸拔力强，能耐高温，不易破碎，可用于身体各部拔多种罐法，尤其多用于水煮罐法。但其罐易燥裂漏气，且不透明，难以观察罐内皮肤反应，不宜用作刺血拔罐等。

2. 陶瓷罐

又名陶罐，系用陶土烧制而成的罐具。形如缸状、口底稍小、腔大如鼓。其罐吸拔力强，易于高温消毒，适于全身各部。但体较重、易于破碎，且不透明，目前已不常用。

3. 玻璃罐

用耐热质硬的透明玻璃烧制成的罐具。形如球或笆斗，口平腔大底圆，口缘稍厚略外翻，内外光滑，大小规格多样。其罐透明、吸附力大，易于清洗消毒，适用于全身各部，可施多种罐法，是目前最常用的罐具之一。但传热较快，易于破碎。

（二）新型罐具

1. 挤压排气罐

即以挤压方式排气的罐具，具体又有：

（1）挤压排气橡胶罐　常用者系仿玻璃罐规格以高弹性塑料制成的双层塔式橡胶罐。使用时将罐口置于吸拔部，挤压罐身排出罐内气体即行施罐。此罐轻便，不易破裂，便于携带，无点火烫伤之虑，但无温热感，不能高温消毒，易于老化，仅宜拔固定罐，不宜施其他罐法。

（2）挤压排气组合罐　由喇叭形透明玻璃筒的细头端套一橡皮球构成。应用时将罐口扣于吸拔部位，挤压橡皮球排气而拔罐。此罐操作方便，但负压维持时间较短，仅宜于留罐。

2. 抽气排气罐

简称抽气罐，常用下述几种。

（1）连体式抽气罐　罐与抽气器连为一体的抽气罐具，其罐上都为圆柱形抽气筒，下部为腰鼓形罐体，用双逆止阀产生负压，负压值为 0～18kg/cm^2，吸附力可随意调节，又不易破碎，宜用于多部位留罐。

（2）注射器抽气罐　系将保留带锌皮橡胶瓶塞的青、链霉素瓶（或葡萄糖瓶、生理盐水瓶）的底去掉，并打磨光滑平整作罐具。使用时将罐口吸拔相应部位，用注射器针头经橡皮塞刺入罐内，抽出空气而拔罐。罐小者可用于头、面、手、脚及皮肤较薄部位。

3. 多功能罐器

系配置有其他治疗作用的现代新型罐具。如在罐顶中央安置刺血器的刺血罐；在罐内架设艾灸，灸后排气拔罐的灸罐；罐内安有电热元件（电阻丝等）的电热罐（电罐）等，均具拔罐与相应疗法（如刺血、艾灸）的治疗作用。

（三）拔罐器的选购与拔罐法的禁忌

选购拔罐器时，要选择罐体无破损或裂纹，罐口光滑、平整，无裂口者。

禁用拔罐疗法的病症或部位如下。

（1）急性严重疾病、慢性全身虚弱性疾病及接触性传染病。

（2）严重心脏病、心力衰竭。

（3）血小板减少性紫癜、白血病及血友病等出血性疾病。

（4）急性外伤性骨折、严重水肿。

（5）精神分裂症、抽搐、高度神经质及不合作者。

（6）皮肤高度过敏、传染性皮肤病，以及皮肤肿瘤（肿块）部、皮肤溃烂部。

（7）心尖区、体表大动脉搏动部及静脉曲张部。

（8）瘰疬、疝气处及活动性肺结核。

（9）眼、耳、口、鼻等五官孔窍部。

（10）妊娠妇女的腹部、腰骶部、乳房部、前后阴部。

（11）婴幼儿。

（12）精神紧张、疲劳、饮酒后，以及过饥、过饱、烦渴时。

十、针具

（一）毫针

毫针为古代"九针"之一。因其针体微细，故又称"微针""小针"，是古今临床应用最广的一种针具。

1. 材质、结构、分类与规格

（1）材质　毫针是用金属制成的，其中以不锈钢为制针材料者最常用，不锈钢毫针，具有较高的强度和韧性，针体挺直滑利，能耐高热，防锈，不易被化学物品等腐蚀，故目前被临床广泛采用。此外，也有用其他金属制作的毫针，如金针、银针，其传热、导电性能更优于不锈钢针，但针体较粗，强度与韧性远不如不锈钢针，加之价格昂贵，除特殊需要外，一般很少应用。

（2）结构　毫针分针尖、针身、针根、针柄、针尾5个部分。

（3）分类　根据毫针针柄与针尾的构成和形状不同，可分为环柄针、花柄针、平柄针、管柄针，其中平柄针和管柄针主要在进针器或进针管的辅助下使用。

（4）规格　毫针的不同规格，主要以针身的直径和长度而区分。临床一般以粗细为26～30号（0.30～0.40mm）和长短为1～3寸（25～75mm）者最常用。短毫针主要用于耳穴和浅在部位的腧穴作浅刺之用，长毫针多用于肌肉丰厚部位的腧穴作深刺和某些腧穴作横向透刺之用；毫针的粗细与针刺的刺激强度有关，供临床辨证论治时选用。

2. 选购和使用注意事项

（1）在选购或选用毫针时，应注意检查其质量：

针尖：要端正不偏，光洁度高，尖中带圆，圆而不钝，形如"松针"，锐利适度，使进针阻力小而不易钝涩。针身：要光滑挺直，圆正匀称，坚韧而富有弹性。针根：要牢固，无剥蚀、伤痕。针柄：柄的金属丝要缠绕均匀，牢固而不松脱或断丝，针柄的长短、粗细适中，便于持针、行针。

（2）使用　除专供一次性使用的无菌针灸针外，普通毫针针刺都有可能造成病毒交叉感染。同时，由于不消毒或消毒不严，也容易引起感染。轻者可引起局部红肿，形成脓疡，重者会出现全身症状等不良后果。因此，针刺治病要有严格的无菌观念，切实做好消毒工作。已经消毒好的或未经消毒过的针具，都不能隔衣针刺或以口温针。针后皮肤针孔不要立即接触水和污染物品。

常用消毒方法有：高压蒸气灭菌法、药液浸泡消毒法（将针具放入75%乙醇内浸泡30～60分钟）、煮沸消毒法。

（二）三棱针

三棱针，是三棱针法用的器具。所谓三棱针法，是指用三棱针刺破血络或腧穴，放出适量血液，或挤出少量液体，或挑断皮下纤维组织，以治疗疾病的方法。三棱针法有点刺法、散刺法和挑刺法三种，多用于瘀血证、实热证和急症等。其中放出适量血液以治疗疾病的方法属刺络法或刺血法，又称放血疗法。

现代，刺络放血疗法更加广泛地应用于临床。临床医家在"宁失其穴，毋失其络"的理论指导下，治疗效果明显提高，治疗范围不断扩大，机制研究逐步深入，使三棱针法越来越受到医学界的重视。

1. 材质、结构与规格

三棱针用不锈钢制成，全长 6.5cm，针柄呈圆柱体，针身呈三棱锥体，三棱为刃，针尖锋利，常用规格有大号和小号两种。

2. 选购和使用方法

选购时要选择针身挺直、光滑者。新的针具在使用前应在细磨石上磨至锐利，称为"开口"。三棱针用久会变钝，也应磨至锐利，以减轻进针时患者的痛苦。针具使用前应进行灭菌或消毒处理，可采用高温灭菌，或将针具用 75% 乙醇浸泡 30 分钟消毒。

（三）皮肤针

皮肤针，是皮肤针法使用的器具。所谓皮肤针法，是指用皮肤针叩刺皮部以治疗疾病的方法，是古代"毛刺""扬刺""半刺"等的发展。其操作方法以运用灵活的腕力垂直叩刺为主。皮部是全身皮肤按经脉分部，皮肤针法就是采用皮肤针叩刺皮部，通过孙脉、络脉和经脉以调整脏腑功能，通行气血，平衡阴阳，从而达到内病外治的目的。同时，也可治疗皮部病症。

1. 材质、结构与规格

皮肤针外形似小锤，针柄有软柄和硬柄两种类型。软柄一般用牛角制成，富有弹性；硬柄一般用有机玻璃或硬塑料制作。头部附有莲蓬状针盘，针盘上均匀地嵌着不锈钢短针。根据所嵌短针的数目，又分别称为梅花针（5 支短针）、七星针（7 支短针）、罗汉针（18 支短针）。因刺激轻微，适用于小儿，故又称为小儿针。

2. 选购和使用注意事项

所选购的皮肤针，针尖不宜太锐或太钝，应呈松针形。全束针尖应平齐，不可歪斜、钩曲、锈蚀和缺损。检查针具时，可用干棉球轻触针尖，若针尖有钩曲或缺损，则棉絮易被带动。针具使用前应进行灭菌或消毒处理，以高温灭菌或用 75% 乙醇浸泡 30 分钟消毒。

（四）皮内针

皮内针，是皮内针法使用的器具，所谓皮内针法，是指以皮内针刺入并固定于腧穴部位的皮内或皮下，进行较长时间刺激以治疗疾病的方法。本法适用于需要持续留针的慢性疾病以及经常发作的疼痛性疾病。

1. 材质、结构与规格

皮内针是用不锈钢制成的小针，有图钉型和麦粒型两种。

（1）图钉型　也称铆钉型。针身长 2~3mm，针身粗 30~32 号（直径 0.28~0.32mm），针柄呈圆形，其直径 4mm，针身与针柄垂直。临床以针身长度为 2mm 和针身粗细为 32 号（直径 0.28mm）者最常用。

（2）麦粒型　也称颗粒型。针身长 5mm，针身粗 32 号（直径 0.28mm），针柄呈圆形，其直径 3mm，针身与针柄在同一平面。

2. 选购和使用注意事项

选购时要选针体光滑、针尖不宜太锐或太钝。针刺前针具要灭菌，或以75%乙醇浸泡30分钟消毒。皮肤针埋藏的时间，一般1~2天，多者6~7天，暑热天不宜超过2天，平时注意检查，以防感染。埋针期间，可每天按压数次，以增加刺激量。

十一、灸具

灸法，古称灸焫。以艾绒或药物为主要灸材，点燃后放置腧穴或病变部位，进行烧灼和熏熨，借其温热刺激及药物作用，可收温通气血、扶正祛邪，防治疾病之目的。灸法可分为艾灸法和非艾灸法两大类。艾灸法以艾绒为灸材，是灸法的主要内容，可分为艾炷灸、艾条灸等。非艾灸法，可用除艾叶以外的药物或其他方法进行施灸，有灯火灸、药线灸、药笔灸等。

（一）艾叶与艾绒

艾为自然生长于山野之中的菊科多年生草本植物，我国各地均有生长，但古时以蕲州产者为佳，故特称"蕲艾"。艾叶有浓烈的芳香型气味，在农历的4~5月间，当叶盛花未开时采收。采时将艾叶摘下或连枝割下，晒干或阴干后备用。

艾叶中纤维质较多，水分较少，还有许多可燃的有机物，是理想的灸疗原料。艾叶经加工制成细软的艾绒，便于搓捏成大小不同的艾炷，易于燃烧。

艾绒按加工程度不同，有粗、细之分。粗绒多用作艾条或间接灸，细（精）绒则常用作直接灸。艾绒的质量以无杂质、柔软易团聚、干燥者为优，以含杂质、生硬不易团聚、湿润者为劣。后者燃烧时易爆裂，散落火花而灼伤皮肤，故不宜采用。新制艾绒内含挥发油较多，灸时火力过强，有失温和之性，常致患者不能耐受，故临证以陈久的艾绒为佳品。

艾绒其性吸水，易于受潮，平时应密闭于干燥容器内，置于阴凉干燥处保存。

（二）艾绒制品

1. 艾炷

以艾绒施灸时，所燃烧的圆锥体艾绒团，称艾炷。常用于艾炷灸，每燃尽1个艾炷，则称1壮。

艾炷规格分为：小炷，如麦粒大，常置于穴位或病变部烧灼，以作直接灸用。中炷：如半截枣核大，相当于大炷的一半，常作间接灸用。大炷：如半截橄榄大，炷高1cm，炷底直径约1cm，可燃烧3~5分钟，常作间接灸用。艾炷无论大小，直径与高度大致相等。

2. 艾条

艾条又名艾卷，系用艾绒卷成的圆柱形长条。一般长20cm、直径1.5cm，常用于悬起灸、实按灸等。根据内含药物之有无，可分为纯艾条和药艾条两种。

（1）纯艾条 将制好的陈久艾绒24g，平铺在26cm长、20cm宽，质地柔软疏松而又坚韧的桑皮纸上，将其卷成直径约 1.5cm 的圆柱形艾条，越紧越好，用胶水或糨糊封口。

（2）药艾条　有以下三种。

① 常用药艾条　取肉桂、干姜、木香、独活、细辛、白芷、雄黄、苍术、没药、乳香、川椒各等份，研成细末。将药末混入艾绒中，每支艾条加药末 6g。制法同纯艾条。

② 太乙针灸条　其配方历代各异，近代常以人参、参三七、山羊血、千年健、钻地风、肉桂、川椒、乳香、没药、小茴香、苍术、蕲艾、甘草、防风各适量，上药共研为末，加麝香少许而制成。

③ 雷火针灸条　是以艾绒、沉香、木香、乳香、茵陈、羌活、干姜各适量，共研细末，过筛后，加入麝香少许而制成。

选购艾条时应到正规药店或医院药房，并注意检查艾炷与艾条是否破损或霉变。

（三）温灸器

温灸器是专门用于施灸的器具，用温灸器施灸的方法称为温灸器灸。目前临床常用的温灸器有温灸架、温灸筒、温灸盒等。

1. 温灸架

可用于艾条温和灸，因无需手持移动，有温灸架支持，故作用稳定持久，安全简便。

（1）凡艾条温和灸适宜的病症均可使用，因其施灸位置稳定，作用集中，热力均衡，调节随意，可控制施灸时间，所以容易激发灸感。当灸穴局部热量累积达一定程度时，灸感可逐步发生并向患处移行。

（2）全身无禁灸处，除手足指不便安放之外，头面、四肢、胸腹、腰背均宜。取穴常以 1 穴为主，最多不超过 2 个穴位。

（3）患者体位不受限制，可以自由活动。若指导患者长期自灸，可用于保健及治疗。

2. 温灸筒

温灸筒的式样很多，大多底部均有数十个小孔，内有小筒一个，可以装置艾绒和药物施灸。

（1）适应范围　凡适于艾灸的病症，均可用本法施灸。尤宜慢性病，且贵在坚持。

（2）灸量　久病羸弱者，进食少而喜凉恶热者，可用小火灸治。前 15 天的灸量，腹部穴每次灸 20 分钟，背部、四肢穴每穴每次灸 15 分钟。待进食增多、体力增长后再用一般的灸量，头部灸 10 分钟，背部、四肢灸 20 分钟，腹部灸 30 分钟。

（3）极少数患者灸后可见头晕、口干、流鼻血、纳呆、乏力，此时宜减少灸量。

（4）各种慢性病，可用中脘、足三里等通理腑气。

（5）温灸时如觉过热，可增加隔布层数。若仍觉过热，可用布块罩在灸筒上，如此进入空气减少，热度即可下降。不热时则减少隔布，或将顶盖敞开片刻，但不可将筒倾倒。也有用温灸筒，将艾绒、药末放入点燃，然后在灸穴或相应部位上来回熏熨，其实是熨法的一种。

3. 温灸盒

温灸盒，是用一种特制的盒形木制灸具，内装艾卷固定在一个部位而施灸。温灸盒按其规格分大、中、小三种。温灸盒的制作：取规格不同的木板，厚约 0.5cm，制成长方形木盒，下面不安底，上面制作一个可随时取下的盖，与盒之外径大小相同，在盒内中下部安铁窗纱一块，距底边 3~4cm。施灸时，把温灸盒安放于应灸部位的中央，点燃艾卷后，置铁纱上，盖上盒盖，放置穴位上或患处。每次可灸 15~30 分钟。此法适用较大面积的灸治，尤其腰、背、臀、腹部等处的温灸。

（张杨飞、巫斌、蓝永锋、罗晓媚）

参考文献

[1] 国家药品监督管理局执业药师资格认证中心组织编写.药学综合知识与技能.8版.北京：中国医药科技出版社，2022.

[2] 朱大龙.中国2型糖尿病防治指南（2020年版）[J].中华内分泌代谢杂志，2021，37（4）：311-398.

[3] 中华医学会骨质疏松和骨矿盐疾病分会.原发性骨质疏松症诊疗指南（2017）[J].中国全科医学，2017，32（20）：3963-3982.

[4] 国家心血管病中心.中国高血压临床实践指南（2022）[J].中华心血管病杂志，2022，11（50）：1050-1061.

[5] 鞠强.中国痤疮治疗指南（2019修订版）[J].临床皮肤科杂志，2019，48（9）：583-588.

[6] 中国睡眠研究会.中国失眠症诊断和治疗指南[J].中华医学杂志，2017，24（97）：1844-1855.

[7] 中华医学会感染病分会.慢性乙型肝炎防治指南（2019版）[J].中国医药前言杂志，2019，12（11）：51-77.

[8] 中华人民共和国卫生部药政局编.中国医院制剂规范[M].北京：中国医药科技出版社，1989.

[9] 王育琴，李玉珍.医院药师基本技能与实践[M].北京：人民卫生出版社，2013.

[10] 杨世民.药事管理学[M].6版.北京：中国医药科技出版社，2019.

[11] 广东省药学会医院制剂专家委员会.广东省医疗机构制剂生产与质量控制规范化管理专家共识，2013.